Anna Ehrlich

Ärzte, Bader, Scharlatane

In dankbarer Erinnerung an meinen Vater
Medizinalrat Dr. Richard Ehrlich
(1919–1992)

Anna Ehrlich

Ärzte, Bader, Scharlatane

Die Geschichte der Heilkunst in Österreich

Mit 83 Abbildungen

AMALTHEA

Bildnachweis:

ALBERTINA, Wien 10, Germanisches Nationalmuseum, Nürnberg 60, IMAGNO/Viktor Frankl Institut 252, IMAGNO/Ullstein 279, Pressefoto Votava, Wien 287, Privatkrankenhaus Rudolfinerhaus (Die erste Adresse für Ihre Gesundheit. Billrothstraße 78, 1190 Wien, www.rudolfinerhaus.at) 283, Universitätsklinik Innsbruck/Prof. Dr. Raimund Margreiter 291, Privatarchiv der Autorin.

In einzelnen Fällen konnte der Verlag die Inhaber der reproduzierten Bilder nicht ausfindig machen. Wir bitten sie daher, dem Verlag bestehende Ansprüche zu melden.

Besuchen Sie uns im Internet unter:
www.amalthea.at

Führungen durch Wien zu diesem Thema buchen Sie unter
http://www.wienfuehrung.at

1. Auflage Mai 2007
2. Auflage Oktober 2007

Umschlaggestaltung: Kurt Hamtil, verlagsbüro wien
Umschlagbild: © Geoffrey Clements/CORBIS
Herstellung und Satz: VerlagsService Dr. Helmut Neuberger
& Karl Schaumann GmbH, Heimstetten
Gesetzt aus der 11,8/15,7 Punkt New Caledonia
Druck und Binden: CPI Moravia Books GmbH
Printed in the EU
ISBN 978-3-85002-574-4

Inhalt

Zur Einführung

Wie Kaiser Friedrich III. das Bein abgenommen wurde

Kaiser Friedrich III. (geb. 1415 in Innsbruck) residierte ab 1489 in Linz, da Wien zur Hauptstadt des Ungarnkönigs Matthias Corvinus (1443–1490) geworden war. Als der Habsburger zur Fastenzeit des Jahres 1493 erkrankte, hatte er längst alle seine Jugendfreunde und die meisten seiner Feinde überlebt. Sein linker Fuß war zuerst unempfindlich geworden, dann nahm er eine bleiche bis bläuliche Färbung an und starb von den Zehen aufwärts ab, schließlich wurden Fuß und Bein bis zur Wadenmitte »*so schwarz … als ein kol*«, Symptome von Altersbrand infolge von Durchblutungsstörungen. Man benachrichtigte seinen Sohn König Maximilian, dass die »*majestet ye lenger ye swecher werde*« und den Fuß wahrscheinlich nicht mehr werde gebrauchen können. Daraufhin schickte der besorgte Maximilian seinen Leibarzt, den Portugiesen Matheo Lupi, nach Linz.

Als der Achtzigjährige müde von der Reise ankam, fand er bereits Meister Hans Suff von Göppingen vor. Dieser war der Leibwundarzt Herzog Albrechts IV. von Bayern-München (1447–1508), der sich erst ein Jahr zuvor mit dem kaiserlichen Schwiegervater ausgesöhnt hatte. Die beiden Männer berieten sich mit des Kaisers Leibarzt Heinrich von Köln und stellten nach langem Hin und Her endlich fest, dass das Leben des Kranken in Gefahr sei. Sie rieten zur Amputation des Beines »*zu halber wad*«, und der Kaiser stimmte zu.

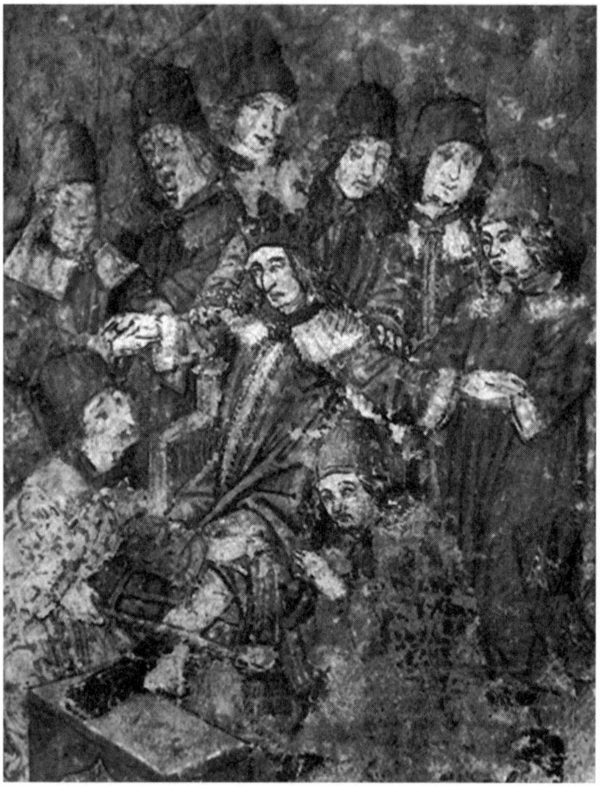

Die bei Kaiser Friedrich III. 1493 angewandte Methode der Amputation blieb vom Mittelalter bis ins 19. Jahrhundert unverändert.

Am 8. Juni 1493, einem Sonntag, versammelte sich der Hof, vor aller Augen schritt man zur Operation. Die beiden gelehrten Leibärzte, Lupi und Heinrich von Köln, beobachteten das Geschehen, drei Wundärzte, Pflundorffer von Landshut, Meister Erhart von Graz und Meister Friedrich von Olmütz hielten den fiebernden Kaiser fest. Obwohl schwach, fand dieser noch die Kraft für folgende Worte: »*Weh dem Kaiser Friedrich III., der den schmählichen Beinamen des Hinkenden bei aller Nachwelt erhalten wird, weil alles, was von seinen Taten in seinen letzten Lebensjahren aufgezeichnet werden mag, unter der Zierde dieses hässlichen Titels geschehen wird.*« Die Wundärzte Hans Suff und Hilarius von Passau nahmen danach eine kleine Säge und »*schnidten ab dien fuß*«. Friedrich soll keine großen Schmerzen empfunden und nicht viel Blut verloren haben. Er wurde verbunden, nahm das eben abgetrennte Glied in die Hände und bemerkte: »*Nun ist dem Kaiser und dem Reich zugleich ein Fuß abgesägt! Auf Kaiser Friedrichs Unversehrtheit gründete sich das Wohl des Reiches. Jetzt ist beiden die Hoffnung genommen, und beide sind nun vom Ruhmesgipfel auf den Unterkörper gefallen.*« Die Chirurgen hatten ihre Sache gut gemacht, denn der »*stumpp*« begann nach sechs Wochen zu verheilen, nach weiteren vier Wochen hatte sich die Wunde fast ganz geschlossen. Zufrieden belohnte der Kaiser alle seine Ärzte und entließ sie alle bis auf zwei. Seine Tage waren jedoch gezählt, er starb am 19. August an einem Schlaganfall, der laut Hans Suff auf des Patienten hohes Alter, die Schwächung durch die Amputation und das Fasten zu Maria Himmelfahrt zurückzuführen war.

Glücklicherweise müssen wir solche Torturen heute nicht mehr über uns ergehen lassen, doch bis dahin war es ein langer Weg: Erst am 27. Februar 1847 wurde der erste Österreicher narkotisiert, und zwar durch den aus Scheibbs stammenden Wiener Professor für Chirurgie Franz Schuh. Und erst 1872 wurde die fatale Zweiteilung der Ärzteschaft in die universitär gebildeten Schulmediziner (früher als Buchärzte, Physici und Medici bezeichnet) und die aus dem Handwerk hervorgegangenen Chirurgen (Wundärzte, Bader, Barbierer, Feldscher) endgültig beseitigt und durch ein einheitliches Universitätsstudium ersetzt.

Ich lade Sie nun auf eine Reise durch die Jahrhunderte der österreichischen Heilkunst ein, folgen Sie mir zu Pestlazaretten, Seziertischen und ans Krankenbett, und lernen Sie dabei die gesundheitlichen Probleme unserer Vorfahren ebenso kennen wie berühmte Arztpersönlichkeiten aller Zeiten.

DDr. Anna Ehrlich
Wien, im Mai 2007

Von den ganz alten Zeiten

Knochenreste und Idole

Nicht zur Medizingeschichte, sondern zur *Paläontologie* zählt die Untersuchung der Knochenreste, die aus der schriftlosen Zeit unseres Landes stammen. Immer schon versuchten Menschen einander (und ebenso ihren Tieren) bei Krankheiten oder Unfällen beizustehen. Die Chancen, gebrochene oder ausgerenkte Glieder wieder einzurichten, standen nicht einmal schlecht. Überaus erstaunlich ist, dass selbst Operationen am Schädel (Trepanationen) überlebt wurden, die Überlebensrate lag sogar bei siebzig Prozent. Mit verschiedenen Techniken wie Schaben, Bohren, Schneiden wurde das Schädeldach, ohne die Hirnhäute zu verletzen, geöffnet. Man hat solche Schädel in Katzelsdorf, Guntramsdorf und an vielen anderen Orten gefunden. Schmerzzustände, unter anderem als Folge von eitrigen Mittelohrentzündungen, oder Verletzungen am Kopf mögen der Grund für derartige Eingriffe gewesen sein. Es gab dafür spezielle Instrumente, von denen sich Exemplare in unseren Museen befinden. Ausgestanzte kreisförmige Stücke von Schädelknochen mit Löchern darin, die wie Anhänger aussehen, hat man ebenfalls gefunden – wurden sie als Amulette getragen?

Als die Menschen sesshaft wurden, erhöhte sich durch den engeren physischen Kontakt die Gefahr, an Infektionen zu erkranken. Dazu traten durch den Rauch in den Hütten vermehrt Stirnhöhlenentzündungen auf. Mangelkrankheiten wie Skorbut und Rachitis und entzündliche Veränderungen aller Art lassen sich ebenfalls feststellen. Selbst die Haus-

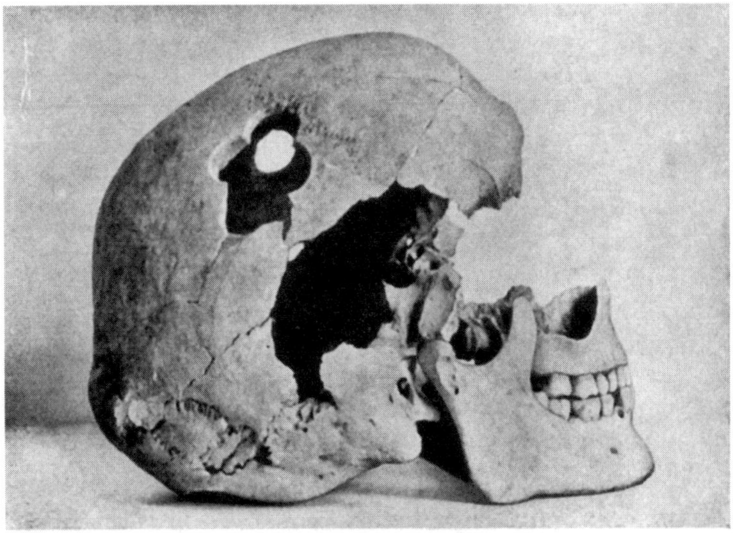

Trepanierter Schädel aus Niederösterreich.

tierhaltung bildete eine Gefahr, da viele Krankheiten vom Tier auf den Menschen übertragbar sind, unter anderem der Milzbrand. Für die Wissenschaft sind es Glücksfälle, wenn ganze Körper gefunden werden, sei es als Moorleichen, Salz- oder Eiskonservierungen. An ihnen lassen sich die Leiden unserer Urahnen erforschen.

Ein solcher Fund war **Ötzi – der älteste Tiroler**. 1991 fand man ihn am Tisenjoch in den Ötztaler Alpen (Südtirol) in 3200 Metern Höhe, 3300 Jahre nach seinem Tod. Der Körper wurde an der Universität Innsbruck genau untersucht[1]: Sein Magen war bitter leer, vor seinem Tod dürfte er stark abgemagert sein. Die Forscher stellten in seinem Darm einen Parasiten, den Peitschenwurm, fest, der ihm häufigen Durchfall beschert haben muss. Er starb an den Folgen eines Kampfes.

Seine Zähne sind abgenutzt, seine Gelenke verformt, er wird wohl sein Leben lang mit schweren Lasten unterwegs gewesen sein. Man entdeckte 57 Tätowierungen, Kreuze und kurze gerade Striche, an Rücken, Handgelenken, Unterschenkeln und Füßen: Wurden sie vielleicht aus therapeutischen Gründen gemacht, um ihn von seinen Gelenksschmerzen zu befreien?

Die Römer an der Donau

Als die Römer zur Zeitenwende an die Donau kamen, trafen sie auf die Kelten, deren Priester, die Druiden, zugleich Heilkundige waren. Diese gaben ihr Wissen nur mündlich untereinander weiter, einige Reste davon haben sich in der Volksmedizin erhalten. Die Römer interessierten sich aber nicht dafür. Bei ihnen war es Sitte, dass die Familienväter ihre Angehörigen und Diener im Krankheitsfall zunächst selbst zu kurieren versuchten, bevor einer der römisch-griechischen Heilkundigen, deren Ausbildung nicht durch römische Vorschriften geregelt und daher recht unterschiedlich war (sie erfolgte in einem Meister-Lehrlingsverhältnis), konsultiert wurde. Diese genossen nicht immer hohes Ansehen, noch Gaius Plinius Secundus (1. Jahrhundert n. Chr.) übte an ihnen heftige Kritik. Reiche Leute, wie zum Beispiel ein gewisser L. Iulius Euthemus aus Carnuntum, hatten den Arzt im Haus, sie hielten griechische Medizinsklaven (servi medici), wie uns der dort gefundene Grabstein des **Eucrates** beweist. Er ist der älteste namentlich bekannte Arzt von Österreich.

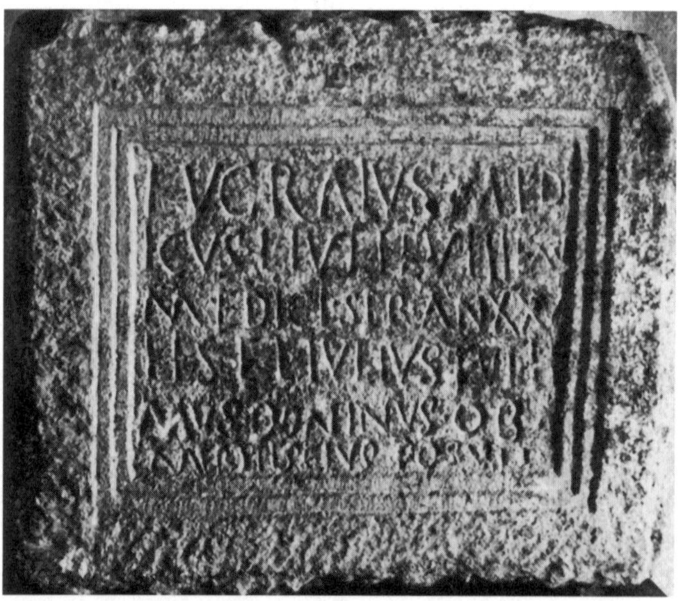

Grabstein des römischen Arztes Eucrates aus Carnuntum.

In den Städten gab es zur Kaiserzeit bereits überall einen Gemeindearzt, den *Archiatros*, wovon sich das Wort Arzt ableitet. Seine Rechte und Pflichten waren durch ein Edikt Kaiser Constantins aus dem Jahre 321 n. Chr. genau geregelt: Darin finden sich Vorschriften über Ernennung, Verpflichtung zum Unterricht, Befreiung von Abgaben sowie Besoldung, aber ebenso über Absetzung bei Unfähigkeit. Er hatte auch ein Mitspracherecht bei den Vorsorgemaßnahmen wie der Anlage von Wasserleitungen und Kanälen, die halfen, die Ausbreitung von Seuchen einzudämmen. Einen wichtigen Beitrag zur regelmäßigen Gesundheitspflege leisteten die *Thermen*, die es gleichfalls in jeder Stadt gab. Sie sind zu unterscheiden von den *heilkräftigen Quellen*, zum Beispiel in Baden bei Wien (Aquae) oder in Bad Deutsch Altenburg (Carnuntum), wo man in eigenen Anstalten Gicht, Rheumatismus und Ischias behandelte. »*Schwefelhaltige Quellen stellen die Funktion der Nerven wieder her, indem sie die schädliche Feuchtigkeit erhitzen und durch die Hitze aus dem Körper herausbrennen.*[2]« Gebräuchlich waren sowohl Bade- als auch Trinkkuren.

Das Militär war medizinisch gut versorgt. Bei jeder Legion (vier- bis sechstausend Mann) gab es zwölf bis siebzehn Militärärzte im Offiziersrang. Ihr Sold war hoch, sie waren von anderen militärischen Pflichten befreit. Ihnen unterstanden die *Miles Medici* als Sanitätsunteroffiziere, die Dienst im Feld zu versehen und die *Capsarii* zu beaufsichtigen hatten. Letztere nahmen den untersten Rang ein, schleppten unter anderem die Capsae, die Behälter mit den Instrumenten und Arzneien, und waren für Bergung und Erstversorgung der Verwundeten zuständig. Um die Truppen gesund zu erhalten, gehörte die Vorsorgemedizin ebenfalls zu den Aufgaben der Militärärzte. Die tägliche Ration Knoblauch, aber auch Talismane sollten dabei helfen.

Römische Ärzte leisteten nicht ungern Kriegsdienst, denn im Feld bekamen sie Übung im Umgang mit Verletzten und konnten die Leichen von gefallenen Barbaren sezieren, wie aus den Markomannenkriegen bekannt ist[3]. Die Sektion römischer Leichen war nämlich generell verboten, und wer nicht in einer Gladiatorenschule arbeitete, blieb auf die

Untersuchung von toten Schweinen und Affen beschränkt. Ein römischer Militärarzt griechischer Abstammung namens Dioskurides ist bis heute weltberühmt (siehe S. 17).

In jeder Stadt gab es ein Krankenhaus, ein *Valetudinarium*, das meist an den Sitz des Stadtkommandanten angebaut war. In Österreich hat man einige davon gefunden und erforscht. Das Valetudinarium von Enns-Lorch (Lauriacum) wurde später zum frühchristlichen Bischofssitz ausgebaut. Das Lazarett von Carnuntum war besonders groß, es maß 83,50 mal 79,50 Meter und lag westlich des Legatenpalastes. Seine Gebäude waren um einen Hof herum angeordnet und die einzelnen kleinen Krankenzimmer von dort aus zugänglich. Sie wurden im Winter mit tragbaren Kohlenbecken erwärmt, wie es in den meisten Privathäusern damals üblich war, verfügten also über keine Fußbodenheizung. In Carnuntum wurde in der Spätzeit offenbar ebenfalls eine Kirche in das Valetudinarium hineingebaut. In Vindobona (Wien) dürfte sich ein solches auf dem Areal Maria am Gestade-Stoß im Himmel-Salvatorgasse befunden haben, dort hat man 1951 einen Altar gefunden, den ein Centurio der X. Legion Jupiter, Aesculap und den keltischen Heilgöttern Sirona und Apollo (Grannus) gewidmet hatte. Man stieß in Österreich vielerorts auf Spuren des Aesculap (Asklepios), dem Sohn Apollos und Heilgottes der Griechen, in der Kaigasse von Salzburg, in Carnuntum, in Lauriacum und an etlichen anderen Orten, und auf Spuren seiner Tochter Hygieia.

Medizinische Instrumente aus der Römerzeit finden sich in etlichen Museen, sie sehen nicht viel anders aus als die von heute: Skalpelle, Son-

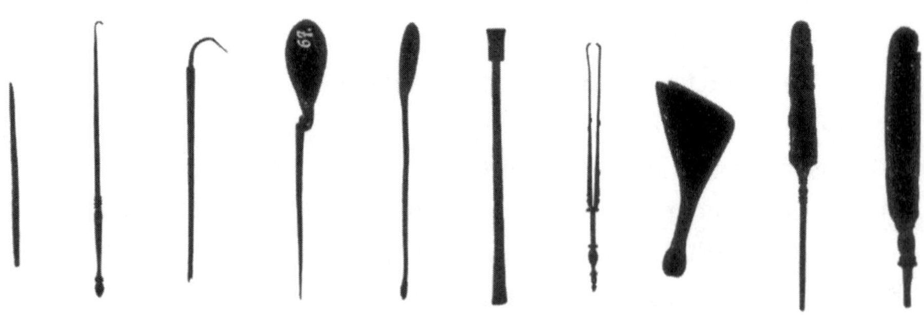

Chirurgische Instrumente aus der Römerzeit.

den, Knochensägen und -meißel, Zangen aller Arten, Katheter zur Harnableitung, Schröpfeisen (cucurbitula, sie galten als Symbol für den ärztlichen Beruf), Schädelbohrer, aber auch Brenneisen, deren Einsatz als *ultima ratio* galt: »*Was Arznei nicht heilen kann, heilt das Eisen; was Eisen nicht heilen kann, heilt das Feuer; was aber das Feuer nicht heilen kann, das muß als unheilbar gelten*«, sagte Hippokrates. Die Ärzte stellten Salben und Medikamente aus vielerlei Pflanzen, aus tierischen Grundstoffen und Mineralien her.

Die Schriften der Antike

Als die byzantinische Prinzessin Juliana Anikia um das Jahr 512 n. Chr. eine Kirche stiftete, schenkten ihr die dankbaren Bürger eine prächtig illustrierte Handschrift, in der das gesamte griechische Wissen auf dem Gebiet der Pharmazie und der angewandten Botanik zusammengefasst war: eine Bearbeitung der *Materia medica* des griechischen Arztes **Pedanios Dioskurides von Anazarba** (1. Jahrhundert n. Chr.), der unter den römischen Kaisern Claudius und Nero in römischem Militärdienst stand. Diese Handschrift wurde unter Kaiser Ferdinand I. (1503–1564) von seinem Gesandten, dem Flamen Ogier Ghislain de Busbecq, in Istanbul erworben und nach Wien gebracht[4].

Der »Dioskurides« war das bedeutendste Werk der Kräuterheilkunde und diente schon Galen (siehe unten) als Vorlage. Es gliedert sich in fünf Bücher, in denen insgesamt 496 Pflanzen und Tiere naturgetreu, präzise und wunderschön dargestellt und ihre medizinische Anwendung, Wirkung und Dosierung angegeben sind. Das Werk behielt für mehr als ein Jahrtausend seine Gültigkeit.

Für die Medizin von überragender Bedeutung waren die Schriften von Hippokrates, Galen und Celsus, sie wurden in ganz Europa, Nordafrika und im nahen Orient jahrhundertelang gelesen, auswendig gelernt und bearbeitet. **Hippokrates aus Kos** (460–377 v. Chr.), angeblich ein Nachkomme des Heilgottes Asklepios, unterschied vier Elemente, Feuer,

Wasser, Erde und Luft, mit den dazugehörigen Qualitäten heiß, kalt, trocken und feucht. Ihnen entsprachen die Körpersäfte Blut, Lymphe, gelbe und schwarze Galle. Er stellte bereits die Untersuchung des Patienten in den Mittelpunkt der ärztlichen Tätigkeit. Der *Hippokratische Eid*, der das Verhalten der Ärzte regeln sollte, entstand allerdings erst in späterer Zeit.

Mit dem Aufstieg des Römischen Reiches brachten immer mehr griechische Ärzte ihr Wissen nach Rom. Besonders berühmt wurde **Galenus von Pergamon**[5] (130–199), ein unnachgiebiger Kämpfer gegen Scharlatane und gegen Irrwege der Medizin. Er war der Leibarzt Kaiser Marc Aurels (121–180), weigerte sich aber, diesen auf seine letzte Reise nach Vindobona zu begleiten und wachte lieber im sicheren Rom über die Gesundheit des Prinzen Commodus (161–192). In Alexandria hatte er sich sein chirurgisches Können bei den Gladiatoren und sein theoretisches Wissen in der berühmten Bibliothek mit ihren unzähligen Schriften der *Schule von Alexandria* erworben. Seiner Meinung nach hatte die Natur den Körper auf die zweckmäßigste Weise eingerichtet. Aus der Struktur der Organe las er deren Funktion ab, wozu er zahlreiche Sektionen an lebenden Tieren durchführte. Die so gewonnenen Erkenntnisse übertrug er auf den Menschen, was neben fundamentalen Entdeckungen zu einigen Irrtümern führte. Galen war ein glühender Anhänger des Hippokrates und übernahm dessen Säftelehre: Der Mensch ist gesund, wenn sich Körpersäfte und Lebensenergie (Pneuma) im Gleichgewicht befinden. Geht dieses verloren, so bemüht sich das Pneuma um seine Wiederherstellung, wobei der Arzt nachhelfen darf. Neben Vorschriften für eine entsprechende Lebensweise (Diät, Kleidung, Schlaf) und die Reinigung des Körpers (Bad, Aderlass, Einlauf) können dabei Medikamente, vor allem Heilpflanzen, eingesetzt werden. Galens systematisches Werk gab weit mehr als eineinhalb Jahrtausende lang Antwort auf alle medizinischen Fragen von der Pulslehre über die Humorallehre (Säftelehre) bis zur Chirurgie, Astromedizin und Zubereitung der Arzneimittel (Galenik). Galens Schriften galten den Scholastikern des Mittelalters als Bibel und wurden von Generation zu Generation Wort für Wort auswendig gelernt (inklusive der Irrtümer). Er gab alle therapeutischen Regeln vor und beschränkte die Chirurgie auf die Behandlung von Wunden und Unfallfolgen, und dabei blieb es dann ebenfalls für mehr als eintausend Jahre.

Aulus Cornelius Celsus (25 vor bis 50 n. Chr.) war Römer von patrizischer Abstammung und wird als der größte römische Medizin-Schriftsteller betrachtet. Ob er selbst Arzt war, ist nicht bekannt. Der medizinische Teil seiner Enzyklopädie *De medicina libri octo* umfasst acht Bücher: Geschichte der Medizin, allgemeine Pathologie, die einzelnen Krankheiten, die Körperteile, Pharmakologie, Chirurgie und Knochenbehandlung. Im Früh- und Hochmittelalter spielte Celsus noch keine Rolle, erst 1436 wurde er wiederentdeckt. Danach galt er neben Galen als eine der wichtigsten Quellen für medizinische Erkenntnisse. Erst seit Paracelsus (= über Celsus stehend, siehe S. 111ff.)[6] wurden die Theorien der Säftelehre und des Aderlasses von Celsus und Galen zunehmend für überholt angesehen.

Wein statt Wasser

Die hygienischen Errungenschaften der Römer waren nach ihrem Abzug um 500 n. Chr. bald vergessen. In den mittelalterlichen Städten lebte man mit Ungeziefer, Schmutz und Gestank. Der Unrat lag auf den Straßen, dazwischen liefen Schweine frei herum, bei fast jeder Kirche gab es einen Friedhof, dicht daneben die Wohnhäuser mit ihren dürftigen Abtritten und verschmutzten Hausbrunnen, aus denen sich alle mit Trinkwasser versorgten. Auf den Marktplätzen gab es im späten Mittelalter zwar öffentliche Brunnen, aber noch keine öffentlichen Wasserleitungen. Das Abkochen von Wasser als hygienische Maßnahme war unbekannt. Wer gesund bleiben wollte, groß oder klein, trank statt Wasser Wein.

Es gab in Österreich bis weit in die Neuzeit hinein nur eine einzige große Stadt, und das war Wien. Aus diesem Grund wird häufig von dieser Stadt die Rede sein, denn in ihr machten sich Missstände aller Art stärker als anderswo bemerkbar, und man musste früh für deren Bekämpfung sorgen. Die älteste Wasserleitung, die 1553 angelegte *Siebenbrunner Hofwasserleitung*, versorgte nur die Hofburg und ein paar angrenzende Gebäude mit Wasser, die 1565 angelegte älteste städtische Wasserleitung brachte von Hernals zum Hohen Markt gerade genug Wasser heran, um kleinere Stadtbrände bekämpfen zu können.

Die Abfallbeseitigung war völlig unzureichend, bestenfalls warfen die Bürger den Müll und in den Pestjahren 1348 und 1679 selbst viele Leichen in die Bäche, wie den Wienfluss, den Ottakringer und Alser Bach, die Donau. Vom Graben weg floss ein kleines Rinnsal hinunter zur Donau (heute Donaukanal), wegen der von dieser *Möring* ausgehenden üblen Gerüche wurde sie in der zweiten Hälfte des 14. Jahrhunderts eingewölbt. Für die Reinigung der Abtritte waren *Kotkönige* (purgatores privete) zuständig, ein eigenes Gewerbe, ihre erste Erwähnung stammt aus dem Jahre 1370.

Zwar bemühte sich die Obrigkeit mittels zahlreicher Anordnungen um mehr Sauberkeit, die Missstände bekam sie jedoch nicht in den Griff. Erst dem tatkräftigen König Ferdinand I. war etwas mehr Erfolg beschieden. Doch noch 1615 beschwerten sich die Stände bei der Regierung: *»Und demnach eben in hiesiger Stadt wienn immerwerend ein solcher gestanck und unsauberkeit, darob sich gleich zu entsetzen und verwundern ist, dass die sterbeläuff nicht merers eingerissen haben …«*

Die katastrophalen hygienischen Zustände waren verantwortlich für die rasche Ausbreitung von Ruhr, Typhus, Pest und Pocken, denen man völlig hilflos gegenüberstand. Verzweifelt wandte man sich an Gott und die Heiligen um Hilfe oder ergriff die Flucht: Eilends, weit weg und für lange Zeit[7]. Das konnten sich aber nur Wohlhabende wie der Herzog und sein Hof leisten. Um die Kranken wenigstens von den Gesunden zu trennen, brachte man sie in *Siechenhäuser* (siehe S. 77) vor der Stadt.

Im Mittelalter war die Lebenserwartung nicht allzu hoch, doch fehlen verlässliche Zahlen. Vor der *kleinen Eiszeit* und dem Jahrhundert der

Katastrophen, dem 14. Jahrhundert, dürfte sie höher gewesen sein als in der frühen Neuzeit. Die Körpergröße der Menschen nahm parallel dazu ebenfalls ab, denn die Versorgung mit Nahrungsmitteln wurde immer schlechter. Auf dem Land lebte man wesentlich gesünder als in den Städten, sofern man nicht in einer der zahlreichen Fehden oder im Krieg ums Leben kam.

Aus Bürgertestamenten aus der Zeit von 1395 bis 1403 lässt sich schließen, dass die Familien nicht besonders kinderreich waren. Im Mittelalter wurde auffallend spät geheiratet. Frauen, die mit dreißig heirateten, bekamen durchschnittlich noch vier Kinder, bei fünfundzwanzigjährigen waren es etwa fünf Kinder und bei zwanzigjährigen etwa sechs Kinder, dazu kamen viele Fehl- und Totgeburten. Beim Adel war die durchschnittliche Kinderzahl höher als beim Bürgertum und den niederen Ständen, denn das Heiratsalter lag tiefer und die Mütter stillten nicht selbst, wodurch ein gewisser Empfängnisschutz wegfiel.

Der Blasenstein des Kaisers

Im Frühmittelalter waren es in Österreich wie in ganz Europa fast ausschließlich Geistliche, Mönche und Nonnen, die sich der Heilkunst widmeten. Ausgangspunkt der Klostermedizin war das Kloster Monte Cassino, dem der weströmische Staatsmann und Gelehrte **Cassiodor** (Flavius Magnus Aurelius Gassiodorus Senator, 485–580) seine umfangreiche Bibliothek vermacht hatte. Sie enthielt zahlreiche medizinische Werke der Antike, darunter Schriften von Hippokrates, Galen, Dioskurides und Caelius Aurelianus, etliche wurden im Kloster erstmals vom Griechischen ins Lateinische übersetzt. Spätere monastische *Enzyklopädisten* (Isidor von Sevilla, Walafried Strabo, Beda Venerabilis, Hrabanus Maurus, Hildegard von Bingen) fassten das naturkundliche und medizinische Wissen ihrer Zeit zusammen, ihre Werke dienten der Klostermedizin als theoretische Grundlagen. Die Regel des heiligen **Benedikt von Nursia** (480–547) machte die Klöster für ihre Kranken verantwortlich: »*Kapitel 36:... Die Sorge für die Kranken muss vor und über allem stehen: Man soll ihnen so dienen, als wären sie wirklich Christus; hat er doch gesagt: Ich war krank, und ihr habt mich besucht (Mt 25,36), und: Was ihr einem dieser Geringsten getan habt, das habt ihr mir getan (Mt 25,20). Aber auch die Kranken mögen bedenken, dass man ihnen dient, um Gott zu ehren; sie sollen ihre Brüder, die ihnen dienen, nicht durch übertriebene Ansprüche traurig machen ...*«.

Seit dem *Aachener Konzil* von 836 musste jedes Kloster über ein eigenes Spital verfügen. Im Gefolge der Kreuzzüge entstanden eigene Spitalsorden und Ritterorden, die für die Pflege von Kranken und Pilgern zuständig waren. Die Klöster wurden bald zu heilkundlichen Zentren, Mönche und Kanoniker arbeiteten als Ärzte und Apotheker in einer Person, sie schrieben Rezepte, bereiteten Arzneien und nahmen Operationen vor. Ein berühmtes Beispiel ist die Operation eines Blasensteins, der sich der deutsche Kaiser Heinrich II. (973–1024) im Kloster Monte Cassino unterzog. Seine Josefsehe war die Folge, die Sache hätte weit schlimmer ausgehen können. Das Procedere ging auf den Meisterchirurgen **Paulus von Aegina** (625–690) zurück: Der Chirurg ertastete den Stein über den After, schob ihn zum Blaseneingang und entfernte ihn über einen seitlichen Dammschnitt. Diese Methode wurde übrigens bis ins 17. und 18. Jahrhundert beibehalten. Der hoch stehende Patient war vermutlich vorher in Benommenheit versetzt worden. Dazu tränkte man einen Schwamm mit Säften aus Bilsenkraut, Opium (Mohnsafttränen) oder indischem Hanf und Mandragora-Öl, ließ ihn trocknen, applizierte ihn dann dem Kranken auf die Nase und ließ ihn tief durchatmen.

Die Mönchsärzte begaben sich zur Heilung von Kranken oftmals an Orte außerhalb der Klöster, worunter die religiösen Übungen zu leiden hatten. Aus diesem Grund erteilte das *Konzil von Clermont* den Mönchen im Jahre 1130 ein Behandlungsverbot (kein Pflegeverbot!), woran sich nicht alle Klöster hielten. Die Klostermedizin bestand zumindest als

Kräuterheilkunde vielerorts weiter, und sie fand Eingang in die Kochkunst: Für den Kranken wie für den Gesunden sollen Lebensmittel nach dessen Bedürfnissen je nach Eigenschaft (nass, kalt, trocken, heiß) ausgewählt und im richtigen Verhältnis gemischt werden. Die Natur als Apotheke, die Küche als Laboratorium.

Als Träger der Klostermedizin sind in Österreich wie in anderen Ländern in erster Linie die Benediktiner anzusehen, besonders Stift Admont nimmt eine hervorragende Stellung ein. Es besitzt die größte private Sammlung mittelalterlich-medizinischer Schriften. Der berühmte Scholastiker Abt **Engelbert von Admont** (1297–1327), der *österreichische Albertus Magnus*, der in Padua studiert hatte, kann als Käufer, Schreiber, Glossator oder Auftraggeber mit einer Reihe dieser Handschriften in Verbindung gebracht werden. Unter ihnen sind grundlegende Werke antiker, frühmittelalterlicher und arabischer Autoren ebenso vertreten wie Texte von Salerno und von den mittelalterlichen medizinischen Fakultäten. Die Tradition der Klostermedizin wird in Admont durch einen Kräutergarten, in dem über siebenhundert Heil- und Gewürzkräuter gedeihen, bis heute aufrechterhalten. Das erste Spital von Wien lag ebenfalls in den Händen der Benediktiner.

Die Dame in weißer Seide

Die Benediktinerin **Hildegard von Bingen** (1098–1179) lebte zwar nicht bei uns, die »Hildegard-Medizin« findet aber gerade heute viele Anhänger. Hildegard war eine erstaunliche Frau, sie verstand es, sich in einer Männerwelt durchzusetzen, ohne dabei ihre weibliche Natur zu verleugnen. Sie schuf sich einen Freiraum innerhalb der Kirche. In den beiden von ihr gegründeten Klöstern trugen die Nonnen Kleider aus weißer Seide und Schmuck, aßen gut und waren der Musik ergeben. Werkstätten entstanden, in denen liturgische Gewänder gestickt, Miniaturen gemalt und Arzneien hergestellt wurden.

Für Hildegard waren beide Geschlechter gleichwertig: Gott hatte die Frau sogar aus edlerem Material geschaffen als den Mann, nämlich aus einer Rippe und nicht aus gewöhnlichem Lehm. Die Alleinschuld Evas am Sündenfall im Paradies bestritt sie heftig. Sie stand mit den bedeutendsten Persönlichkeiten ihrer Zeit in Verbindung, selbst Kaiser Friedrich I. Barbarossa (1152–1190) schätzte sie als Ratgeberin. Um ihre theologischen und philosophischen Aussagen durchzusetzen, berief sich Hildegard auf *Visionen*. Damit wich sie der damals gültigen Lehrmeinung, dass Frauen aus eigener Kraft zu theologischen Erkenntnissen nicht in der Lage wären, geschickt aus und vermied Auseinandersetzungen mit den Kirchenmännern. Ab 1141 begann Hildegard ihre Vorstellungen niederzuschreiben. Sie entwickelte keine eigenen medizinischen Verfahren, sondern trug bereits bekannte Behandlungsmethoden aus verschiedenen Quellen zusammen. Ihre eigentliche Leistung besteht darin, dass sie die griechisch-lateinischen Traditionen mit der Volksmedizin vereinte und erstmals volkstümliche Pflanzennamen verwendete. Sie verfasste *Causae et Curae* (Ursachen und Heilungen), ein Buch über die Entstehung und Behandlung von verschiedenen Krankheiten. Ihr zweites naturkundliches Werk heißt *Liber subtilitatum diversarum naturarum creaturarum* (Buch über das innere Wesen der verschiedenen Kreaturen und Pflanzen). In ihrem dritten Werk, dem *Liber divinorum operum* (Welt und Mensch), erscheint der Mensch als Mikrokosmos, der in all seinen körperlichen und geistigen Gegebenheiten die Gesetzmäßigkeiten des gesamten (Makro-)Kosmos widerspiegelt. Alles ist aufeinander bezogen, wechselseitig miteinander verbunden und in Gott untrennbar vereint.

1228 wurde ein erster Antrag auf Heiligsprechung gestellt, die aber nie erfolgte. Gegen Ende des 16. Jahrhunderts wurde Hildegard in das Martyrologium, das Verzeichnis der Heiligen der Kirche, aufgenommen, womit sie als Heilige gilt. Ein Verfahren zur Anerkennung Hildegards als Kirchenlehrerin befindet sich in der Prüfungsphase.

Das *Konzil von Tours* 1163 erließ ein Ausbildungsverbot für Mönche und schließlich untersagte das *IV. Laterankonzil* 1215 noch den Weltgeistlichen jede ärztliche Ausbildung oder chirurgische Betätigung. Letztere war innerhalb der Kirche wegen möglicher Lebensgefahr für den Patienten von jeher ungern gesehen, schon die *Synode von Lerida* hatte 524/46 erklärt: *Ecclesia abhorret a Sanguine* (= die Kirche verabscheut Blut). Dies führte in der Folge zur Geringachtung der Chirurgie, man überließ sie Badern, Barbiere(r)n, ja sogar Henkern, sie wurde zum Handwerk (χειρουργία bedeutet Arbeiten mit der Hand). Den Chirurgen standen die angesehenen *Buchärzte* (Puechärzte) gegenüber, die für die innere Medizin (Puech = Bauch, Leib) zuständig waren. Diese schöpften ihre Kenntnisse aus der antiken medizinischen Literatur (Puech = Buch), ergingen sich in gelehrten Exkursen, verfassten spitzfindige Zusammenfassungen über die *Autoritäten* und trugen de facto wenig zur Krankenheilung bei. Die folgenschwere Spaltung der medizinischen Fächer in Chirurgie und Innere Medizin hielt sich in Österreich bis zum 19. Jahrhundert.

Das Kloster Monte Cassino unterhielt in Salerno ein Hospital für erkrankte Ordensbrüder. Aus der Gruppe der Heilkundigen, der *Civitas Hippocratica Salernitatis*, entwickelte sich die erste medizinische Hochschule Europas. Dank der Förderung durch Erzbischof Alfanus und der Übersetzungen griechischer, jüdischer und arabischer medizinischer Texte durch **Konstantin den Afrikaner** (1020–1087) ins Lateinische blühte die Schule auf. Der islamische Orient war in hygienisch-medizinischen Belangen dem christlichen Europa jahrhundertelang weit überlegen. Während im Abendland Krankheiten als Strafe Gottes oder Prüfung angesehen wurden und ihre wissenschaftliche Erforschung somit aus religiösen und moralischen Gründen unterblieb, beschäftigten sich islamische Gelehrte wie **Rhazes** (Abu Bakr Muhammad ibn Zakariya al-Razi, Augenheilkunde, 865–925), **Avicenna** (Abu Ali al-Husain ibn Sina-e Balkhi, 980–1037) und **Averroes** (Abul-Waleed Muhammad ibn Ruschd, 1126–1198) mit den Lehren von Hippokrates und Galen (siehe S. 17), ferner mit dem heilkundlichen Wissen der Inder, Syrer und Perser, und entwickelten die Grundlagen der Medizin weiter. Im Bereich der Hygiene knüpften sie wie die Juden an die antiken Traditionen an.

Die Schule von Salerno erlebte ihre Glanzzeit vom 10. bis 12. Jahrhundert. Sie erhielt 1140 vom Normannenkönig Roger II. von Sizilien (1095–1154) eine erste Medizinalordnung, die von seinem Enkel Kaiser Friedrich II. (1194–1250) im Jahre 1240 bestätigt wurde. Sie ordnete ein dreijähriges Logik-Vorstudium an und legte eine verbindliche Prüfung für angehende Mediziner und Medizinerinnen (!) in Form eines öffentlichen Disputs mit den Professoren als Bedingung für die Berufsausübung fest. Ferner trennte Friedrich II. im *Edikt von Salerno* (= Edikt von Melfi) die Berufe von Arzt und Apotheker voneinander, was später in ganz Europa übernommen wurde.

Die Hippokratische Gemeinschaft zählte meist um die zwanzig Ärzte und Ärztinnen, darunter etliche jüdischen Glaubens. Frauen waren als Studenten und als Lehrende zugelassen, bekannt sind Abella und Calenda, und vor allem **Trotula, Frau des Arztes Johannes Platearius**, mit ihrem Werk über Frauenheilkunde. Wie die Äbtissin Hildegard von Bingen arbeitete Trotula mit einfachen, für das Volk erschwinglichen Mitteln und Rezepten und wies darauf hin, dass Frauen Hemmungen hätten, mit Männern über Frauenleiden zu sprechen. Welch weise Erkenntnis – und das zu Beginn des 12. Jahrhunderts!

In der damaligen Zeit übertrugen jüdische, muslimische und christliche Gelehrte in Toledo die Schriften des Aristoteles und weiterer Autoren aus dem Arabischen und Griechischen ins Lateinische und trugen damit zu den geistigen Grundlagen der Universitäten bei. Nach dem Niedergang der Schule von Salerno blieb Italien weiterhin führend in der medizinischen Lehre. Ab 1219 wurden in Bologna Medizin und Chirurgie gelehrt, die Universität von Padua wurde 1222, die von Neapel 1224 gegründet. In Frankreich entstanden in Montpellier und Paris ebenfalls bedeutende medizinische Zentren. Um deren Professoren bemühten sich die Fürsten in ganz Europa anlässlich der Gründung zahlreicher neuer Universitäten. An diesen wurden Frauen allerdings nicht mehr zu Prüfungen zugelassen. Da deren Absolvierung aber Bedingung war, um als »Buchärzte« praktizieren zu dürfen, blieben sie nun vom angesehenen akademischen Arztberuf ausgeschlossen.

Juden und Frauen als Ärzte

Der berühmteste jüdische Arzt des Mittelalters hieß Moses ben Maimon, genannt **Maimonides** (1138–1204), aus Cordoba. Aus politischen Gründen floh er nach Marokko und gelangte später nach Ägypten, wo er schließlich Hofarzt des großen Sultans Saladin (1138–1193) wurde. 1176 erhielt er den Rang des Nagid, des Oberhauptes der ägyptischen Juden. Seine Schriften vermittelten dem rückständigen Westeuropa antikes und arabisches Wissen und wurden an allen Universitäten eifrigst studiert. Die *Aphorismi Rabbi Moysis* wurden das beliebteste Repetitorium der Lehre Galens. Das *Regimen sanitatis*, eine diätetische Gesundheitsanleitung, entstand als Antwort auf des Sultans Leiden: Melancholie, Verstopfung und Appetitlosigkeit.

Die Medizin stand für Maimonides im Dienst der Religion, Heilen war göttliches Gebot, denn nur ein Gesunder könne zum jüdischen Ziel der vollständigen Heilung der Welt beitragen. Das Medizinstudium mache den Menschen *»demütig, gottesfürchtig und sozial gesinnt«*.

Doch zurück nach Europa. Die Jüdin **Rebecca Guarna** konnte im toleranten Salerno noch ungehindert studieren und sogar Abhandlungen über Fieber, Urin und den Fötus verfassen. Als später an den meisten Universitäten keine Frauen oder Juden mehr zu Prüfungen zugelassen wurden, erwarben sich letztere ihr medizinisches Wissen im arabischen Raum und gaben es dann in Europa untereinander und an ihre Frauen und Töchter weiter. Sie waren in der oft feindseligen christlichen Umgebung äußerst vorsichtig mit ihren Kuren, da Fehlschläge schlimme Folgen für die gesamten jüdischen Gemeinden haben konnten. Seit den

Pestepidemien wurde ihnen nachgesagt, dass sich in ihrer Hand Medizin in Gift verwandle und ähnlicher Unsinn mehr.

In Spanien sind 1364 am Hof der Königin Leonor, der zweiten Gemahlin König Pedros IV. von Aragon (1336–1387) zwei jüdische Ärztinnen mit dem Titel Magistra, Ceti und Floreta, nachweisbar. In Sizilien, woher Leonor stammte, praktizierte 1376 ebenfalls eine jüdische Ärztin. Der jüdische Augenarzt **Jacob sa Rocha** kam auf Befehl König Alfons IV. (1299–1336) 1329 aus Aragon nach Österreich, als dessen Schwester, die unglückliche Königin Isabella, Gattin König Friedrichs (III.) des Schönen (1289–1330) zu erblinden drohte. Sie litt vermutlich am Grauen Star, ihre Zeitgenossen aber waren der Meinung, dass sie ihr Augenlicht durch ihre vielen Tränen verloren hatte.

Als Kaiser Friedrich III. (1415–1493) als junger Herzog der Steiermark in Wiener Neustadt Hof hielt, hatte er 1432 einen jüdischen Leibarzt namens **Meister Rubein** und in seinen späteren Lebensjahren, bereits als Kaiser, einen weiteren namens **Jacob Ben Jehiel Loans** (gest. um 1506 in Linz) um sich, den er für seine treuen Dienste in den Adelsstand erhob. Loans unterrichtete den berühmten Gelehrten Johannes Reuchlin in hebräischer Sprache und Grammatik und war vermutlich dessen Vorbild für einen seiner drei Disputanten in seiner Schrift *De Verbo Mirifico* (Basel 1494).

Dass viele Christen, vor allem die mächtigen, jüdische Ärzte selbst am Sabbat heranzogen, erklärt sich mit dem hohen Niveau der jüdischen Heilkunst. Im römisch-deutschen Reich sind im Mittelalter jedenfalls jüdische Ärzte und Ärztinnen nachweisbar: Sara in Würzburg, Zerlin in Frankfurt am Main, die »Doktorin der freien Kunst der Arznei« Morada in Günzburg. Sie alle waren hoch angesehen! Unter Kaiser Maximilian I. (1459–1519) geriet in Wien um 1517 eine *Empirica* (über die Empiriker siehe S. 68ff.) namens Rebecca in Konflikt mit der medizinischen Fakultät. Aus dem Umkreis des bekannten Rabbi **Isserlein bar Petachja** (1390–1460) aus Wiener Neustadt wird über eine Arzttochter berichtet, die hygienische Ratschläge erteilte. Dort gab es ferner ein jüdisches Spital (Allerheiligenplatz 3 und 4), das 1464 erstmals erwähnt wurde. Es ging im Großbrand von 1494 zugrunde. Selbstverständlich gab es in Wien ebenfalls ein Judenspital (Judenplatz), das im Zuge der Ausrottung der Judengemeinde im Jahre 1421 vernichtet wurde.

In Italien gelang es Frauen allerdings immer wieder an Hochschulen zugelassen zu werden. Um 1320 ist in Bologna als Schülerin des begabten Anatomen Mondino eine gewisse Giliani aus San Giovanni in Persiceto nachweisbar. Die jüdische Ärztin Antonia, Frau des Magisters Daniel, war zwischen 1386 und 1408 in die Matrikel der medizinischen Fakultät der Universität Florenz eingeschrieben, 1436 konnte die Christin Dorothea Bocchi in Bologna den medizinischen Doktortitel und einen Lehrstuhl für Medizin und Moralphilosophie erwerben. Es ist anzunehmen, dass die oben erwähnte Frau Morada ebenfalls in Italien studiert hatte. Es gab noch weitere Ärztinnen, sonst wären diese nicht von Papst Sixtus IV. (1474–1487) in seiner für Rom geltenden Regelung zum Ausschluss der Quacksalber[8] von der ärztlichen Praxis aufgezählt worden: »*Niemand, weder Mann noch Frau, Christ oder Jude, er sei denn Magister oder Lizentiat der Medizin, darf wagen, einen menschlichen Körper medizinisch oder chirurgisch zu behandeln.*« Für Wien findet sich 1517 eine ähnliche Regelung zugunsten der medizinischen Fakultät, die allerdings die Chirurgen nicht mit erwähnt: »*Item ob jemand Man oder Frauen, sonderlich Juden wass stanndt und Weesen die sein, die Leybärtzt und dergleichen genent wollen werden, zu Wienn practicieren und von gemelten Doctoren nit approbiert oder zuegelassen wurden, so soll und mag obberüerte Facultät solches vorgedachten, unnsern Regiment und Vitzdomb zu Wienn anzuzaigen, die alsdann den oder dieselben ungewaigert abschaffen sollen.*«

Leibärzte und Buchärzte

Als der siebenunddreißigjährige Babenberger Herzog Leopold V. (1157–1194) am Weihnachtstag des Jahres 1194 in Graz vom Pferd stürzte, zog er sich einen komplizierten Bruch des Unterschenkels zu. Seine (geistlichen) Leibärzte ließen ihn zur Ader und klebten ihm eine Menge »Heilmittel« auf die Wunde, bis diese nach ein paar Tagen brandig wurde, und er schreckliche Schmerzen litt. Er flehte sie an, ihm das Bein abzunehmen, doch sie weigerten sich. Die Chirurgie war ihre Sache nicht. Da nahm er in seiner Verzweiflung eine Streitaxt, setzte sie selbst auf sein Schienbein und befahl seinem Kammerdiener, mit dem Hammer darauf zu schlagen. Dieser gehorchte, beim dritten Schlag war das Bein abgetrennt. Danach bemühten sich seine Leibärzte wieder mit ihren Salben und Aderlässen um ihn mit dem Ergebnis, dass er am 31. Dezember starb, ein Opfer der fatalen Zweiteilung der ärztlichen Wissenschaft in Innere Medizin und Chirurgie.

Bei der Gründung des Pilgrim-Hauses der *Hybernischen Benediktiner* (Schotten) durch Herzog Heinrich II. Jasomirgott (1107–1177) waren noch alle Ärzte Geistliche. Seine Frau Theodora Komnena brachte für sich und ihre Familie vermutlich aus Byzanz die ersten Laienärzte mit, denn in ihrer Heimat gab es bereits gut ausgebildete Mediziner und Krankenhäuser: Das Pantokrator-Kloster war zugleich Spital, Kloster und Grabstätte der Komnenen, es dürfte Heinrich II. als Vorbild gedient haben. 1194 war von diesen byzantinischen Ärzten offenbar aber keiner mehr in Wien.

Erst seit dem 13. Jahrhundert übten bei uns neben den Ärzten geistlichen Standes schon häufiger Laien den Arztberuf aus, wie Meister (magister) Heinrich (1229), der für Herzog Leopold VI. (1176–1230) als Leibarzt und Protonotar tätig war, oder Meister Ulricus, medicinae scholasticus (1287). Einige kamen von den Universitäten Padua, Bologna und Paris und waren ausgebildete »Puechärzte« oder »Buchärzte«, das Wort wurde in verschiedener Schreibweise als Titel und Berufsbezeichnung verwendet, auch die Ausdrücke *physicus* und *medicus* bedeuten dasselbe wie *ar(c)zt*. 1314 besaß Alram medicus ein Hospitium am Graben, ein Spital in unserem Sinn war das nicht. Der erste bedeutendere Arzt war der Dichter **Heinrich von** (Wiener) **Neustadt**, der ab 1312 in Wien lebte und mit dem Freisinger Hof am Graben belehnt wurde. Weitere Wiener Buchärzte waren Meister Tyl (1336), Meister Hermann (1342),

Ulrich de Burkard (1349), Herdegen (1360), Seiczo (zwischen 1372 und 1384 wiederholt am Kohlmarkt erwähnt) und Meister Haindenrich (gest. 1379). Der Titel *Doctor medicinae* ist in Wien erstmals um 1415 nachweisbar.

Auch die ersten bekannten Chirurgen und Apotheker in Österreich waren Italiener, so **Heinrich Walch** (Welich, um 1307 nachweisbar) und Magister Anton von Ala, der seit 1374 im Dienst Herzog Leopolds III. (1351–1386) und weiterer Habsburger stand, oder **Mathias Bon** aus Venedig, der 1387 als *»herzog Albrechts (IV.) ze Österreich apotekker«* urkundlich erwähnt wurde.

Kaiser verfügten meist über mehrere Leibärzte und Leibchirurgen, das Amt hieß *suae caesareae majestatis personae medicus* bzw. *suae caesareae majestatis personae chirurgus*. In manchen Fällen, vor allem ab der Renaissance, scheint der Titel als Auszeichnung verliehen worden zu sein, ohne dass eine entsprechende medizinische Dienstleistung verlangt wurde. Die Bestellung lag ganz im Ermessen des jeweiligen Landesfürsten.

Als erste Leibärzte werden unter König Rudolf I. von Habsburg (1218–1291) der Mailänder Magister Landulf, *»des künigs arzat«*, ferner **Peter von Aspelt**, der spätere Erzbischof von Mainz, sowie Magister Heinrich von Villingen bezeugt. Die Kuren waren manchmal drastisch. Herzog Albrecht I. (1250–1308) hatte viele Feinde und daher große Angst um sein Leben[9]. Im Jahre 1295 glaubte er vergiftet worden zu sein. Seine Leibärzte, deren Namen nicht überliefert sind, hingen ihn an den Füßen auf, um das Gift abfließen zu lassen. Danach war er auf einem Auge blind. Ob ein gewisser Magister **Gregorius** aus Montpellier, der für den Herzog ein *Gesundheitsregiment* verfasste, an dieser sonderbaren Behandlung beteiligt war, ist nicht bekannt.

Eine ähnliche Geschichte wird über Herzog Albrecht II. (1298–1358) erzählt, der nach der gleichen Prozedur gelahmt haben soll. Inzwischen wurde an seinem Skelett nachgewiesen, dass er an schwerer Arthritis litt. Als Leibarzt dieses Herzogs und seiner Söhne ist ein gewisser **Albert Steke von Cremona**, Pfarrer von Gars-Eggenburg, überliefert.

Er stammte aus Wiener Neustadt und hatte offenbar in Cremona studiert.

Einer der Leibärzte der Brüder Albrechts, Herzog Friedrichs (III.) des Schönen (1289–1330) und Herzog Leopolds I. (1290–1326), war der Geistliche Johannes von Verona. **Jakob Engel** aus Ulm, der das Lizentiat der Medizin in Paris erworben hatte, war Leibarzt der Herzöge Albrecht III. (1349–1395) und Leopold IV. (1371–1401), er zeichnete sich durch eine Schrift über die Pest und eine weitere über die Kometen aus, beides Themen, die die Menschen damals ungeheuer bewegten. Ein weiterer Leibarzt Herzog Leopolds IV. war **Berthold Starck** von Basel, er trat später in den Dienst Herzog Albrechts V. (1397–1439), der ihm große Wertschätzung entgegen brachte. Leibärzte, die ihren Titel an fremden Universitäten erworben hatten, pflegten an der neu gegründeten Wiener Universität zu immatrikulieren, um dieser ihre Achtung zu erweisen und Mitglieder des Ärztekollegiums von Wien zu werden.

Heinrich Stoll von Hammelburg wurde 1423 an der Wiener Universität zum Doktor der Medizin promoviert, war Dekan und Rektor. Er war Leibarzt Herzog Albrechts V. und begleitete diesen 1424 auf den erfolglosen Kriegszug gegen die Hussiten, wo sein Herr schwer erkrankte und sich nach der Rückkehr noch lange nicht erholen konnte. Ein Kanoniker von St. Stefan, Rudolf von Heringen, war ebenfalls unter Albrechts Leibärzten. Keiner konnte aber dessen frühen Tod verhindern. **Johannes Zeller** von Augsburg war der genauso wenig erfolgreiche Leibarzt von Albrechts Gattin Elisabeth von Luxemburg und später ihres Sohnes Ladislaus Postumus. Er stand der Medizinischen Fakultät insgesamt viermal als Dekan vor und kämpfte eifrig gegen die Konkurrenz der Empiriker (siehe S. 68ff.). Im Jahre 1456 ertrank er bei Belgrad, wohin er seinem König gefolgt war, in der Donau. Weitere Fakultätsmitglieder und Leibärzte waren Johannes Petri Gallici de Wratislauia, **Johannes Schroff** de Valle Eni (vom Inntal) und **Galeazzo de Santa Sofia** (siehe S. 34ff.).

Lizentiaten und Doktoren

Die Wiener Universität und das lateinische Quartier

Der Habsburger Herzog Rudolf IV. (1339–1365) unterfertigte mit seinen Brüdern Albrecht III. (1349–1395) und Leopold III. (1351–1386) am 12. März 1365 die Gründungsurkunde der Wiener Universität, die Papst Urban V. (1362–1370, Guillaume de Grimoald) drei Monate später bestätigte. Die Stadt Wien gelobte Unterstützung. Rudolf hatte eine eigene »*phaffenstat, da die wirdige schul sein und alle maister und schuler wonen sullen*« im Viertel um die heutige Minoritenkirche geplant, was wegen seines frühen Todes nicht verwirklicht werden konnte.

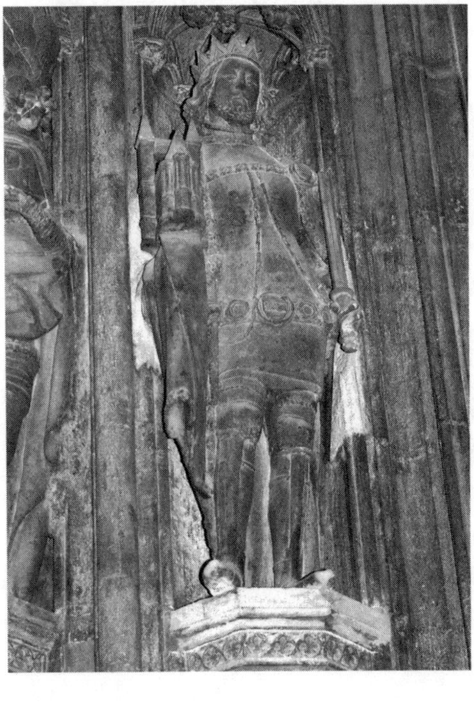

Die Figur Herzog Rudolfs IV., des Stifters der Wiener Universität, befindet sich am Stefansdom.

Sein Bruder Herzog Albrecht III. (1349–1395) reformierte und erweiterte die Universität im Jahre 1384 durch die Gründung der Theologischen Fakultät und die Stiftung des *Collegium ducale*, des ersten Wiener Universitätsgebäudes (Postgasse 7–9), ferner der Juristenschule in der Schulerstraße 14. Das päpstliche Schisma von 1378 kam ihm zugute, da es zahlreiche Gelehrte zur Abwanderung aus Paris veranlasste. Einige wählten Wien als neue Wirkungsstätte, darunter die Mediziner Hermann Lurcz aus Nürnberg und **Hermann von Treysa** aus Hessen.

Rund um das *Collegium ducale* entstand ein *lateinisches Quartier*, wie man das Studentenviertel nannte. Die *Burschen* lebten in *Bursen*[10], einer Art von Studentenheimen, sie genossen viele Privilegien. Die Universität war nicht nur in vier Fakultäten gegliedert, sondern der Herkunft ihrer Mitglieder nach zusätzlich in vier *Nationen*, die österreichische, rheinische, ungarische und sächsische. Die Fakultätsmitglieder wählten alle halben Jahre aus ihrer Mitte den Dekan, die Annahme der Wahl war Pflicht. An der Spitze der Nationen standen hingegen Prokuratoren. Das bedeutete eine doppelte Bindung für jedes Universitätsmitglied und führte etliche Male zu Interessenskonflikten. Die Studenten waren bei den Wienern wegen ihres oft schlechten Benehmens nicht allzu beliebt, einige wurden sogar zum Tod verurteilt: Sie hatten das Recht, in diesem Fall nicht gehenkt, sondern »nur« enthauptet zu werden, womit sie ihre Ehre nicht verloren.

Die Beziehungen der Fakultät zu Kirche, Landesfürst und Stadt, ferner zu anderen europäischen Universitäten sind aus den *Fakultätsakten* (Acta Facultatis Medicae) ersichtlich, die ab 1399 von den Dekanen laufend geführt wurden. Aus ihnen erfährt man viel Wissenswertes über den Alltag an der Fakultät und ihre Rolle im Gesundheitswesen.

Galeazzo de Santa Sofia

Von einer wissenschaftlich-medizinischen Lehre kann in Österreich erst seit 1394 gesprochen werden, als Galeazzo de Santa Sofia aus Padua zum Leibarzt Herzog Albrechts IV. (1377–1404) und an die Universität berufen wurde. Galeazzo hatte vorher zum Ärztekollegium von Padua gehört, wo schon sein Großvater Nicolo und sein Vater Giovanni als angesehene Mediziner gewirkt hatten. Die Familie Santa Sofia verfügte über einen Hausschatz an Rezepten, ihr Einfluss auf die Ärzteschaft ganz Europas darf nicht unterschätzt werden.

Damals und in den folgenden Jahrhunderten wurde Österreich immer wieder von der Pest heimgesucht, der die Ärzte hilflos gegenüberstanden. Aderlass, Abführmittel und eine Handvoll Kräuter war alles, was sie dagegen verordnen konnten. Einen besseren Erfolg erzielten die Chirurgen durch Aufschneiden und Ausbrennen der schmerzhaften Pestbeulen. Galeazzos Vater (oder er selbst) verfasste eine Schrift über die Pest, *Consilium tempore pestilentiae*, in der er gegen den Aderlass als Therapie auftrat, womit er damals ziemlich alleine stand. Er sah einen Zusammenhang zwischen der Krankheit und der wiederholten Heuschreckenplage und hielt die Fäulnis der im Meer umgekommenen Heuschrecken und den schlechten Stand der Gestirne für die Ursachen der Pest. Doch wies er auch bereits auf die Gefahr einer Einschleppung durch den Handel hin. Bis dahin hatte man geglaubt, dass die Krankheit stets an Ort und Stelle »durch verderbte Luft« (Miasmen) entstünde.

Der Hof brachte sich bei jeder Epidemie aufs Land in Sicherheit. Galeazzo behandelte den Herzog, dessen Familie und hochgestellte Mitglieder des Hofes bei mancherlei Leiden, er rettete der Überlieferung nach den sechsjährigen Albrecht V. vor dem Tode. Er erkannte, dass das Studium der Pflanzen nicht aus Büchern, sondern am Objekt erfolgen musste und unternahm mit seinen Studenten *Herbulationen*, botanische Exkursionen. Weiters führte er die Anatomie als Lehrgegenstand ein und leitete 1404 die erste Wiener Leichensektion, was im gesamten deutschsprachigen Raum ein Novum darstellte. Im Jahre 1895 wurde in der Vorhalle des Singertores von St. Stefan hinter einem Grabmal ein Wandgemälde entdeckt, das nach seiner Ablösung ins Wienmuseum gebracht wurde. Es zeigt Galeazzo kniend vor der thronenden Madonna mit Kind.

1404 erlag Herzog Albrecht IV. trotz intensiver Bemühungen Galeazzos den Folgen eines Giftanschlags (oder der Ruhr), was das Land ins Chaos stürzte. Wäre Galeazzo Leibarzt des französischen Königs gewesen, wäre die Sache für ihn vermutlich nicht so gut ausgegangen: König Karl VI. (1368–1422) ließ sich 1397 von zwei Augustinermönchen mit zermahlenen Perlen behandeln. Das half ihm nicht, und so ließ er in seinem Zorn die beiden enthaupten. Galeazzo aber nahm im weit gemütlicheren Wien kein so gewaltsames Ende, er verließ das Land und starb erst 1427 in Padua an der Pest. Sein Schüler **Johannes Aygel** setzte sein Werk fort.

Die Leiche lebt

Bei den anatomischen »Übungen«, die durch Anschläge in der Stadt angekündigt wurden und öffentlich waren, las der Professor als Lektor die einschlägigen Texte vor und sein Famulus zeigte als Demonstrator mit einem langen Stab auf die betreffenden Organe, die ein Chirurg oder Bader als Incisor geschickt freizulegen hatte. Es handelte sich sozusagen um eine Illustration der Worte des Lektors, nicht aber um eine wissenschaftliche Untersuchung. Solch eine Übung an einer einzigen Leiche dauerte bis zu vier Tage. Als dafür geeigneten Ort wählte man die Badstube neben der St. Antonskapelle beim *Heiligengeistspital* (siehe S. 75, heute steht dort die Sezession) oder einen Raum des Spitals selbst. Die erste weibliche Leiche, die einer ertränkten »stadtbekannten Weibsperson« namens Golinin, wurde im Jahre 1452 aus Sittlichkeitsgründen nicht dort, sondern unter Ausschluss der Öffentlichkeit im Bibliotheksraum des Fakultätshauses in der Weihburggasse[11] seziert. Doktor **Nikolaus von Hebersdorf**, genannt *Niclas der Buchartzt*, hatte das Haus 1419 der Fakultät vermacht. Ab 1484 fanden die Sektionen in der Universität statt.

1455 forderten die Studenten, *»es möge jedes Jahr eine Leiche, abwechselnd eine männliche und eine weibliche, zergliedert werden«*. Viele Ärzte sahen nämlich während ihres gesamten Studiums nie die inneren Organe eines Menschen in natura: Zwischen 1404 und 1498 sind in Wien nur vierzehn Sektionen dokumentiert, die Forderung half also wenig.

War es doch weder einfach noch billig, die benötigten Leichen zu bekommen. Nur »Verreckte«, also Hingerichtete ausgenommen Enthauptete, durften seziert werden, sie galten als Aas. Der Scharfrichter und seine Schergen waren zu bezahlen, Instrumente mussten angeschafft werden, für den Sezierten waren die Kosten von Grab, Begräbnis und Seelenmesse zu tragen, ferner musste Konfekt, Bier und Wein für die zahlreichen Zuschauer besorgt werden. Daher ließ man diese bezahlen, sogar die Apotheker und Chirurgen hatten je einen halben Gulden und die Scholaren je drei Schillinge zu geben.

1441 lieferte der Henker gegen ein gutes *Bibal* (Trinkgeld) ein heiß ersehntes *Suppositum*, einen von acht Gehenkten, an die Universität zur Zergliederung. Der *Verreckte* erwachte jedoch plötzlich durch ein paar Wassergüsse zu neuem Leben und wurde unter dem Schutz des Pedellen ins *Heiligengeistspital* gebracht. Als 1492 ein gewisser Konrad Praitenauer auf dem Seziertisch landete, bemerkte man ebenfalls noch schwache Lebenszeichen an ihm und ließ ihn zur Ader, worauf Schaum aus seinem Mund kam. Deshalb wollte der Lektor ihn durchaus umbringen lassen, denn laut Hippokrates galt dies als ein sicheres Zeichen des eingetretenen Todes. **Bartholomäus Steber** und sein Schüler Kalbsor verhinderten das, man bemühte sich weiter um den »Toten« und konnte ihn schließlich »erwecken«. Auf Fakultätskosten wurde er in seine Heimatgemeinde Alt-Ötting geschafft. Einige Jahre später wurde er rückfällig und noch einmal, diesmal gründlicher, gehängt.

Das Studium der Medizin

Den Vorlesungen konnte jeder beiwohnen, sie waren kostenlos. Selbst *mechanici* (Chirurgen) durften nicht abgewiesen werden. Gelehrt wurden die praktische Heilkunst mit Harnschau, Fieberlehre und Aderlass, die Lehre von den Antidoten (Gegengiften) und Elementen (Säften, Temperamenten), Gesundheitslehre und die Lehre von den Pulsen, und schließlich Anatomie. Gelesen wurde vor allem aus den Werken von Hippokrates und Galen, meist aus ins Lateinische übersetzten Bearbeitungen syrischer (Johannicius), arabischer (Avicenna), persischer (Rhazes) und spanischer (Villanova) Autoren (siehe S. 25), und natürlich aus eigenen Schriften der Vortragenden. Medizinische Fragen und Probleme aller Art versuchte man mit Hilfe der Autoren theoretisch zu lösen, niemals am Krankenbett. Ob Studenten damals überhaupt Zutritt zu den Spitälern hatten, ist nicht bekannt. Ein echtes menschliches Skelett für die anatomische Grundausbildung stand erst ab 1558 zur Verfügung, und das wurde bald gestohlen.

Ein Student der Medizin sollte zuvor das Studium der *Artes Liberales* (es entsprach in etwa dem Gymnasium) mit dem *Bakkalaureat*, oder besser mit dem *Magisterium* abgeschlossen haben. Dann folgten zwei Jahre an der medizinischen Fakultät, bis man zum medizinischen Bakkalaureat zugelassen wurde. Man musste schwören, als *Bakkalar*[12] nur unter Anleitung eines Doktors und/oder mit Zustimmung der medizinischen Fakultät zu praktizieren. Die Bakkalaren hatten also das Recht, in Wien unter Aufsicht völlig legal zu praktizieren – taten dies aber manchmal ohne die vorgeschriebene ärztliche Aufsicht und handelten sich damit Schwierigkeiten ein. Bakkalaren, die unerlaubt praktiziert hatten, wurden eine Zeit lang nicht zu weiteren Prüfungen zugelassen.

Wer Bucharzt werden wollte, musste noch weitere drei bis vier Jahre studieren, mit »seinem« Doktor zumindest ein Jahr lang die medizinische Praxis ausgeübt und Kranke besucht haben. Vor der Prüfung musste er außerdem seine legitime (eheliche oder legitimierte[13]) Herkunft nachweisen. Dafür verfügte der *Lizentiat* nachher über das uneingeschränkte *Jus practicandi* und durfte sich als Arzt niederlassen. Neben seiner Praxis musste er ein Jahr lang kostenlos Kranke im Bürgerspital besuchen, was allerdings nicht immer gewissenhaft befolgt wurde.

Als höchste Stufe der Ausbildung wurde 1415 das *Doktorat* eingeführt, das der heutigen Habilitation entsprach und die Voraussetzung für das Recht (und die Pflicht) *zu Lehren und zu Lesen* (Venia ubique docendi et legendi), also der akademischen Karriere, war. Der Kandidat musste mindestens sechsundzwanzig Jahre alt sein, vor seiner Promotion wenigstens einen Doktor einkleiden oder vierzehn Ellen Tuch von guter Qualität zur Verfügung stellen. Am Festtage selbst musste er jedem Doktor seiner Fakultät ein Birett (Kopfbedeckung) und ein Paar gewirkte Handschuhe, jedem Lizentiaten und Bakkalar ein Paar gewöhnliche Handschuhe schenken. Der Fakultät und dem *Pedellen* (Universitätsdiener) hatte er je zwei Gulden zu geben. Die Verleihung der Doktorwürde geschah im Stefansdom. Danach folgte der von ihm bezahlte *Doktorschmaus* – alles in allem eine teure Angelegenheit. Wer an einer ausländischen Universität promoviert hatte und in Wien praktizieren wollte, musste die Fakultät um Aufnahme bitten, sein Diplom vorlegen und sich einer Prüfung, der *Repetition*, unterziehen, ferner musste er schwören, die Statuten einzuhalten und ein Jahr an der Universität zu lesen. Professor **Martin Stainpeis** (gest. 1527) verfasste 1520 eine Studienordnung für Mediziner, in der er auch die Grundsätze der ärztlichen Standesmoral darlegte: *Liber de modo studendi seu legendi in medicina.*

Vorschriften über die Berechtigung zur Ausübung der Heilkunst gab es also, die Wirklichkeit wich davon natürlich ab. In einer *Kollegiumssitzung* 1438 wurde wieder einmal diskutiert, wie der unerlaubten medizinischen Tätigkeit von *Bakkalaren*, *Scholaren* (= Studenten) und *Empirikern* (= selbsternannte Heiler) Einhalt geboten werden könne. Es war ein Teufelskreis: Die Studenten kamen oft aus armem Haus und waren gezwungen, sich ihren Lebensunterhalt mit dem Gelernten zu verdienen. Manchmal wurde ihnen das sogar ohne Aufsicht durch einen Doktor gestattet, wie 1445 **Johannes Kirchhaim**, von dem später noch die Rede sein wird (siehe S. 43f.).

Bis zur Mitte des 15. Jahrhunderts dürfte die medizinische Fakultät mit unerlaubt praktizierenden *Bakkalaren* noch relativ nachsichtig umgegangen sein: Auf eine Entschuldigung folgte ein Tadel, und der Zulassung zu weiteren Prüfungen stand nichts mehr im Wege. Später versuchte man, zumindest die Scholaren möglichst lang von praktischem Wissen und damit von unerlaubter medizinischer Tätigkeit fernzuhalten: Man nahm sie einfach nicht mehr zu den Kranken mit. Nach heftigen

Protesten einigte man sich darauf, dass die Scholaren zuerst eineinhalb Jahre nur Vorlesungen zu besuchen hatten und erst danach außerhalb der Vorlesungszeiten mit den Ärzten mitgehen durften.

Der Arzt am Krankenbett

Besuchte einer der gelehrten Doktoren in seinem langen Talar einen wohlhabenden Kranken in dessen Haus, so war er meist von einigen *Bakkalaren*, Schülern und einem *Bader* oder *Chirurgen*, der zur Unterscheidung vom Gelehrten nur einen kurzen Mantel tragen durfte, begleitet. Die Diagnose wurde vom Arzt mit Hilfe seiner geschulten fünf Sinne erstellt, der Kranke wurde sorgfältig beobachtet. Der Arzt suchte dabei nach Krankheitszeichen an Haut, Schleimhäuten, Blut und Exkrementen, untersuchte Puls und Körper, seine Nase verriet ihm das Vorliegen von Stoffwechselerkrankungen und Eiter, sein Ohr die krankhaften Geräusche aus Magen und Bauch, und gelegentlich soll es sogar vorgekommen sein, dass ein Arzt vom Urin des Kranken kostete. Die Harnflasche, Urinal oder Matula genannt, wurde neben dem langen Talar zum Symbol der Buchärzte schlechthin. Die *Urognostik* (Harnschau) hatte den absoluten Vorrang vor allen anderen diagnostischen Verfahren. Ihr lag die galenische Deutung des Urins als Abbauprodukt der Körpersäfte zugrunde. Menge, Konzentration und Bodensätze wurden beurteilt, die Farbe mit eigenen Farbtafeln verglichen, die Abweichung von der Norm wurde als Wirkung der *materia peccans*[14] verstanden.

Bald war der Arzt mit der (lateinischen) Diagnose zur Hand. Bei besonders hochgestellten Patienten zog er zur Sicherheit weitere Mitglieder der medizinischen Fakultät bei. War der Kranke sichtlich am Ende seines Lebens angelangt, lehnten die Buchärzte nach Möglichkeit die Behandlung ab und überließen den Sterbenden der Geistlichkeit. Übernahmen sie jedoch die Behandlung und genas der Kranke, so wurde allseits das Lob des gelehrten Retters verkündet. Starb der Patient, dann war sein Tod der unabänderliche Wille Gottes gewesen, Amen. Das ausgemachte Honorar war in jedem Fall zu zahlen. Die Familie war trotzdem zufrieden, denn sie hatte alles Erdenkliche für den Verstorbenen getan.

Eine Wiener Sage überliefert dieses Verhalten der Ärzte: Die Patienten des **Paul Ursenpeck** (gest. 1491) kamen alle wieder »auf die Füße«. Denn er nahm nur die Patienten an, bei denen er seinen Gevatter Tod zu Füßen stehen sah – und wies alle anderen ab. Er soll ein schönes Haus in der Schönlaterngasse 9 neben dem Basilisken besessen haben, das allgemein nur das *Totendoktorhaus* genannt wurde. Aus seinem Nachlass erhielt die Fakultät ihr erstes gedrucktes Buch.

Die Behandlung: Cura interna und externa

Durch die unterschiedlichen Therapieformen sollte das Gleichgewicht der Körpersäfte und damit die Gesundheit wiederhergestellt werden. Dazu wandten die mittelalterlichen Ärzte eine Reihe von Maßnahmen an, die schädliche Materie aus dem Körper entfernen sollten. Man unterschied innere und äußere Anwendungen. Unter *Cura interna* wurde die Verabreichung von Substanzen auf dem Weg der Körperöffnungen verstanden. Bei den Verabreichungsformen war man erfinderisch, es gab Arzneitrank, Pille, *Latwerge*[15] und Leckmittel, Salben, *Kataplasma*[16], Puder, Zäpfchen, Tampon und das Klistier. Üblich waren ferner Gurgel- und Niesmittel, Augen- und Ohrentropfen, Einträufelungen und Einblasungen, Inhalationen, Räucherungen und Eingießungen von flüssigen Arzneimittelzubereitungen in Nase, Vagina oder sogar Lunge, sie sollten den Abfluss von Eiter bewirken. Zuständig für die Verordnung waren allein die Ärzte. Die *Klistierspritze* nahmen sie selbst allerdings nicht in die Hand, das war – unter ihrer Anleitung – Sache der Bader und Chirurgen. Bei *Rheuma* wurde zum Beispiel zuerst einmal klistiert und purgiert, dann eine eigene Diät verschrieben. Weihrauchharz mit Wacholderteer, *Mastix* (Harz der Pistacia lentiscus) und Paradeisholz, einer

Aloeart, gemischt, wurde über Nacht im Krankenzimmer verräuchert. Auf die Haut kam Pfefferöl oder Zubereitungen von Blättern und Weidenrinde[17]. Alle diese Mittel wirkten tatsächlich entzündungshemmend und brachten daher Linderung.

Unter *Cura externa* (äußere Anwendungen) wurden hingegen alle Behandlungen verstanden, die an der Körperoberfläche erfolgten. Dazu gehörten Bäder, Pflaster, Aderlässe und Schröpfen, ferner sämtliche chirurgischen Eingriffe (siehe unten) einschließlich solcher an Augen und Zähnen. Die Bereitung eines therapeutisch wirksamen Bades war wesentlich aufwändiger als heute und eine eigene Wissenschaft. Im Badewasser wurden die verschiedensten Arzneien gelöst. Um mehrere Komponenten aufeinander und auf den jeweiligen Zustand des Patienten abzustimmen, waren umfangreiche Kenntnisse nötig. Teilbäder, Güsse oder Bewegung im Wasser wurden ebenfalls verordnet.

Beim **Schröpfen** wird durch Reizung bestimmter Punkte auf der Körperoberfläche versucht, dazu in Beziehung stehende innere Organe zu beeinflussen[18]. Zunächst werden die Schröpfköpfe erwärmt. Nach dem Aufsetzen der Gläser auf den Körper kühlt die Luft darin ab und erzeugt einen leichten Unterdruck, der die Haut ins Schröpfglas zieht. Will man die Wirkung verstärken, kann man die Haut vorher etwas ritzen, damit durch den Unterdruck geringe Blutmengen entzogen werden (blutiges Schröpfen).

Beim viele Jahrhunderte hindurch so beliebten **Aderlass** sollten ebenfalls schlechte Säfte abgeleitet werden. Meist entzog man dem Patienten ein drittel Liter Blut, das natürlich geprüft wurde. Der Blutdruck wird dadurch gesenkt und das Immunsystem angeregt, also eine »Umstimmung« des Körpers erreicht. Wird der Aderlass regelmäßig durchgeführt, so können nach Meinung mancher Naturheiler von den neugebildeten weißen Blutkörperchen (Leukozyten) veränderte Körperzellen aufgespürt und vernichtet werden.

Allerdings wurde früher mit dem Aderlass oft schrecklich übertrieben, da man annahm, der Körper enthalte vierundzwanzig Liter Blut und die Natur würde jeden Verlust sofort ersetzen. So entartete der Eingriff häufig zu einer Art von unbeabsichtigter Sterbehilfe, vor allem bei Wöchnerinnen. Galeazzo de Santa Sofia (siehe S. 34ff.) war ein heftiger Gegner überflüssigen Blutabzapfens, Hildegard von Bingen (siehe S. 23f.) warnte ebenfalls davor. Sie waren Ausnahmen in ihrer Zeit.

Spielen Aderlass und Schröpfen selbst heute noch eine gewisse Rolle, so sind die *Exutoria* (Zugmittel) *Fontanell(e)* und *Haarseil* fast völlig vergessen. Ihre Anwendung hat der wissenschaftlichen Kritik nicht standgehalten. Sie verursachten eine oberflächliche Eiterung, um ebenfalls eine »Ableitung« zu bewirken. Das **Haarseil** wurde auch *Eiterband* oder *Setaceum* genannt. Die Haut wurde dabei an einer zur Krankheit in Beziehung stehenden Körperstelle zu einer Falte emporgehoben, diese Hautfalte an ihrer Basis mit einem spitzen Messer oder der breiten *Haarseilnadel* durchstochen und ein an den Seiten ausgefranster Leinwandstreifen, ein raues Seil oder sogar ein Lampendocht durch die Hautöffnungen gezogen. Dieses Seil blieb vier Tage liegen, bis eine Eiterung eingetreten war, und konnte danach immer wieder erneuert werden, solange ein Bedarf gegeben schien. In der Tiermedizin wurde dieses Verfahren noch bis ins 20. Jahrhundert bei Entzündungen innerer Organe angewandt. Bei der **Fontanelle**, auch *Fonticulus* genannt, handelte es sich um eine durch ein Brenneisen künstlich erzeugte Wunde, in die eine Erbse oder ein Steinchen eingebettet wurde, um eine Eiterung zu verursachen.

Ein ungeklärter Mord

War es Gift oder »nur« die Pest, die Erzherzog Albrecht VI. (1418–1463) hinwegraffte? Als König Ladislaus Postumus völlig unerwartet verstorben war, hatte Albrecht sofort mit seinem Bruder, Kaiser Friedrich III. (1415–1493), heftig um das Erbe zu streiten begonnen. In Wien stellte sich der Ratsherr **Johannes Kirchhaim**, einer der namhaftesten Wiener Ärzte, auf Albrechts Seite und entfernte gewaltsam den kaiserlich gesinnten Bürgermeister Christian Prenner aus seinem Amt, um ihn durch Wolfgang Holzer zu ersetzen. Da dieser später zum Kaiser umschwenkte, wurde er auf Befehl Albrechts gevierteilt.

Der Herzog residierte oft in Wien. Anfang Dezember 1463 zeigte sich eine nussgroße und schwarz gefärbte Eiterbeule in seiner linken Achselhöhle. Was dann geschah, berichtet sein Diener Hanns Hierszmann: »*Da bevalch mein Herr dem Vogt, das er nach Meister Michel* (= Michael Schrick) *schicken gieng und hatten dort bald meinem Herrn widerraten, er solt den arczat nit nehmen, dann er wär allweg ein kaisrer gewesen. Vnd meinten: er solt maister Hannsen Kirchhaimer nehmen, der wer allweg mit seinen gnaden gewesen vnd war yetz der verrümtest aczat in Wien.*«. Die Beule ließ sich vom hochberühmten Arzt Schrick nicht öffnen, der Herzog starb am 3. Dezember und niemand, noch nicht einmal seine ferne Gattin, weinte ihm eine Träne nach. Seine Reste liegen in den Katakomben unter dem Stefansdom und warten vergeblich auf eine gerichtsmedizinische Untersuchung. Die Todesursache interessiert aber heute keinen mehr.

Wo hatte sich Albrecht mit der Pest angesteckt? Zum Zeitpunkt seines Todes war es kalt, zudem war 1463 kein Pestjahr. Hat man ihn umgebracht? Wer war sein Mörder? Sowohl der behandelnde Arzt **Michael Puff von Schrick** als auch der Apotheker, der die Arznei für Albrecht bereitet hatte, waren Schwäger von Wolfgang Holzer, hatten also wenig Grund den Herzog zu lieben. Oder fehlte nur ein geschickter Chirurg? Johannes Kirchhaim erklärte am Tag nach Albrechts Tod, dieser sei an Gift gestorben. Soll man ihm glauben? Immerhin war er ein bekannt tüchtiger Arzt mit großer Erfahrung. Seit 1456 nannte er sich Chirurgiae Doctor, was bis dahin bei einem Wiener Bucharzt noch nie vorgekommen war. Er verfügte jedenfalls über chirurgische Fähigkeiten: Bei der Sektion im Jahre 1459 war er selbst der Incisor, während Pangraz Kreuzer von Traismauer den Lektor gab.

Die anderen Heilberufe

Von Badern und Scherern

Die medizinische Grundversorgung der Bevölkerung lag bis ins 19. Jahrhundert nicht in den Händen der akademisch gebildeten Ärzte. Schon im 13. Jahrhundert hatte jede größere Ortschaft eine oder mehrere Badstuben, die der Reinigung dienten, wozu auch der Aderlass als Befreiung des Leibes von verdorbenen Säften und Körperdünsten zählte. Die »Bader« waren Barbiere, Wundärzte und Naturheiler in einem. Sie schoren Haare und Bart, versorgten Wunden, verabreichten Salben und ließen zur Ader. Sie waren an ihr Lokal gebunden und verpflichtet, jedem Menschen erste Hilfe zu leisten, daher musste in der Badstube immer eine fähige Person anwesend sein. In ganz Österreich und Salzburg waren die Bader geschätzte Bürger, in anderen Ländern zählten sie hingegen oft zu den Ehrlosen. In Wien lässt sich ihre Zunft bis ins 15. Jahrhundert zurück-

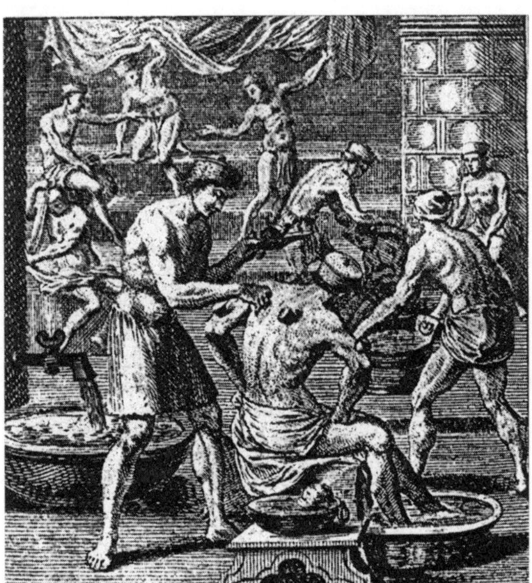

Beim Bader wurde auch zur Ader gelassen und geschröpft.

verfolgen. Im Jahre 1463 wurden unter den Innungen die »*Pader und jr Gesind*« angeführt.

Dieses Gesinde bestand aus angelerntem Personal, darunter die Bademägde und die **Scherer**, denen das Scheren von Haar und Bart überlassen wurde. Sie übernahmen auch die Wundbehandlung und den Aderlass als Handwerker, aus ihnen gingen die **Barbiere** und **Chirurgen** (Wundärzte) hervor, die eine eigene Zunft bildeten, ohne zusätzliche Ausbildung aber nicht als Bader tätig sein durften.

Die Lehre bei einem Meister dauerte drei Jahre. Danach war eine dreijährige Wanderschaft mit Praxis bei anderen Meistern verlangt. Erst nach Ablegung der recht kostspieligen Meisterprüfung war die selbstständige Berufsausübung als Leiter einer *Tonstrina* (Barbierstube) erlaubt. Das 16. Jahrhundert brachte durch das Auftreten der Syphilis den Niedergang der Badstuben, die Bader waren somit nicht mehr an einen Ort gebunden und wandten sich ganz der Wundarznei zu. Daneben gab es Chirurgen, die ihre Kunst an italienischen Universitäten erlernt hatten, wo es schon früh Promotionen zum Doktor der Chirurgie gab. Möglicherweise hatte Dr. med. utriusque Johannes Kirchhaim (siehe S. 43f.) seinen Titel dort erworben.

Aufs engste verknüpft mit dem Niedergang des an ein Lokal gebundenen Badergewerbes und dem Aufstieg der ungebundenen Scherer ist das **Feldschererwesen**, da es das überschüssige heilkundliche Personal aufnehmen konnte. Die Bezeichnung Feldscherer oder Feldscher taucht zum ersten Mal im 14. Jahrhundert in der Schweiz auf. Bei mittelalterlichen Kriegszügen begleitete ein riesiger Tross von Mönchen, Weibern, Krämern, Knechten und beutegierigen Gesellen die Heere. Verwundete und Erkrankte waren auf die Hilfe dieser Leute angewiesen. In Zeiten nahender Gefahr waren alle Bader, Wundärzte, Apotheker und selbst Buchärzte zum Kriegsdienst verpflichtet. Schon im 15. Jahrhundert nahm Wien für seine neue Söldnertruppe eigene Wundärzte auf, die nach dem Umfang ihrer Tätigkeit entlohnt wurden. Kaiser Maximilian I. (1493–1519) schrieb seinen Hauptleuten bereits vor, für jedes Fähnlein einen tüchtigen Feldscher bereitzustellen und ihn mit Arzneien und

Instrumenten auszurüsten. Ein Oberfeldarzt hatte die Feldscherer zu kontrollieren und darauf zu achten, dass sie den Soldaten nicht zu viel Geld für ihre Dienste abnahmen.

Seit der Erfindung der Schusswaffen stiegen die Anforderungen an die Feldscherer. Durch Schusswaffen verursachte Wunden waren viel schwerer zu versorgen als Hieb- und Stichverletzungen, denn die Kugeln mussten erst einmal herausgeschnitten werden. Die Wundkanäle waren größer als bei herkömmlichen Waffen und Wundinfektionen traten häufiger auf. 1497 erschien *Das Buch der Chirurgia* von Hieronymus Brunschwig aus Straßburg. Er empfahl den Feldscherern, die Kugeln so schnell wie möglich aus den Wunden zu entfernen. Dafür erfand man spezielle neue Instrumente wie Kugelsucher, -sonden und -zangen.

Die Aufgabe der Feldscherer bestand aber nicht nur in der Versorgung der Verwundeten, denn der Hauptfeind war nicht die feindliche Armee, sondern die *Ruhr* (man fasste ganz unterschiedliche Durchfallerkrankungen unter diesem Begriff zusammen). War sie erst einmal ausgebrochen, raffte sie binnen kurzer Zeit Könige und Heerführer, Offiziere und Mannschaften gleichermaßen dahin. Daher zählte die Vorbeugung zu den wichtigsten Aufgaben der Feldscherer, unter anderem mussten sie die Anlage der »*Ab-Orte*« beaufsichtigen. An geeigneter Stelle wurden Gräben ausgehoben und nach einiger Zeit wieder zugeschüttet. Sie mussten den Männern ferner gefährliche Nahrungsmittel verbieten, was bei der stets schlechten Versorgungslage äußerst schwierig war.

Sorgsam, sauber und geschickt

In Wien erfolgte die Trennung der Gewerbe der Bader und Barbierer unter Kaiser Maximilian I. (1493–1519) im Jahre 1511, sie wurde 1521 von seinem Enkel Kaiser Ferdinand I. bestätigt. 1526 sind in Wien bereits beide Innungen, die der Bader und die der *Barbirer,* auch Balbierer genannt, bezeugt. Letztere waren in Wien eine Art Vorstufe zu den Badern, deren Gewerbe sie nur nach der dafür vorgeschriebenen Ausbildung und Meisterprüfung ausüben durften. So streng war man andernorts nicht: Im Einflussbereich der Kremser Baderzunft etwa war eine solche scharfe Trennung nicht vorgesehen. Hier wurde der zukünftige Meister bloß gefragt, *»ob er denn in der Wundarznei genuegsam erfahren sey«*.

Chirurgen (Wundärzte, Barbirer) werden in den Aufzeichnungen der medizinischen Fakultät von Beginn an als *akademische Bürger* erwähnt, denn sie konnten, mussten aber keineswegs, Vorlesungen frei besuchen und bei anatomischen Übungen ebenso wie die Apotheker gegen Entgelt zusehen, und sie wurden von den Ärzten zur praktischen Durchführung von Aderlass und anderen Eingriffen herangezogen und an der Universität als Incisores eingesetzt. Die Physici fühlten sich ja für den praktischen Einsatz von Messer und Knochensäge keinesfalls zuständig (Kirchhaim war eine Ausnahme). Aus dem Jahre 1444 wird berichtet, dass die Chirurgen Magister **Jakobus aus Iglau** und sein Assistent Cyriacus die Sektion *»sorgsam, sauber und geschickt«* durchgeführt hätten. Selbst wenn es zwischen Buchärzten, Chirurgen und Apothekern häufig Reibereien gab, traten sie gelegentlich trotzdem gemeinsam in der Öffentlichkeit auf: 1454 wurde das Fest zu Ehren ihrer aller Schutzheiligen Cosmas und Damian gemeinsam gefeiert. Natürlich hatten dabei die Buchärzte das Sagen.

Die Universität versuchte die Bader, Chirurgen und Apotheker immer mehr unter ihre Kontrolle zu bringen, schon um sich gegen deren mögliche Konkurrenz wirkungsvoll zu schützen. Ab 1537 wurde an der Universität Chirurgie als eigenes Fach gelehrt, jedoch rein theoretisch: Es wurde aus den Lehrbüchern von Emerich, Galen, Vesal, Mondino oder nach dem *Feldbuch der Wundarznei* gelesen und diskutiert. 1555 wurde eigens dafür eine weitere Lehrkanzel geschaffen. Auch eine Prüfung der Wundärzte (Chirurgen, Barbiere) und Bader durch die Fakultät wurde eingeführt, allerdings nur für den Bereich der Stadt Wien: Im Jahre 1556 wurden alle Wiener Wundärzte, 1558 alle Wiener Bader geprüft. Wer danach eine Badstube oder *Tonstrina* (Barbierstube) in Wien übernahm, wurde ebenfalls geprüft. Eine solche Tonstrina konnte man nur erben, kaufen oder erheiraten. In den späteren Gewerbeordnungen steht ausdrücklich vermerkt, dass die Prüfung an der Fakultät vor der Heirat mit einer Meisterswitwe zu geschehen habe. 1591 war nämlich Meister Simon Merckh mit seiner Meisterswitwe bereits verheiratet, als er bei der Fakultät durchfiel. Da eine Ehe damals noch unauflösbar war, wurde Meister Merckh dennoch approbiert. In der Ordnung der Wiener Barbiere von 1637 wurde die Zahl der Meisterbetriebe (Tonstrinae) mit elf festgesetzt.

Kommt herbei, herbey, herbey!

Spezialisierungen auf medizinische Fachgebiete waren im 15. Jahrhundert noch nicht üblich, die Augenärzte, deren Existenz durch den um 1420 in Wien verstorbenen **Kunrat Odenbelder** bewiesen ist, zählten zu den Wundärzten. Bei Zahnschmerzen suchte man den Bader auf oder einen der *Zahnbrecher*, die keinen guten Ruf hatten, sofern man sich nicht wie Johannes Cuspinian (siehe S. 107ff.) die Zähne lieber gleich selber zog.

Ab dem 16. Jahrhundert begannen sich manche Wundärzte auf bestimmte Tätigkeiten zu spezialisieren und erwarben eine gewisse empirische Fertigkeit in einzelnen Operationstechniken, es handelte sich aber noch nicht um eine Aufgliederung in theoretische Fachgebiete. Die Zahnbrecher (dentifrangulus, dentista) zogen von Jahrmarkt zu Jahrmarkt und befreiten die stöhnenden Menschen einen nach dem anderen publikumswirksam und unter Applaus von schmerzenden Zähnen. Dass sie daneben gleich ein paar Arzneitränke für gutes Geld loswurden, bedeutete einen kleinen Zusatzverdienst. Sie behandelten auch Geschwüre im Mundbereich und passten falsche Zähne an.

Starstecher (Okulisten) begaben sich auf die Suche nach Erblindenden, die sich zur Kur in ihre Hände geben wollten. Operateur und Patient saßen einander dabei gegenüber, ein Helfer packte von hinten dessen Kopf und drückte ihn fest gegen die eigene Brust. Der Starstecher stach mit der Starstichnadel seitlich der Regenbogenhaut in den Augapfel und schob die Nadel vor, bis deren Spitze hinter der Pupille sichtbar wurde.

Nun fasste er die Linse oben mit der Nadel und drückte sie hinunter auf den Grund des Glaskörpers, wo er sie noch eine Weile festhielt. Nach dem Eingriff wurde das Auge ruhig gestellt, indem ein Verband über beide Augen gelegt wurde.

Nach dessen Abnahme konnte der Patient nun für einige Zeit wieder sehen. Allerdings gab es oft Komplikationen, wenn das Auge vereiterte. Zu den Aufgaben der frühen »Augenärzte« zählte das Anpassen von Brillen, die schon lange erfunden waren. Der erste Mensch, den die Wiener mit Brille sahen, hieß Pietro Buonaparte, Gesandter aus Treviso am Wiener Hof bei den Hochzeitsfeierlichkeiten zwischen Herzogin Jutta von Österreich und Graf Ludwig von Oettingen im Jahre 1319.

Viele Wundärzte betätigten sich als *Bruch- und Steinschneider*, wofür ganz besondere Geschicklichkeit nötig war. Eine Steinschneideoperation wurde bereits geschildert. Bruchoperationen waren nicht weniger gefährlich: Leistenbrüche wurden aufgeschnitten, der Bruchsack entfernt und der Inhalt in den Bauchraum geschoben. Bei den wenigen, die nicht gleich oder an einer Infektion kurz danach starben, trat der Bruch bald wieder aus, da die Bruchpforte in der Leiste weiter bestand. Erst 1890 erfand Eduardo Bassini eine Methode zu deren Verschluss. Die Bader oder Wundärzte, die sich auf die Behandlung der Syphilitiker, welche von vielen Buchärzten aus moralischen Gründen abgelehnt wurde, spezialisiert hatten, wurden *Franzosenärzte* genannt. Die Behandlung erfolgte mit quecksilberhaltigen Salben und Tinkturen oder mit Guajakholz. Diese Spezialisierung galt übrigens oft als Qualifikation für eine sichere Spitalsstelle.

Der Kundenstock dieser frühen »Fachärzte« war an einem Ort nicht sehr groß, daher brauchten sie ein entsprechendes Gebiet, in dem sie umherziehen konnten. 1591 erhielten daher die Okulisten, Stein- und Bruchschneider **Leonhart Eberhart** und Sohn die kaiserliche Erlaubnis, ihre Kunst in ganz Österreich frei auszuüben. Wer aber eine gefälschte Urkunde der Universität verwendete und sich damit als Arzt ausgab, riskierte die Strafe für Fälscher: den Scheiterhaufen.

Auf dem Land galt übrigens die Wundarznei noch bis 1638 als freie

Kunst, in der es keine Ausbildungserfordernisse wie in Wien gab. Deshalb zog neben mehr oder weniger gut ausgebildeten Balbierern und Chirurgen, Badern und Scherern noch lange ein Heer von Empirikern (selbsternannte Heiler ohne handwerksmäßige Ausbildung) durch die Lande, um seine Dienste als Zahnbrecher, Starstecher und Steinschneider marktschreierisch anzupreisen (kwakken) und die merkwürdigsten Tinkturen und Salben (salver) zu verkaufen, die Quacksalber. Manche dieser geprüften oder ungeprüften Jahrmarktskünstler waren gar nicht so schlecht. Es sollte noch Jahrhunderte dauern, bis es genügend sesshafte Wundärzte und Chirurgen für die Landbevölkerung gab und man auf die »Fahrenden« verzichten konnte.

»... da fing erst der zanbrecher an:
Kommt herbei, herbey, herbey!
Ich habe ja gute atzeney,
für den faul und das zipperlein.«
(HANS SACHS, 1494–1576)

Würzler und Apotheker

Mit Drogen[19] und Spezereien (= Gewürze) handelten ursprünglich alle *Würzler*. Bei ihnen bekam man Pfeffer und Olivenöl ebenso wie Arzneimittel, sie bereiteten Salben und Heiltränke nach Familienrezepten oder nach ärztlichen Vorschriften zu. Die Rezepte der Buchärzte wurden im Laufe der Zeit immer anspruchsvoller, so dass nur mehr wenige Würzler imstande waren, den Anforderungen zu genügen: Sie waren die ersten Apotheker und trennten sich bald vom Kaufmannsstand. Noch lange verkauften sie neben Arzneimitteln weiterhin Spezereien. 1432 werden in Wien folgende Apothekerwaren genannt: Pfeffer, Safran, Ingwer, Gewürznelken, Zimtrinde, Muskat, Weihrauch, Kümmel, Zucker, Reis, Olivenöl, Feigen, Weinbeeren, Mandeln, Seife, Wachs, Gips und Konfekt, weiters Schwefel, Alaun, Kampfer, Kupfervitriol, Theriak, Mastix und Himmeltau, vieles davon wurde aus dem Orient über Venedig importiert.

Wann und wie bei uns der Übergang vom Würzler zum Apotheker erfolgte, ist nicht näher bekannt. Der erste Apotheker ist in Wien im Jahre 1320 nachweisbar. Da die Apotheken ihre Standorte im Bereich von Graben, Rossmarkt (Stock-im-Eisen-Platz), Stefansplatz und Rotenturmstraße hatten, bürgerte sich für dieses Grätzel die Bezeichnung *Apothekenviertel* ein.

Die Apotheker verkauften den Leuten Arzneien gern ohne ärztliches Rezept, was von der Medizinischen Fakultät als Kurpfuscherei angesehen wurde. Nach etlichen Streitigkeiten versuchte die Fakultät das abzustellen. 1404 arbeitete sie eine *Apothekerordnung* aus, die ihr die Apotheken unterstellt hätte. Der Stadtrat lehnte den Entwurf jedoch ab, denn er wollte seinen eigenen Einfluss auf die steuerkräftigen Apotheken behalten. Die Spannungen blieben bestehen. 1457 gründeten die Apotheker ihre *Innung*, um Missständen entgegenzuwirken. 1465 erfolgte ein neuerlicher Versuch der Fakultät, die Apotheker unter ihre Aufsicht zu stellen, aber wieder vergeblich. Erst im Jahre 1517 gelang das Vorhaben, und zwar gegen den Willen des Stadtrats. Kaiser Ferdinand I. erließ dann 1564 die erste, sechsundzwanzig Punkte umfassende Apothekerordnung für Wien, auf der alle weiteren fußten.

Fünf Apotheker legten 1569 freiwillig einen Kunsteid bei der Fakultät ab, weshalb der Stadtrat vier von ihnen gleich ins Gefängnis werfen ließ, er musste sie aber auf Befehl des kaiserlichen Statthalters sofort wieder entlassen. 1574 legten drei weitere Apotheker den Kunsteid ab, womit fast alle die Fakultät als Aufsichtsorgan anerkannt hatten. Die Apotheker blieben jedoch entgegen den Wünschen der Fakultät weiterhin der bürgerlichen Rechtssprechung der Stadt unterworfen. Die Lehrzeit betrug fünf Jahre, sie konnte für Apothekersöhne, die einige Zeit Medizin studiert hatten, verkürzt werden. Obwohl die Materia Medica zu den ältesten Lehrfächern gehört, ist die Pharmazie eine relativ junge Wissenschaft, erst im 19. Jahrhundert wurde den Apothekern ein eigenes akademisches Studium vorgeschrieben.

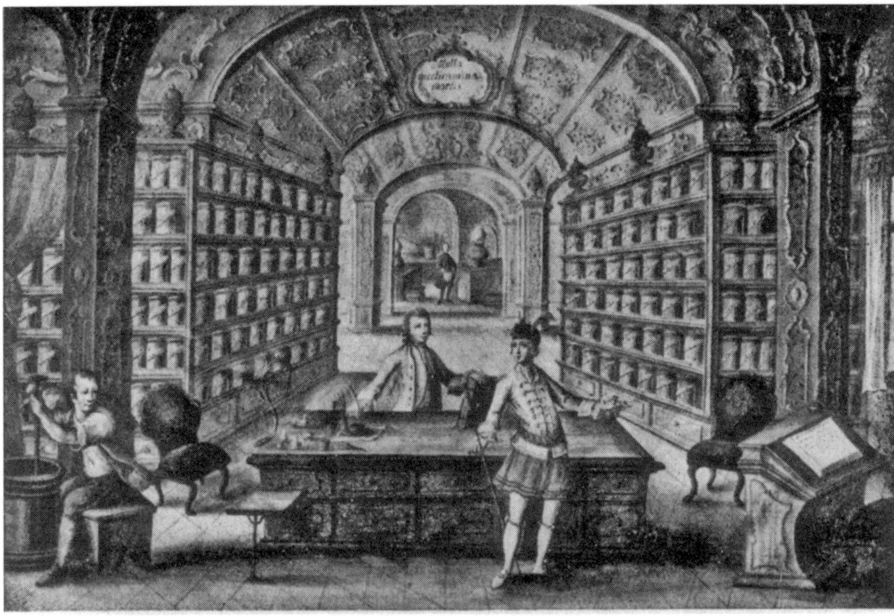

Die Hofapotheke.

In Wien gab es mehrere Apotheken: eine am Stefansplatz, *Zum goldenen Greif*, deren Besitzer um 1400 der Apotheker und Wundarzt **Lukas von Venedig** (gest. 1415) war, und vier am Graben, *Zum schwarzen Bären* (erstmals 1425 erwähnt), *Zum schwarzen Mohren* (1427, Ad hominem nigrum), ferner *Zum goldenen Hirschen*, deren Besitzer 1435 bis 1458 **Vinzenz Hackenberger** war, und *Zur goldenen Krone*, die um 1440 einem gewissen Michael Entl gehörte. Später entstanden die Apotheke *Zum Heiligen Geist* im Bürgerspital (1552), die *Hofapotheke* (1564), die Apotheken *Zum weißen Storch* in der Tuchlauben (1568), *Zum roten Krebs* am Hohen Markt (1578), *Zum Engel* in der Bognergasse (1587) und schließlich als elfte Apotheke *Zum Salvator* in der Kärntner Straße (1694)[20], bei dieser Zahl blieb es bis 1782.

Die Apotheker waren miteinander und mit den Ärzten und Wundärzten versippt und verschwägert, arm waren sie jedenfalls nicht: Hackenbergers Haus am Graben war so groß und elegant, dass König Ladislaus Postumus (1440–1457) und Kaiser Friedrichs III. Gemahlin Eleonore von Portugal (1436–1467) ihre Feste lieber bei ihm als in der ungemütlichen Hofburg feierten. Viele Ärzte und Apotheker waren oft bei ihm zu Gast, 1454 fand dort ein Symposium statt.

Innsbruck erhielt das Privileg zur Errichtung einer ersten Apotheke im Jahre 1326, seit dem 16. Jahrhundert befindet sich diese im Besitz der Familie Winkler. Seit 2003 kann dort ein kleines Apothekenmuseum besichtigt werden (Herzog Friedrichstraße 25), in dem unter anderem zwei Gehänge mit verschiedensten Naturalien, die einst in der *Apothekenoffizin* hingen, zu sehen sind. Als Amtssprengel wurde den beiden Apotheken von Bozen und Innsbruck das ganze Inntal zugewiesen, sie erhielten Steuerfreiheit und durften gewisse Waren zollfrei einführen. Die *Materialkammer* der ehemaligen Innsbrucker Hofapotheke befindet sich übrigens im Pharmaziehistorischen Museum in Basel.

In **Graz** wird zwar 1330 bereits ein Apotheker erwähnt, die erste Apotheke wurde aber erst 1535 am Hauptplatz gegründet. Weitere Apotheken folgten in der Sporgasse (die heutige Hirschen-Apotheke) und in der Sackstraße (die heutige Landschaftsapotheke). Die erste Spitalsapotheke wurde von den *Barmherzigen Brüdern* kurz nach der Spitalsgründung im Jahre 1615 in der Murvorstadt eröffnet.

Aus der Stadt **Salzburg** liegt die früheste Nachricht über einen Apotheker aus dem Jahre 1364 vor. Die älteste der heute noch bestehenden Apotheken ist die *Alte fürsterzbischöfliche Hofapotheke* am Marktplatz: Im Jahr 1591 erwarb Heinrich Merode (Merody) von der Witwe Braun dafür das gegenüber der Residenz gelegene Haus. Krankheitshalber übergab er die Apotheke schon vier Jahre später einem gewissen **Onophrius Mony**, einem weit gereisten Mann und Günstling des Erzbischofs Wolf Dietrich von Raitenau (1559–1617). Zu seiner Hochzeit erhielt er von diesem ein Geschenk von zehn Gulden und wenig später das Recht zur Herstellung von Branntwein – die Befugnis des *Wasserbrennens* – für seine Apotheke. Als der Erzbischof in Werfen gefangen war, hielt er ihm die Treue, folgte ihm dorthin nach und kritisierte dessen Gegner, wofür er ebenfalls ins Gefängnis geworfen wurde. Die zweitälteste Apotheke, die *Landschafts- und Stadtapotheke* (heute *Zum Goldenen Biber*, Getreidegasse 4) ist erstmals 1608 dokumentiert.

Im Stift Nonnberg waren Apothekerinnen tätig. 1641 kam die Tochter des Salzburger Apothekers Christoph Thill in die Klosterapotheke. Die Arzneien wurden nicht nur innerhalb des Klosters verwendet, sondern auch an das »gemeine Volk« abgegeben. Eine weitere Klosterpharmazeutin und Wundärztin war **Constantia Reischnigg**, die es zu einiger Berühmtheit brachte. Die Nonnen wurden intern und außer Haus, im St. Johanns-Spital und in der Landschafts- und Stadtapotheke, ausgebildet, wie zum Beispiel Franziska Josepha Eckhl, die Tochter des Salzburger *Hof- und Landschaftsarztes*. Auch in anderen Frauenklöstern gab es Apothekerinnen.

Apotheke und Arzneimittel

Eine Apotheke bestand aus der *Offizin*, dem Raum für die Herstellung und Abgabe der Arzneien, mit einem Rezepturtisch in der Mitte, auf dem sich die Apothekerwaage und andere Geräte befanden. An den Wänden standen Arzneischränke, unten mit Schubladen, oben mit offenen Regalen für Gläser, Flaschen und Tiegel aus Keramik, Holz und Zinn versehen. Ein mit einem Herd ausgestatteter Nebenraum diente als Laboratorium, Destillierapparate, Mörser, Pressen, Siebe, Schneidbretter, Flaschen waren reichlich vorhanden. Außerdem gab es noch Vorratsräume, einen Kräuterboden und den Arzneikeller.

Die Preise der Arzneien wurden amtlich verlautbart, solche *Wiener Taxen* haben sich aus den Jahren 1443, 1452, 1457 und 1459 erhalten. 1688 wurden die Preise dann durch eine kaiserliche Taxordnung festgelegt, die einige Male überprüft und revidiert werden musste.

Was die Herstellung der Medikamente anbelangt, herrschte ursprünglich völlige Freiheit, später folgte man mehr oder weniger den Regeln des von der Fakultät 1570 vorgelegten, aber niemals approbierten *Dispensierbuches*. Erst 1618 erhielten die Apotheker einen *Catalogus medi-*

camentorum (er entsprach dem Augsburger Dispensierbuch von 1564), der bis 1729 in Kraft blieb. Die Apotheker mussten der Fakultät dessen genaue Befolgung geloben. Die Universität überwachte die Einhaltung sämtlicher Eide und Gelöbnisse.

Die Säftelehre der Antike behielt über das Mittelalter hinaus ihre Gültigkeit. Das Ungleichgewicht der Säfte sollte durch Arzneien wieder ausgeglichen werden. Daher standen Eigenschaften wie *»warm und trocken«* oder »kalt und feucht« bei den **Simplicia** im Vordergrund. Diese Grundsubstanzen wurden gemäß der »drei Reiche der Natur« eingeteilt in: *Animalia* (aus dem Tierreich), *Vegetabilia* (aus dem Pflanzenreich), und *Mineralia* (aus der unbeseelten Natur), wie sich dies bereits bei Dioskurides[21] findet. Ihre Anwendung beruhte auf einer Mischung aus realen Erfahrungswerten, historischer Überlieferung, religiösen Interpretationen und mythischen Vorstellungen. Vom Thymian etwa heißt es in alten Kräuterbüchern völlig korrekt, *»Er treibt die Schleime aus dem Körper und stärkt Brust und Lungen … macht auch guten Atem und beseitigt das Keuchen.«* Noch heute wird Thymiankraut bei Atemwegserkrankungen eingesetzt, da es krampf- und schleimlösend wirkt. Ebenso korrekt hieß es vom Fenchel, er *»entfernt auch die Winde im Leib«* und von der Minze *»Wem der Mund übel riecht …, der wasche den Mund mit Essig, der mit Minze gekocht seii«*.

Die **Signaturenlehre** besagt, Gott habe den Menschen durch die äußere Gestalt der Dinge Hinweise auf deren Heilkraft gegeben. Einige Beispiele: Pflanzen mit roter Blütenfarbe waren gut fürs Blut, herzförmige Blätter halfen bei Herzleiden, nierenförmige Bohnen bei Nierenleiden. Die Distel sollte gegen stechende Schmerzen und der gelbe Saft des Schöllkrauts gegen Gelbsucht helfen. Sowohl die Krankheit als auch das Heilmittel sind von ähnlichem Aussehen (Symptom), durch das *sympathische* Behandeln erzielte Paracelsus seine größten Erfolge. Zu den **Vegetabilia** gehörten Hölzer, Schwämme, Misteln, Früchte, Gewürze, Säfte, Gummi, Beeren, Samen, Körner, Wurzeln, Blätter. Viele dieser pflanzlichen Mittel machen durchaus Sinn und werden noch heute in der *Traditionellen Europäischen Medizin* (TEM) eingesetzt, manche werden – entsprechend verarbeitet und standardisiert – als moderne Heilmittel in der Schulmedizin verwendet, andere hingegen wirken befremdlich, bisweilen sogar Ekel erregend oder zumindest skurril:

Animalia wie pulverisierte Hasengelenke halfen angeblich gegen Gehbehinderungen, Igelstacheln dienten als Mittel gegen Haarausfall. Zu den Drogen aus dem Tierreich zählten ferner getrocknete Bienen, Kröten, Spanische Fliegen, Kellerasseln, Schlangen, Krokodile, Hörner, Klauen, Hoden, Spinnweben, Moschus, Wolle, Urin, Kot und dergleichen Appetitliches mehr, wie Menschenfett und Mumia (siehe nächstes Kapitel). Diese tierischen Substanzen verschwanden erst gegen Ende des 19. Jahrhunderts fast alle aus den Arzneimittelbüchern, nur einige wenige haben sich noch länger in der Volksmedizin erhalten. Manchen Tierarten stellte man bis zur Ausrottung nach, dazu gehören Gemse und Steinbock. Sein Horn galt als billiger Ersatz für das teure Rhinozeroshorn, das angeblich schwachen Männern zu mehr Potenz verhalf. Bei den in diesem Sternzeichen Geborenen stärke es Knochen, Gelenke und Haut, so hieß es. Ansonsten helfe es jedem gegen Gelenksentzündungen, Ischias, Fieber, Gifte, Koliken und Frauenbeschwerden. Und das sogar, wenn man es gar nicht einnahm, sondern nur aus Gefäßen aus Steinbockhorn trank oder Messer mit Horngriffen verwendete.

Die **Mineralia** sind Drogen aus der »unbeseelten« Natur, also heilkräftige Erden aller Art, Salze, gemeine, kostbare und edle Steine, Metalle, Mineralien (darunter Schwefel und Arsen), aber auch steinähnliche tierische Produkte wie Ambra, Korallen und Perlen. Zur Blutstillung diente der Blutstein, der Hämatit, der wiederum durch gleiche Farbe Gleiches heilt. Jeder andere rote Stein tut denselben Dienst. Blutstillend wirkt die *Terra sigillata*[22], die Siegelerde, die in den meisten privaten Arzneibüchlein empfohlen wird. Wertvolle Steine waren eher etwas für Wohlhabende als für das Volk. Korallen haben bis heute in der Volksmedizin einen wichtigen Platz als Stärkungsmittel und Abwehrzauber. Schon Paracelsus lobte sie als Schutzmittel gegen Zauberei. Sie entfal-

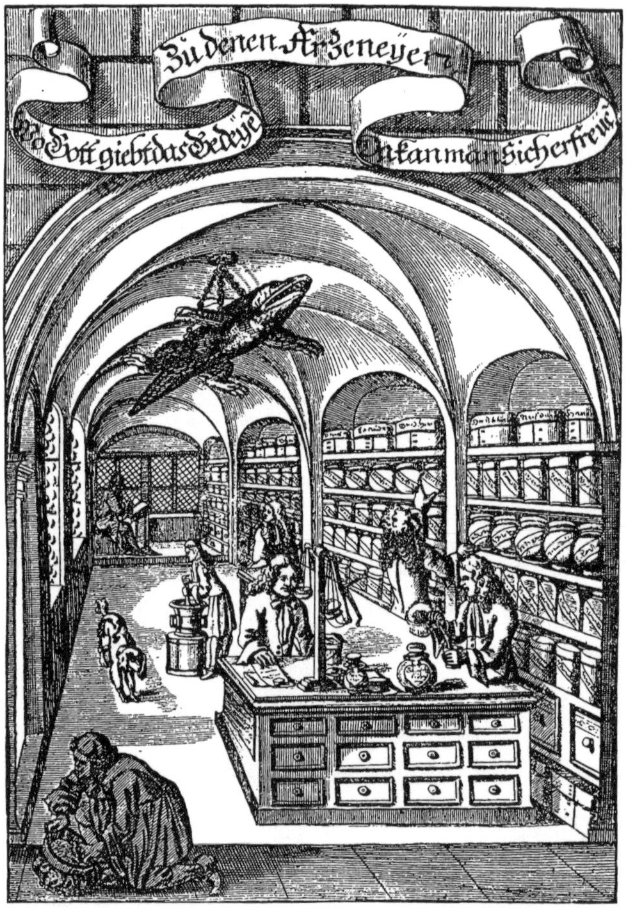

Eine Apotheke um 1700.

ten ihre Wirkung beim bloßen Tragen oder sie werden pulverisiert eingenommen, und zwar bis zum heutigen Tag (Wundermittel Korallen-Kalzium).

Die Ärzte bezogen all diese Drogen entweder einzeln von den Apothekern und mischten sie selbst zu **Composita**, oder sie ließen sie gleich von den Apothekern verarbeiten. Der Patient bekam das fertige Heilmittel, seine oft widerlichen Einzelteile sah er nicht. Erfuhr er davon, so glaubte er höchstens an ihre besondere Wirkung. Das berühmteste Compositum war jahrhundertelang der **Theriak**.

Theriak, Mumia und Menschenfett

Die seit Neros Zeiten bekannte Mixtur Theriak galt fast zweitausend Jahre lang als wichtigstes Heilmittel, ja als Wundermittel gegen so ziemlich jedes Ach und Weh. Meist enthielt der Theriak *Opium,* weshalb es den Patienten nach der Einnahme gleich besser ging. Die übrigen bis zu dreihundert Inhaltsstoffe konnten variieren: Je nach Leiden, Tradition und Rezept wurden verschiedene Vegetabilia und Animalia wie Entenblut, Vipernfleisch und *Mumia* (siehe unten) verwendet. Der beste Theriak kam aus Venedig und war sehr teuer, denn er wurde unter strenger behördlicher Aufsicht hergestellt. Daher mixten Quacksalber gern verschiedene Tränklein und drehten sie der gläubigen Bevölkerung als »echten« Theriak an. Ohne Opium und Animalia wird das Wundermittel Theriak heute unter dem Namen *Schwedenbitter* verkauft.

Die Wiener Apotheker bekamen das Recht zur Herstellung von Theriak, was jeweils einer von ihnen in seinem Haus übernahm, und zwar unter der gestrengen (und kostspieligen) Aufsicht der Fakultät. Die von den Doktoren begutachteten Simplicia wurden vor ihren Augen gemischt, worauf der Dekan die Büchse eigenhändig versiegelte. Allmonatlich kam dann eine Ärztekommission, um das Siegel zu lösen und die Masse umzurühren, damit die Fermentation gefördert wurde. Dann wurde auf Kosten des Apothekers geschmaust und getrunken, und das nicht zu knapp. Nach einem Jahr wurde der Theriak zum Verkauf freigegeben. Im 16. Jahrhundert war er nur für die Armenpraxis zugelassen, er setzte sich gegenüber dem italienischen bald allgemein durch. Ein wichtiger Bestandteil war Vipernfleisch, das man bis 1582 teuer aus Venedig bezog, dann aber durch heimisches ersetzte.

Die Zusammensetzung des Theriak variierte also stark, hier folgt das Rezept eines Haustheriaks zur Herzstärkung und gegen Magenbeschwerden. Er wurde gemischt aus:

- *je 140 g Enzianwurzel, Alantwurzel, Lorbeeren, schöne schwarze reife Wacholderbeeren (Cronawetbeer);*
- *je 70 g Angelikawurzel, Meisterwurzel (Imperiatoria ostrutium);*

- *je 35 g Diptamwurzel, Bibernellwurzel, Schwalbenwurzel (Ascelpias vinecetoxicum), Baldrianwurzel, Teufelsabbisswurzel (Succisa pratensis), Anhackenwurzel (Carlina Acaulis), Natterwurzel (Polygonum bistorta), Zitwerwurzel;*
- *je eine Handvoll Cardobenidictkraut, Weinrauten, Skabiosen, Ehrenpreis, Tausendguldenkraut, Betonienblätter;*
- *je 8,75 g Ingwer, langen Pfeffer, Orangenschalen, Zitronenschalen, Bibergeil (Biberhoden), Mumia Alapastica, Kampfer (Harz des Kampferbaumes), Safran, Styrax/Liquidam, Wacholderöl, Terpentinöl;*
- *3 dl Weißwein;*
- *2800 g Honig*[23].

Die im Rezept angeführte **Mumia** half angeblich gegen Kopfschmerzen, Lähmungen, Schwindel, Ohr- und Leibschmerzen sowie gegen Blutungen. Oder gegen Gift und Pest. Es handelte sich dabei um menschliches Gewebe. Die ursprüngliche *mumia* gehörte allerdings zu den *mineralia* und war nichts anderes als Asphalt. Da dieser in Ägypten zur Leichenkonservierung verwendet wurde, hielt man ihn für eine aus den Leichen ausgelaufene Flüssigkeit und übertrug den Namen auf diese Toten, die »*Mumien*«, selbst, die man schiffsweise nach Europa brachte, um sie zu zermahlen und zu schlucken. Ein historisches Missverständnis also!

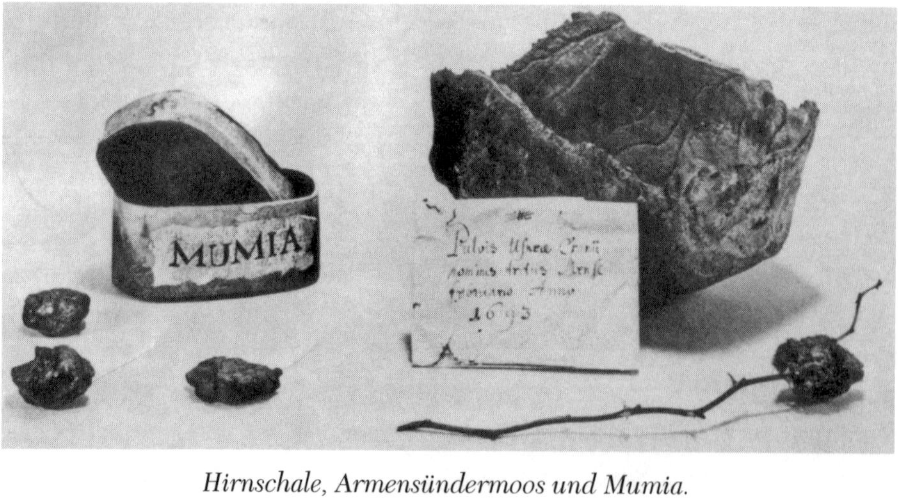

Hirnschale, Armensündermoos und Mumia.

Andrea Mattioli (siehe S. 103f.), der Kommentator des Dioskurides, machte einen einfachen Vorschlag zur Herstellung von Mumia im eigenen Land, da die echte ägyptische so schwer zu bekommen war: Man solle die Leichen der in den Spitälern Verstorbenen mit Aloe, Myrrhe und Crocus behandeln und nach einiger Zeit verwerten. Sei keine *Hospitalmumie* zur Hand, könne man zerstampfte Menschenschädel verwenden. Ob Mattioli dieses Mittel dem Erzherzog von Tirol eingegeben hat?

Paracelsus (siehe S. 111ff.) kannte vier Arten von *Mumia*, die beste sei die *Luftmumie: »Das ist der Leib, der an dem Lufft oder im Lufft zu einem Mumia ist worden: Der Mensch der erhenckt, gespisst oder geradbrecht ist worden: Denn er stirbt am Lufft und im Lufft ist sein Grab und Verwesung.«*[24] Dieser Empfehlung fügte der Fürstlich-Hessische Leibarzt Johann Hartmann noch hinzu, dass der Hingerichtete am besten ein rothaariger junger Mann sein solle, denn die Rotköpfe seien *»mercurialischer Komplexion«*. Der Arzt Johann Schröder (1600–1664) und der Leibarzt des Kurfürsten von Bayern, Johann Joachim Becher (1635–1682) gaben exakte und ausgeklügelte Anweisungen zur Herstellung dieses grausigen Mittels[25].

Verschiedentlich kursierten Schauergeschichten, Apotheker (vor allem die Barmherzigen Brüder) würden rothaarige Burschen anlocken, töten und zu Mumia verarbeiten. Andere »Gelehrte« warnten wieder besonders vor den Rothaarigen und ihrem schädlichen Temperament. Der »Rohstoff« wurde häufig auf Schlachtfeldern gesammelt (siehe S. 151f.) oder stammte von toten Schiffsbrüchigen. Der Gebrauch von Mumia war vom 16. bis zum 18. Jahrhundert weit verbreitet, es gab nur wenige ernstzunehmende Stimmen dagegen. In der Volksmedizin ersetzte man sie durch das billigere Menschenschmalz (Axungia humana, *Armensünderfett*, das man beim Henker kaufte) und zerriebene Menschenknochen. Im 17. Jahrhundert hielten Apotheken 24 Teile des menschlichen Körpers als Heilmittel vorrätig. Die *Mumia vera aegyptiaca* war in den österreichischen Apotheken noch 1843 vorrätig. Allmählich wurde deren Verwendung immer seltener und hörte zu

Beginn des 20. Jahrhunderts schließlich ganz auf. Das Pharmaunternehmen Merck in Darmstadt bot das Produkt noch lange in seinen Preislisten an.

Die Hebammen

Die Geburtshilfe war im Mittelalter reine Frauensache. Die Gebärende konnte auf die Hilfe der erfahrenen Frauen ihrer Familie und Nachbarschaft zählen. Wohnte sie in einer Stadt, so konnte sie besonders geübte, ehrbare Frauen zuziehen. Diese gaben ihr Wissen weiter, und so entstand im 14. Jahrhundert der Hebammenberuf. Bei ihrer Anstellung wurden die Hebammen von der Stadt vereidigt, sie durften diese nicht ohne Erlaubnis verlassen und hatten Beistandspflicht, wie 1536 dokumentiert ist. Im Jahre 1530 wurde eine gewisse Barbara de Ispruck über eigenes Ansuchen von der Medizinischen Fakultät geprüft. Den Hebammen war sogar die Behandlung der *»kindbetterinnen und kindern mit gewohnlichen Arzneien«* erlaubt, was sonst nur den Buchärzten vorbehalten war.

Als Albrechts V. Sohn Ladislaus Postumus 1440 in Komorn geboren wurde, war kein einziger Mann dabei, obwohl die Gebärende eine Königin (Elisabeth von Luxemburg) und das erwartete Kind von größter politischer Bedeutung war. Doch waren etliche erfahrene Frauen anwesend. Die Hofdame **Helene Kottannerin** berichtet darüber: *»Ich hob die Hülle auf und wollte sie* (Anm.: die Königin) *nackt sehen. Da sah ich etliche Zeichen. Daran erkannte ich, daß die Niederkunft nicht mehr weit war. Die Frauen von Ofen* (Anm.: die wegen der bevorstehenden Niederkunft als Helferinnen angereist waren) *waren auf dem Markt, aber wir hatten dennoch eine Hebamme bei uns, die hieß Margret, die hat Graf Hans von Schaunberg meiner Frau Gnaden geschickt. Sie sollte gar gut sein, und so war es ... Da stand ihre Gnaden auf, ging herum und begann mit ihrer schweren Arbeit. Da sandte ich nach der ungarischen Hofmeisterin..., die kam zu Hilfe, und auch eine*

Jungfrau, die Fronacherin, die ließ ich bei meiner Frauen Gnaden und ging gleich zu der Hebamme, die der von Schaunberg gesandt hatte … ich lief wieder zu meiner gnädigen Frau, um ihr zu helfen, denn die beiden, die bei ihr waren, die kannten sich mit solchen Sachen nicht aus. … als diese (Anm.: die Hebamme) *zu meiner gnädigen Frau kam, dauerte es nicht eine halbe Stunde, daß uns Gott der Allmächtige einen Jungen König schenkte, in derselben Stunde, als die heilige Krone von der Plintenburg nach Komorn gekommen war, in derselben Stunde wurde König Laszla geboren. Die Hebamme war kundig und sagte: Gnädige Frau, wollt Ihr mir gewähren, um was ich Euch bitte, so will ich Euch sagen, was ich in meiner Hand halte. Da sprach die edle Königin: Ja, liebe Mutter. Da sagte die Amme: Ich habe einen jungen König in meinen Händen.«*[26].

Der Kaiserschnitt des Doktor Cornax

Männliche Chirurgen oder gar Buchärzte wurden damals nur bei Komplikationen zugezogen. Das Haus in der Weihburggasse, das Nikolaus von Hebersdorf der Fakultät vermachte, wurde bereits erwähnt. Am 18. Juli 1525 wurde es in der großen »*Prunst verprunnen und verdorben*«. Der Mediziner Johann Enzianer kaufte die Brandruine für 150 Pfund und ließ das Haus neu errichten. 1546 erhielt es seine Tochter Radgund als Mitgift. Sie wurde die Frau des Arztes **Matthias Cornax**, der höchst Sonderbares überliefert: *»Ein seltzam warhaftig geschicht, von einer Mitbürgerin zu wienn, welche bey vier jaren ein todt Kind im leib tragen, das nachmals 1549. jar den 10. Novembris von ir durch den leib geschnitten worden.«* Durchgeführt wurde die Operation natürlich nicht eigenhändig vom vornehmen kaiserlichen Leibarzt und Professor Cornax, sondern unter seiner Anleitung vom Stadtchirurgen **Paul Dirlewang**. Die Patientin, Margarete Wolczer, war nach ihrer Aussage 1545 schwanger geworden, gebar aber vier Jahre lang nicht. Dann öffnete sich eine Fistel unter ihrem Nabel, in der man einen »Kindsteil« sah und aus der übel riechender Eiter austrat. Die Operation gelang, die Patientin überlebte den Eingriff. Von einem echten »Kaiserschnitt« kann hier natürlich nicht die Rede sein, eine medizinische Leistung war es immerhin. Verdientermaßen wurde Cornax 1564 im Stefansdom beigesetzt, sein Grabstein befindet sich heute im Wien Museum.

Bei dem Fall handelte es sich um ein *fetiformes Teratom* (Dermoidzyste). *Teratome* gehören zu den *Keimzelltumoren* und bestehen aus reifen Geweben aller drei Keimblätter, die manchmal organoid angeordnet sind. Trotz fehlender Befruchtung beginnen sie sich chaotisch zu teilen und bilden Stammzellen, die denen eines *Embryos* nicht unähnlich sind. Aus diesen Stammzellen bildet sich Gewebe, das für die betroffene Körperstelle völlig untypisch ist (Haare, Zähne, Haut, in Ansätzen sogar Leber-, Nieren- oder Herzmuskelzellen) und einem missgebildeten Fötus gleichen kann. Aus diesem Grund trägt die Krankheit ihren Namen, der sich vom griechischen Wort *teratos* (= Monster) ableitet. Häufig findet sie sich bei Frauen im gebärfähigen Alter, die Zyste kann einen Durchmesser von bis zu 25 Zentimetern erreichen.

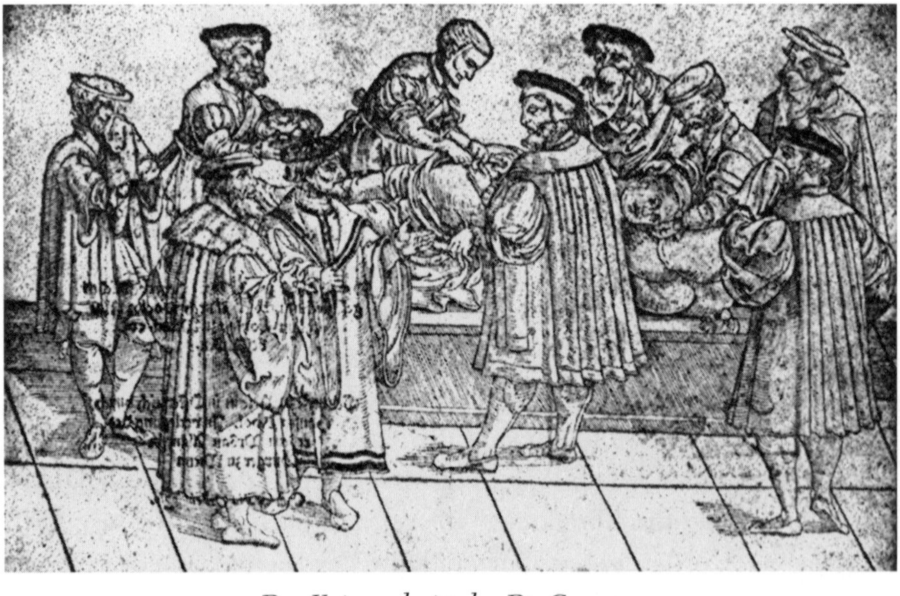

Der Kaiserschnitt des Dr. Cornax.

Echte Kaiserschnitte an lebenden Frauen endeten im Mittelalter mit deren Tod, einerseits wegen der Wundinfektion und andererseits, weil sich die Ärzte auf die Kontraktionskraft der Gebärmutter verließen und sie daher nicht zunähten[27]. An toten Frauen wurde er häufiger praktiziert. Dass Julius Cäsar durch einen solchen Eingriff zur Welt gekommen sei, ist ein durch den Schriftsteller Plinius den Älteren überliefertes Gerücht, seine Mutter überlebte die Geburt um viele Jahre. Ein Gott oder Halbgott kam ganz einfach nicht *»inter faeces et urinam«* (zwischen den Ausscheidungsorganen) beschmutzt zur Welt, das schickte sich nicht! Und schon der Heilgott Äskulap hatte durch die reinliche Art der Schnittgeburt seine Göttlichkeit bewiesen. Die Reihe lässt sich mit Dionysos, Rustem und Buddha fortsetzen. Im Christentum war mit dem Kaiserschnitt übrigens immer die Tauffrage verbunden, die gleichzeitig eine Rechtsfrage war. Doch zurück zu den Hebammen.

Die geschworenen Frauen und die Universität

Elisabeth Haidin war froh, dass die Entbindung der reichen Goldschmiedin Margret trotz großer Schwierigkeiten ein gutes Ende gefunden hatte. Nun war sie auf dem Weg nach Hause, um sich etwas auszuruhen und für die bevorstehenden Festlichkeiten umzukleiden. Ihre Schülerin Maria Kraipflin war inzwischen bei der Wöchnerin geblieben. So ging Elisabeth nun mit ihrem wertvollen Instrumentenkorb, in den sie die Goldstücke der dankbaren Wöchnerin gesteckt hatte, müde über den Graben, als sie sich plötzlich zwei ihrer Kolleginnen gegenübersah, die ihr die gute Kundschaft neideten. »Du alte Vettel, fast hast du die Margret umgebracht!«, schrien die beiden und eine Menge von Weibern, die ihnen gefolgt waren, johlten: »Nichtskönnerin, eine alte Hexe bist du!« Elisabeth erbleichte: Der Vorwurf der Hexerei wog schwer im Jahre 1643. Sie sprach kein Wort, auch dann nicht, als ihr der Korb entrissen wurde. Höhnisch lachend liefen die Weiber mit ihrer Beute davon, als sich ein paar Gardisten näherten. Elisabeth sank weinend zusammen. »Nein«, schluchzte sie, »ihr Weiber sollt nicht ungestraft davonkommen! Ich bin eine geschworene Hebamme, ich habe das Ohr des Rates!« Dessen Ohr hatten die Missetäterinnen aber ebenfalls, und so erklärte sich der Stadtrichter für unzuständig: »Das Können einer Hebamme«, sagte er, »kann nur die medizinische Fakultät beurteilen!«

Inzwischen waren die »geschworenen« Frauen in zwei Parteien gespalten, gegen und für Elisabeth. Ihre Anhängerinnen bezeugten Elisabeths langjährige Ausbildung, ihr Wissen und ihre zwanzigjährige Erfahrung. Sie bat auf Grund dieser Empfehlung die Fakultät, ihr Können zu prüfen, da sie *»wegen des ihr bei niederen und hohen Ständen geschenkten Vertrauens von anderen Kunstgenossinnen angefeindet«* würde.

Da es aus dem Jahre 1530 bereits einen Präzedenzfall gab, trat am 19. Jänner 1644 eine strenge Prüfungskommission zusammen, bestehend aus den Doktoren Conrad Collmann, Johann Caspar Krafft, **Johann Willhelm Mannagetta** (siehe S. 131) und Petrus Magiri. Elisabeth bestand das Examen glänzend, sogar mehr als glänzend: Denn sie war nicht nur in der Praxis erfahren, sondern hatte das 1626 bereits in deutscher Sprache erschienene Hebammenbuch der berühmten Marie-Louise Bourgeois (1563–1636) ebenso studiert wie mit ziemlicher Mühe das 1596 in Venedig in italienischer Sprache erschienene Werk *La comare o Ricoglitrice di Scipione Mercuri cittadino romano*. Ihre Belesenheit imponierte den gelehrten Doktoren, und hochachtungsvoll stellten sie ihr das gewünschte Dokument über ihr Wissen aus.

Als der Stadtrichter das Zeugnis sah, entschied er den Fall rasch zu Elisabeths Gunsten: Ihre Gegnerinnen wurden verwarnt und zur Herausgabe der gestohlenen Sachen gezwungen. Eine härtere Strafe wollte er nicht verhängen, da die Stadt auf die Dienste aller Hebammen angewiesen war. Der Stadtrat rief sie aber nun alle ins Rathaus und befahl ihnen, sich ebenfalls einer solchen Prüfung zu unterziehen und ihren katholischen Glauben nachzuweisen, was auch für alle zukünftigen Wehmütter gelten sollte. Noch im selben Jahr ließen sich sechs Frauen prüfen, jede hatte dafür neun Gulden zu bezahlen.

1645 ließ Elisabeth Haidin ihre Schülerin, die katholische und des Schreibens kundige Maria Kraipflin, in die Fakultätsakten eintragen. Der Streit mit den missgünstigen Kolleginnen ging allerdings weiter: Einige beschwerten sich heftig über sie bei der Fakultät, sie entfremde ihnen Patientinnen und beschimpfe sie. Die Frauen wurden abgewiesen, man drohte ihnen mit Richter und Karzer. Elisabeth hatte zum Glück die Doktoren fest auf ihrer Seite! Die Fakultät war nun endgültig zur zuständigen Instanz in Sachen *Hebambschafft* geworden.

Die geprüften Hebammen wurden als Mitglieder der *Civitas academica* betrachtet, die allerdings wie die Wundärzte (Chirurgen) im Rang unter den Ärzten standen. Sie unterstanden der universitären Gerichtsbarkeit in berufsrechtlicher Hinsicht, die Universität nahm ihre Rechte gegenüber den ungeprüften Hebammen und gegenüber der Stadt wahr und forderte die universitären Privilegien für sie, übte aber eine strenge Kontrolle über ihren Lebenswandel aus und prüfte etwaige Beschwerden ihrer Patientinnen genau.

Die Scharlatane

Quacksalber, Empirici und Truffatores

Die selbsternannten Heilkundigen waren der »Gott-sei-bei-uns« der studierten Ärzte schlechthin. Zeitweise galten die Energien der Fakultätsmitglieder weit mehr dem Kampf gegen unbefugte Konkurrenten als der Medizin selbst. Unter den Begriff der Empirici fielen recht unterschiedliche Leute: Badergesellen, Baderswitwen und Töchter, Juden und Geistliche. Sie verfügten häufig über ganz gute medizinische Kenntnisse, oft handelte es sich um Studienabbrecher, die ihre praktischen Erfahrungen bei Kräuterweibern, Hebammen, Badern und Barbieren durch genaues Zusehen und Mitarbeit gesammelt oder um Männer und Frauen, die sich ihr einseitiges Wissen selbst beigebracht hatten. Die Befugnis zur Krankenbehandlung hatten sie alle nicht, sie waren weder durch die Fakultät geprüft noch hatten sie ein medizinisches Handwerk erlernt. Auf dem Land spielte das bis 1683 keine Rolle, weil keine Ausbildung vorgeschrieben war. In Wien war das anders, wie bereits erwähnt.

Die Physici fühlten sich durch die *empirici* und *truffatores* (= Betrüger, Gaukler, Schwindler) um ihre Einnahmen betrogen und sahen das Ansehen des ärztlichen Berufsstandes in Gefahr, daher gingen sie scharf gegen sie vor. 1403 setzten sie durch, dass der Jude Guntznhauser sich eidlich verpflichten musste, nie mehr medizinisch tätig zu werden. Ein viel schlimmeres Schicksal erlitt der Quacksalber **Johannes Delphinus** im Jahre 1409: Er wurde wegen unbefugter Ausübung der Heilkunst vom Offizial des Passauer Bischofs, zu dessen Diözese Wien gehörte, und vom

Schottenabt vorgeladen und exkommuniziert, floh danach nach Mähren und wurde schließlich in Meseritsch verbrannt. Der Fall kostete die Universität 50 Groschen, wovon ihr der brave Doktor Johannes Schroff aus Eigenmitteln acht vorschoss. Der Offizial unterstützte die Wiener Ärzte weiterhin und ließ 1412 wieder einmal in St. Stefan, bei den Minoriten und in St. Michael verkünden, dass weder Mann noch Frau noch Jude Medizinen verabreichen und als Arzt tätig sein dürfe, sofern er nicht von der Fakultät zugelassen sei oder über ein entsprechendes Privileg verfüge.

Das war jedoch genau der Punkt: Die Habsburger spielten nicht mit. Herzog Albrecht V. ließ im Jahre 1422 die Fakultät gar wissen, sie möge den getauften Juden Caspar nicht ständig in der Ausübung seiner Praxis behindern! Sein Sohn König Ladislaus Postumus gewährte zum Entsetzen der Fakultät im Jahre 1454 einem anderen Juden ein *gelaytt* (Schutzbrief) als Arzt in Wien zu praktizieren, obwohl dieser angeblich schon viele Fehler begangen und seinen Patienten geschadet hatte. Es bestand einfach Bedarf an diesen Leuten, denn es gab damals in Wien nur elf Ärzte, was für 50000 Einwohner wohl kaum ausreichte. Außerdem gab es Beschwerden über die gelehrten Doktoren, wie der Dekan Steber 1500 im Fakultätsbuch vermerkte, weil sie als *»ohne Kenntnisse, aber voller Eitelkeit und Streitlust«* befunden wurden.

Anerkannte Wundärzte, die sich auf dem Gebiet der Inneren Medizin betätigten, hatten selten mit Schwierigkeiten zu rechnen. Und wenn doch, so konnten sie sich leicht verteidigen: Als im Jahre 1438 der getaufte Jude **Johann Gabrielis**, der als Arzt praktizierte, auf Verlangen des Bürgermeisters von der Universität geprüft wurde und nicht entsprach, erklärte er, dass er sich als Wundarzt ohnedies keiner Prüfung hätte unterziehen müssen, die Universität für ihn also gar nicht zuständig sei. Ebenso verantwortete sich der *Empiricus* **Georg Unrain**, der 1466 im Ledererhof (Am Hof 11) die Heilkunst ausübte: Als er vom Pedell der Universität auf offener Straße deswegen angesprochen wurde, lehnte er eine Zusammenkunft mit einem Vertreter der Universität ab, weil er Chirurg sei.

Die Fakultät verlangte 1469 auch von den Dominikanern und Minoriten die Einstellung jeglicher medizinischer Tätigkeit. Verlangen konnte man viel, Herzöge und Stadt waren aber nicht bereit, diesen Forderungen zu entsprechen, da die nicht zugelassenen Ärzte und sonstigen Heilkundigen vor allem in Pestzeiten zur Versorgung der Bevölkerung nötig waren.

Es gab damals noch nicht einmal einen Stadtarzt. Erst unter König Ferdinand I. wurde ein Barbier dazu bestellt, er hatte vor allem städtische Bedienstete und am Pranger Gezüchtigte zu verarzten. Ferdinand erließ übrigens 1544 im Sinne der Universität ein Mandat *»wider die mit großem Zulauf von Personen aus allen Ständen begünstigten, oft im schändlichsten Betrug um Geld und Leumund befangenen Zauberer und Wahrsagerinnen«*.

Ein besonders gut dokumentierter Fall betrifft die aus dem Tullner Raum stammende **Katherina Gruntner**, eine *»verteufelte Alte« (vetula maledicta)*, die *»ohne Ausbildung und sicherlich ohne Erfahrung praktizierte« (indocta et certe inexperta praticavit)*. Sie hatte großen Zulauf, zu ihren Kunden zählten einflussreiche Persönlichkeiten. Nach mehreren Verhandlungsrunden und einer missglückten Prüfung ihrer Kenntnisse durch die Fakultät exkommunizierte sie der Passauer Offizial. Frau Gruntner wandte sich daraufhin an die Kurie nach Rom, um allerdings vergeblich die Lösung vom Kirchenbann zu erflehen. Schließlich stellte der Passauer Offizial dieser hartnäckigen Person eine Reihe von Bedingungen: Sie solle ihren Betrug urkundlich eingestehen, ferner von den Kirchenkanzeln in Wien, Klosterneuburg, Tulln, St. Pölten und Melk (dies zeigt den Umfang ihrer Tätigkeit!) ihre Fehler verkünden lassen, dass sie die Vertreter der Wiener Fakultät verunglimpft, die Doctores Unwissende genannt und in Rom keine Vergebung ihrer Sünden erhalten habe. Weiters solle sie beeiden, in Zukunft nicht mehr zu praktizieren und nichts mehr gegen die Fakultät zu unternehmen, und schließlich sollte sie an einem Festtag vor zahlreichem Volk öffentlich auf dem Stefansfreythof in Wien Buße tun. Der letzte Punkt war für sie unannehmbar, vermutlich hatte sie in Wien einen zu großen Kundenkreis, vor dem sie nicht ihr Gesicht verlieren wollte. Sie konnte 1469 durchsetzen, die peinliche Prozedur auf dem Tullner Friedhof hinter sich bringen zu dürfen.

Der Scharlatan von Tirol und der Jude von Linz

Quacksalbern gelang der Zugang zu den Großen der Welt oft spielend. Aufsehen erregte zu seiner Zeit der Astrologe, Alchemist und Wunderheiler **Leonhard Thurneißer zum Thurn** (1530–1596). Der gebürtige Basler war ein unsteter Geist und eifriger Anhänger des Paracelsus (siehe S. 111ff.). Ursprünglich Goldschmied, erwarb er sich soviel Wissen, dass er Erzherzog Ferdinand II. von Tirol beeindruckte und von ihm mit der Leitung der Zink- und Bleibergwerke betraut wurde. Ferdinand schickte ihn zum Studium des Berg- und Hüttenwesens auf Reisen durch Europa und in den Orient. Dort beschäftigte sich Thurneißer mit den Geheimlehren der Alchemisten, aber noch mehr mit der Heilkunde. Er studierte medizinische Schriften und sammelte Rezepte.

Im Jahre 1562 kehrte er als selbsternannter Arzt nach Tirol zurück und verfasste zahlreiche Werke auf dem Gebiet der Alchemie, Astrologie, paracelsischen Medizin und Pflanzenkunde. Dem Kurfürsten Johann Georg von Brandenburg (1525–1598) versprach er Gold in der Spree und Edelsteine im märkischen Sand, weshalb ihn dieser nach Berlin holte und zu seinem Leibarzt machte. Dort unterhielt Thurneißer bis 1584 im Grauen Kloster ein regelrechtes Diagnose- und Heilmittelzentrum. Er erzielte mit Ferndiagnosen basierend auf Harnproben und mit seinem sündteuren *Trinkgold* große Erfolge. Daneben gründete er die erste Druckerei von Berlin und förderte die Glaserzeugung um Joachimstal. Doch eines Tages ging es mit ihm bergab: Den Großteil seines Vermögens nahm ihm seine dritte Frau bei der Scheidung ab. Zwei gelehrte Professoren beschuldigten ihn aus Neid der Zauberei, seine Goldmacherei wurde als Schwindel entlarvt und er musste Berlin verlassen.

Natürlich war Thurneißer ein Scharlatan[28], aber er setzte auch wichtige Impulse zur wirtschaftlichen Entwicklung Tirols, Berlins und Brandenburgs. Er hatte zumindest Format.

Dass die meisten Wunderheiler über solches nicht verfügten, ist klar. 1593 berichtet der Stadtphysikus Rauwolf von **Linz:** »*... das sich vor der Zeit ein gottloser, ungeschickter, unerfarner, vermessener, geitziger Judt, bey dieser Stat eingeschleifft, wissentlichen betrug, unbefügte Curen, bey etlichen Krancken, so entweder die sach nit verstanden, oder sonst nicht recht nachgedacht, sich gebrauchet, und noch zum Überfluß neulich einen andern Im gleichen Practicanten hergebracht, welches nit allein dem gemeinem Landt, dieser Stat, den Apoteckern, und dem leichtfertigen gemeinen Pöfel zum höchsten schädtlich, sondern auch uns Doctoribus verächtlich und verweisslich, den Löblichen Ständen aber, so nicht geringen unkosten auf Ihre Medicos gehen lassen, schätlich, daß sie under Ihren Medicis solche Leuht haben sollten, die einer Kranckheit, so ein hergeloffener Judt, sich zu ciriren underwindet, nicht fürstehen köndten.*«

Leonhard Rauwolf (1535–1596) hatte in Frankreich Medizin studiert, bevor er sich in seiner Heimatstadt Augsburg als Arzt niederließ. Er war ein weit gereister Mann und beschäftigte sich in erster Linie mit Botanik. Er gehörte zum Bekanntenkreis des Carolus Charles de l'Ecluse (Clusius, 1526–1609), des Hofbotanikers Kaiser Maximilians II. (1527–1576). Im Mai 1573 brach Rauwolf in dessen Auftrag zu einer Orientreise auf, sammelte überall Pflanzen, beobachtete daneben die Bevölkerung und schrieb alle seine hochinteressanten Eindrücke nieder[29]. Er war der erste Europäer, der über Genuss und Wirkung von Kaffee berichtete: »*Vnder andern habens ein guot getraenck, welliches sie hoch halten, Chaube von jnen genennet. das ist gar nahe wie Dinten so schwartz vnnd in gebresten sonderlich des Magens/ gar dienstlich. Dises pflegens am Morgen frue auch an offnen orte vor jedermenigklich one alles abscheuhen zutrincken auß jrdinen vnnd Porcellanischen tieffen Schaelein, so warm alß sies koenden erleiden, setzend offt an thond aber kleine trincklein, vnd lassens gleich weitter wie sie neben einander im krayß sitzen herumb gehn.*«

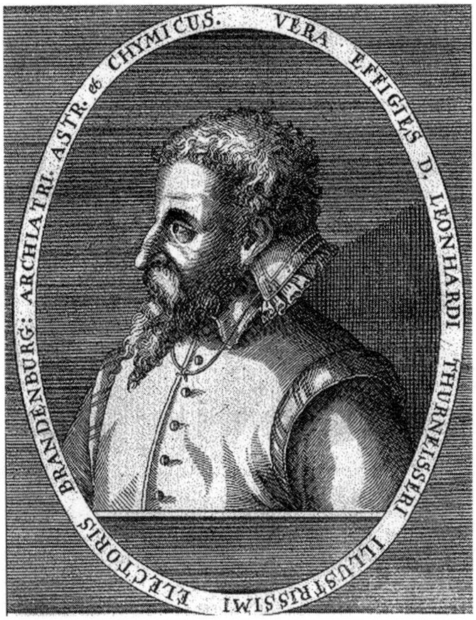
VERA EFFIGIES D. LEONHARDI THURNEISSERI ILLUSTRISSIMI ELECTORIS BRANDENBURG: ARCHIATRI. ASTR. & CHYMICUS.

Der selbsternannte Arzt Leonhard Thurneißer genoss die Gunst der Herrschenden.

Wieder zurück in Augsburg geriet er aus religiösen Gründen mit der Obrigkeit in Konflikt und zog nach Linz, wo er zum Stadtphysikus bestellt wurde. Als er mit dem österreichischen Heer gegen die Türken nach Ungarn zog, starb er im Donauknie an der Ruhr. Seine Pflanzensammlung befindet sich heute im Besitz der Universität Leyden in Holland. Charles Plumier hat 1703 eine Pflanze aus der Familie der Hundsgiftgewächse *Rauwolfia* benannt, aus ihr wird ein blutdrucksenkender Wirkstoff gewonnen, das *Reserpin*.

Die ersten Spitäler

Die Wörter *Hospital, Spital* oder *Spittel* leiten sich vom lateinischen Wort *hospes* ab, was Gastfreund oder Gast bedeutet. Die mittelalterlichen Spitäler waren eher Altersheime oder Pilgerherbergen als Krankenanstalten. Es gab sehr unterschiedliche Einrichtungen: die Herbergen der Klöster und Stifte, wo nicht nur Gäste aufgenommen, sondern auch Kranke betreut wurden; die Spitäler der kirchlichen Bruderschaften und Spitalsorden; dann die städtischen Bürgerspitäler, die Pilger-, Fremden- und Armenspitäler. Schwerkranke und Kranke mit ansteckenden Krankheiten brachte man außerhalb der Stadt in Siechenhäusern unter. Diese *Leprosorien*, Pestspitäler und Blattern- und Franzosenhäuser sind die eigentlichen Vorläufer der modernen Spitäler, die nur der Krankenpflege dienen.

Zu Beginn des 13. Jahrhunderts waren die meisten Spitäler an Bischofskirchen und Klöster angeschlossen und standen unter kirchlicher Aufsicht, selbst städtische Gründungen der Zeit waren stark bruderschaftlich geprägt. Die Spitalskirchen waren häufig dem Heiligen Geist geweiht als Sinnbild der Barmherzigkeit. Die Aufnahmekapazität dieser Spitäler war beschränkt (zehn bis zwanzig, selten mehr Personen).

Im 13. Jahrhundert begann die Verbürgerlichung des Spitalswesens, ein *Pfleger* trat an die Spitze der Verwaltung und verwaltete das Haus im Sinne der Stadt. Häufig waren es adelige Grundherren oder reiche Bürger, die als Stifter und/oder als Pfleger auftraten. Das Amt war ein Geschäft auf Gegenseitigkeit: Man gab Geld und Obsorge, dafür erhielt man Gebete und sicherte sich ein Grab in der Spitalskirche und einen Platz im Himmel. Größere Bürgerspitäler lagen meist am Rand der Stadt und sollten deren Ansehen heben, sie waren Repräsentationsbauten. Die Innenräume waren mit der Kapelle oder dem Altar verbunden, der Tagesablauf der Insassen wurde durch Gebet, Gottesdienst und Mahlzeiten bestimmt. Eine strenge Spitalsordnung wachte über Sitte und Moral. Die alten Spitäler, Spitalskirchen und Siechenhäuser erfuhren im Lauf der Jahrhunderte ein recht unterschiedliches Schicksal, wie die folgenden, willkürlich gewählten Beispiele ohne Anspruch auf Vollständigkeit zeigen.

In **Wien** gab es mehrere Spitäler. Herzog Heinrich II. Jasomirgott (1107–1177) errichtete, wie schon erwähnt, im Jahre 1158 das erste Hospiz von Wien. 1211 gründete Meister Gerhard, der Leibarzt Herzog Leopolds VI. (1176–1230), das **Spital zum Heiligen Geist** (auch Heiliggeistspital oder Heiligengeistspital genannt) mit der St. Antonskirche südlich des Wienflusses (Operngasse) vor dem Kärntnertor. Es war ein geistliches Spital, ging wahrscheinlich auf päpstliche Initiative zurück und wurde vom Heiliggeistorden betrieben. Dieser Orden, aus der Spitalsbruderschaft Guido von Montpelliers hervorgegangen, ist in Wien bereits im Jahre 1208 nachweisbar. Er hatte die Aufgabe, allen Armen, Kranken und Obdachlosen (auch Fremden!) Hilfe zu leisten. Die geistlichen Chorherren, Ritter und dienenden Laienbrüder legten das Gelübde der Krankenpflege ab, ihr Ordenskleid war schwarz mit einem weißen Doppelkreuz an der linken Schulter und an der Kapuze.

Dem Heiliggeistspital gegenüber auf dem nördlichen Wienufer gründeten die Wiener Bürger im Jahre 1254 das **Allerheiligenspital** (**Bürgerspital**) als Kranken- und Versorgungshaus für alte Wiener Bürger, darunter wohlhabendere Pfründner, die sich einkauften, und Arme, die weniger Rechte genossen. Reiche Weingartenbesitzer, Bürger und ihre Frauen schlossen sich 1268 zur Allerheiligenbruderschaft zusammen, um seine Erhaltung zu finanzieren. Rund um den Bau wurde der *Bürgerspitals-Freithoff* angelegt, in dessen Mitte der Arzt und Pfarrer von Himberg Meister Jakob die Kolomankirche gründete, die aber gemeinsam mit den beiden Spitälern und weiteren 800 Gebäuden in den Vorstädten

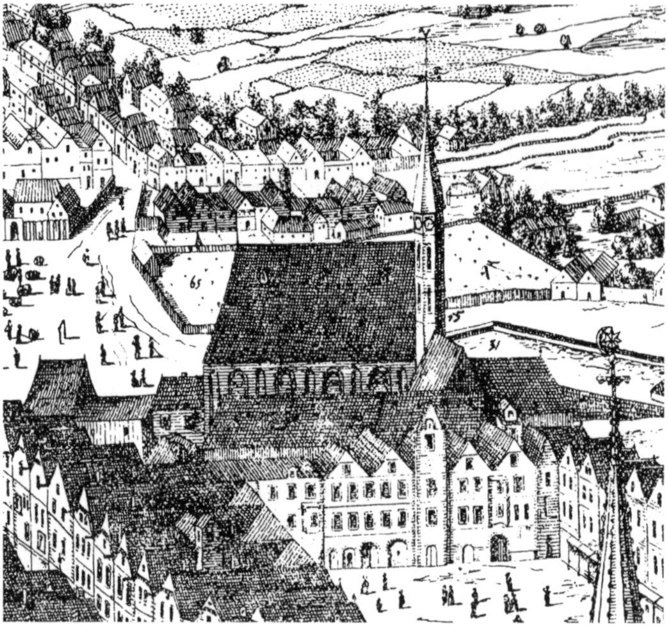

Das Wiener Bürgerspital nach 1529, dahinter der Bürgerspitalsgottesacker.

auf Befehl des Stadtkommandanten am 15. Oktober 1529 niedergebrannt wurde, um den herannahenden Türken keine Möglichkeit zur Deckung zu geben. Nur die gotische Kolomansäule blieb übrig, sie wurde erst 1809 wegen Einsturzgefahr abgebrochen. Sie trug in rotem Marmor eine Inschrift aus dem Jahre 1332:

»Daß paw ist volpracht
Zu Lob Gots und in den
Eren Mariam und zu
Trost aller gelaubigen
Seelen-Hail und ist volpracht
In die Sancti Jacobi Apostoli.«

Das Bürgerspital wurde nach der Türkenbelagerung in das Claraklosster in die Innere Stadt verlegt, Kolomankirche, Heiligengeistspital und

St. Antonskirche wurden nicht wieder aufgebaut, die Ruinen blieben bis 1532 liegen, dann wurden dort Wohnhäuser errichtet. Der Bürgerspitalsfriedhof um den Kolomanstein wurde mit Planken neu eingefriedet und noch lange weiter belegt.

Von 1327 bis 1346 ist das Spital St. Johann im Augustinerkloster im Oberen Werd (9. Bezirk) nachweisbar. 1335 wurde vor dem Widmertor für die berufsunfähigen Hofbedienten das Martinsspital errichtet, in das 1346 die Kranken von St. Johann gebracht wurden. Es wurde ebenfalls von den Türken 1529 zerstört. Als Ersatz diente später das Spital *Zur heiligen Barmherzigkeit* in der Schauflergasse, das der Erzieher der kaiserlichen Pagen, Diego de Serrava, für je zwölf Männer und Frauen errichten ließ. Aus ihm entwickelte sich das **Kaiserspital**, gestiftet 1568 von Kaiser Ferdinand I. für vierzig *Bresthafte* (= Kranke), das bis 1758 an dieser Stelle bestand. Erst 1903 wurden die letzten Teile abgerissen. Die Studenten hatten ein eigenes Spital, weil ihre Aufnahme ins Bürgerspital durch die Autonomie der Universität schwierig war. Es befand sich zuerst im Universitätsgebäude (Collegium ducale) selbst und musste sich gleich bewähren, da bereits seit 1495 die Syphilis unter den Studenten heftig wütete. Bald war es zu klein, daher wurde es 1510 vor die Stadtmauer verlegt. Es erhielt nach der dazugehörigen Kirche den Namen Sebastiansspital und wurde nach der Verwüstung von 1529 ebenfalls nicht wieder aufgebaut.

Die Lepra war bereits der Antike nicht fremd. Auf dem *Konzil von Lyon* wurde 583 die Errichtung von Leprosorien beschlossen. Relativ spät, seit dem 13. Jahrhundert, sind sie bei uns nachweisbar. In Wien gab es auf der Landstraße (Ecke Rennweg) ein Spital für Aussätzige, die dazugehörige Kapelle wurde vom Pfarrer von St. Stefan, Gerhard von Siebenbürgen, 1267 dem heiligen Lazarus geweiht, von dessen Namen sich die Bezeichnung *Lazarett* ableitet. Der *Orden vom heiligen Lazarus zu Jerusalem*, der sich der Leprakranken annahm, darf nicht mit dem Orden der Lazaristen aus dem 16. Jahrhundert verwechselt werden. Die Kapelle des Siechenhauses bekam im 14. Jahrhundert einen neuen Schutzheiligen, **St. Marx**. 1367 wird die Anstalt als *Haus zu St. Marx*, *das man zu St. Lazar nennt* bezeichnet. Natürlich wurde sie 1529 von den Türken verwüstet, die den wegen Transportunfähigkeit zurückgelassenen vierzehn Kranken und ihren Pflegern die Köpfe abschnitten, sie als Siegestrophäen auf Spieße steckten und ihrem Sultan Soliman bis nach (Kaiser) Ebersdorf entgegen trugen. Das Spital wurde nach dem Abzug der Belagerer wieder hergestellt. Hans Frankh, Steinmetz und Werkmeister der Stadt Wien, erbaute in seinem Hof die neue gotische Kirche zu Ehren des heiligen Markus, die bis 1857/58 bestand. Nach der abermaligen Verwüstung durch die Türken im Jahre 1683 konnte sich das Haus nicht mehr erholen, es gelangte in den Besitz des Bürgerspitals und wurde dessen Filiale.

1298 wurde das Siechenhaus **St. Johannes in der Siechenals** (heute Arne Carlsson Park) erstmals erwähnt. Kaiser Friedrich III. (1415–1493) übergab die Verwaltung dem Chorherrenstift St. Dorothea. Diese Siechenanstalt wurde ebenfalls 1529 von den Türken zerstört. Da das Chorherrenstift den Wiederaufbau nicht durchführen konnte, übergab König Ferdinand I. die Ruinen der Stadt Wien, die den Wiederaufbau des *Lazaretts* besorgte. 1629 wurde es zum Pesthof bestimmt. Als die Pest in Wien wütete, herrschte hier reger Betrieb. Die Todkranken lagen *»haufenweise beieinander«*, weshalb man an eine Erweiterung der Krankenräume dachte. Bei den Pestseuchen 1679 und 1713 war die Anstalt total überbelegt und die Schachtgräber im nahe gelegenen Friedhof füllten sich rasch. Laut Sorbait wurden dort 1679 in neun Pestgruben 37 000 Tote bestattet. Noch heute werden bei Bauarbeiten im ehemaligen Lazarettgebiet Gräber gefunden. Aus dem Pestjahr 1713 wird berichtet: *»Es gab fünf Männerstuben, vier Weiberstuben, vier Meliorationsstuben für Genesende, ferner eine Kinderstube und mehrere Ärztezimmer.«*

Das dritte Infektionsspital hieß **Am Klagbaum** und befand sich auf der heutigen Wiedner Hauptstraße 64–66, es wurde ebenfalls vom schon erwähnten Meister Gerhard gegründet, die Kapelle wurde 1267 dem heiligen Job geweiht. Nach zweimaliger Zerstörung durch die Türken wurde die Anstalt 1686 vom Bürgerspital wieder aufgebaut und schließlich unter Josef II. abgerissen.

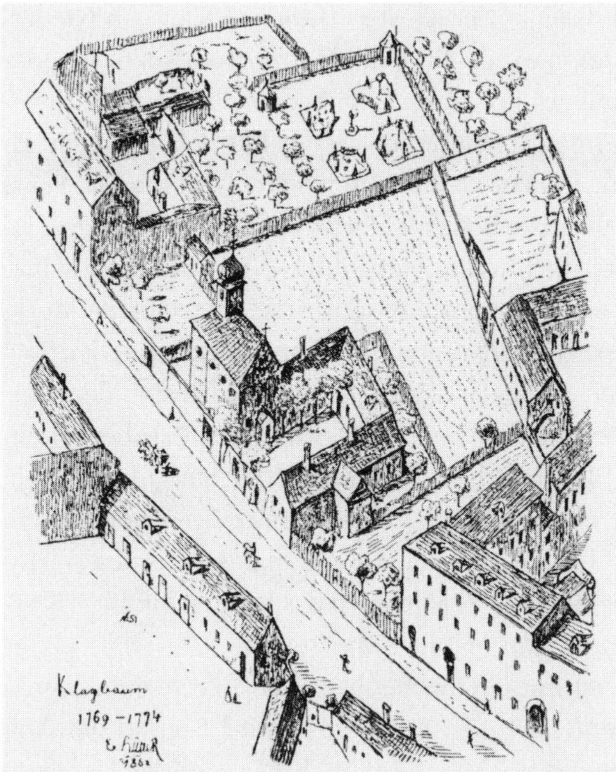

Das Siechenhaus »Am Klagbaum« auf der Wiedner Hauptstraße.

In anderen Städten standen die Spitäler anfangs ebenfalls unter der Obhut der Kirche. An der Wende vom 13. zum 14. Jahrhundert kümmerten sich aber schon die Bürger um die Versorgung alter und kranker Mitmenschen, wie das Beispiel Niederösterreichs zeigt. So entstanden die **Bürgerspitäler** von Krems: 1200; Klosterneuburg: vor 1283; Laa an der Thaya und Zwettl: vor 1295; Eggenburg: 1299; Korneuburg: 1300; Bruck an der Leitha: 1331; Weitra: 1340; Retz: 1351; Mistelbach: vor 1355; Tulln: 1366; Hainburg: 1390; Horn: 1395; St. Pölten: 1440. In manchen Orten findet man heute schön renovierte gotische Spitalskirchen, unter anderem in **Enzesfeld** (1396 gleichzeitig mit dem von Ulrich IV. von Wallsee gestifteten Armenhaus erbaut), **Perchtoldsdorf** (von Herzogin Beatrix 1399 als zum Spital gehörige Kirche gestiftet und 1406 bis 1419 erbaut) und **Mödling**.

Das **Zwettler Spital** ist eines der ältesten Bürgerspitäler von Niederösterreich. Wer die Stifter gewesen sind, die Herren von Kuenring oder Bürger der Stadt, ist nicht geklärt. Nach 1295 bedachten die Kuenringer und vermögende Bürger das Spital immer wieder mit Schenkungen. Es lag außerhalb der Stadtmauer vor dem Unteren oder Niederen Tor. Seine 1402 errichtete Kapelle war dem heiligen Martin geweiht. Am 22. Dezember 1418 verpflichtete sich die Bürgerschaft feierlich, das Spital ganz in ihre Obhut zu nehmen und einen Kaplan anzustellen, der täglich eine Messe lesen sollte. Am Neujahrstag 1427 brannten die Hussiten alles nieder. Später entstand an derselben Stelle das städtische Siechenhaus, in dem verarmte Nichtbürger unterkommen konnten. Das Bürgerspital aber errichteten die Zwettler nach 1438 innerhalb der schützenden Stadtmauern neu.

In **Klosterneuburg** entstand zur Zeit der Kreuzzüge ebenfalls ein geistliches Spital, ein Chorherr-Spitalmeister namens Swarzo wird urkundlich rühmend erwähnt. 1300 wird auch das Bürgerspital von **Korneuburg** beim Stockerauer Tor erstmals erwähnt.

In **Krems** gab es zuerst nur ein Siechenhaus, das Bürgerspital wurde aber noch zur Babenbergerzeit gegründet. 1344 wird Konrad der Arzt genannt. Dechant Gerungus war von 1360 bis 1371 einer der Leibärzte Herzog Albrechts II. (1298-1358). Um 1530 wirkten die Medici **Wolfgang Windberger** (= Anemorinus, er schrieb übrigens das erste Buch über das Badener Bad) und Egyd Engelhart, die selbst Heilmittel verkaufen wollten und daher mit dem Apotheker Wolfgang Kapler in Streit gerieten. Der Stadtrat entschied zugunsten des Apothekers, der wegen der höheren Abgabenleistung für sie wichtiger war. Für die gesetzlich vorgeschriebene Begutachtung der Apotheke mussten dann eigens Doktoren aus Wien angefordert werden, da die beiden Kremser Ärzte *»gegen den Apotheker feindselig«* waren. Schließlich erreichten die beiden Ärzte einen landesfürstlichen Befehl, der ihnen selbst das Führen einer öffentlichen Apotheke erlaubte. Im Jahre 1608 wird Helfter von Alpmor als erster Stadtarzt genannt, der sich verpflichtete, bei *»einreißender Infektion sich als magister sanitatis gebrauchen zu lassen, nicht über zwei Tage ohne Wissen des Bürgermeisters abwesend zu sein und die Kranken fleißig zu pflegen«*.

Der erste urkundlich erwähnte Arzt von **St. Pölten** war 1502 ein gewisser Doktor Augustin. Seit 1539 bestand das der Stadt gehörige Bürgerspital in der Wienerstraße und beim Gottesacker gab es ein Siechenhaus, das 1584 erweitert wurde, damit man *»zu Infektionszeiten die Bürger, Dienstboten und andere schadhafte Personen dahin bringen und das Bürgerspital damit verschonen könne«*. Beabsichtigte sich ein Arzt damals in einer Stadt niederzulassen, so stellte er seine Forderungen: 1568 bat ein gewisser **Heinrich Österreicher** die Stadtverwaltung um die Niederlassungserlaubnis mit allen *»doktorlichen Freiheiten«*, wie sie an anderen Orten gebräuchlich seien, und forderte sie auf, keinem anderen Doktor neben ihm die Ansiedlung zu gestatten. Auch *»das Doktorn oder Arzneien, so durch etliche Weibspersonen geübt wird«* ersuchte er abzustellen und verlangte, dass man *»beim Apotheker keinem sich selbst zu kurieren erlaube«*. Außerdem forderte er einhundert Taler Besoldung, Wohnung und Brennholz. Niederlassen durfte er sich dann zwar, aber auf eigene Kosten. Noch 1582 wird er in einem Ratsprotokoll genannt, damals wurde einem gewissen Doktor Paulus Pflugkh als zweitem Arzt die Niederlassung genehmigt. Wegen der andauernden Epidemien nahm der Stadtrat 1606 zwecks *»Aderlassen und andern Notwendigkeiten«* Andre Kuppach aus Berlingen in Franken auf, bei dem es sich wohl um einen Barbier handelte.

Das Bürgerspital von **Tulln** wird bereits 1322 erwähnt, das damals ebenfalls schon bestehende Lazarett bei St. Sigmund war zur Behandlung der ärmeren Klassen bestimmt. Der erste Medicus, der sich 1599 in Tulln niederließ, hieß **Georg Rambkopf**. Die Stadtverwaltung bewilligte ihm, dass *»er sich mit seiner Kunst hier etabliere, doch möge er sich um Herberge und Kost nach seiner Gelegenheit umsehen«*.

Wiener Neustadt gehörte damals noch zur Steiermark. Sein gefeierter Arzt und Dichter **Heinrich von Neustadt** zog 1312 nach Wien. Weitere Ärzte waren der Bucharzt Meister Albertin (1348), der Lizentiat der Arznei Niklas Unger (1440), Heinrich Hopf (1467), der Schnitt- und Wundarzt Meister **Hans von Abensberg** (1484), die beiden *»der freien Künste und der Arznei Lehrer«* Georg Taler (1492) und Stephan Grinperger (1500). Aus dem 16. Jahrhundert sind die Namen Neumann, Kayser, Prandesides, Catius, Perger, Occone, Rueland und Cutigius bekannt. Offenbar genossen diese Ärzte einen sehr guten Ruf und waren robust, denn 1596 wandte sich der Eisenstädter Stadthauptmann Georg Seyfried von Kollonitz an die Stadt mit dem Ersuchen um einen Medicus, dem ein gutes Gehalt zugesichert wurde, denn *»bisher seien Doktor vorhanden gewest, wann sie nur Seewein trinken, so sterben sie …«*. Aus dem 17. Jahrhundert sind aus Wiener Neustadt die Namen Fertigius, Werner und Habersack überliefert, die beiden letzteren erwarben sich in Seuchenzeiten große Verdienste. 1650 wurde das Lazarett eröffnet, in dem ein Wundarzt als Beschaumeister angestellt wurde. Wie in anderen Städten waren in Wiener Neustadt Ärzte und Apotheker ebenfalls selten einig, in einer Sache aber doch: 1678 beschwerten sie sich gemeinsam über die *»hausierenden Ärzte und Materialisten«*, 1692 und 1699 über die *»Marktschreiber und wälschen Kraxenträger«*, die ihnen offenbar das Geschäft wegnahmen.

In Oberösterreich wurde die **Eferdinger Spitalskirche** »Zur seligen Jungfrau Maria« 1325 für das von dem Schaunbergischen Ministerialen Rudolf dem Schifer gestiftete Spital erbaut, das später *»Landesfürstliches Baron Schifer'sches Erbstift«* genannt wurde. Nach Großbränden 1432 und 1762 wieder aufgebaut, wurde die Kirche 1789 säkularisiert, 1839 durch den Linzer Bischof Gregor Thomas Ziegler erworben, renoviert und zwei Jahre später neu geweiht.

Die Spitalskirche von **Ried im Innkreis** wurde während der Franzosenzeit von diesen in ein Theater umgewandelt, 1892 wurde sie abgebrochen. Aus der Spitalskirche von **Schärding** ist ein modernes Hotel geworden.

An die Siechenhäuser erinnert heute oft nur mehr ein Straßenname, wie in **Linz** der Siecherbauernberg. Dort befand sich das 1535 erstmals urkundlich erwähnte *Siechenhaus im Weingarten*. In **Steyr** lag das Siechenhaus außerhalb der Stadtmauer in der Nähe des Frauentores an der Straße nach Sierning, die früher Siechengasse hieß.

Gmunden besaß das um 1400 errichtete *Bruder- oder Siechenhaus* für Personen mit ansteckenden Krankheiten und das 1565 errichtete *Gottesackerhaus* für fremde, bresthafte Personen und *»verwirrte Leu-*

te«. Fremde wurden offenbar häufig anders behandelt als Einheimische.

Oberwölz im Bezirk Murau ist die höchstgelegene und kleinste Stadt der Steiermark. Die im 13. Jahrhundert begonnene Stadtbefestigung hat sich ebenso wie andere mittelalterliche Bauten bis zum heutigen Tag erhalten. Auf das Bestehen eines Spitals kann seit 1358 geschlossen werden. Aus einem landesfürstlichen Visitationsprotokoll von 1544/45 geht hervor, dass *»Sannt Sigmunds Gotteshauß und Spital zu Oberwelcz von einem Bischoff von Freysing gestifft«* wurde. Der Architekt Hans Jersleben, an den eine Büste mit Inschrift erinnert, nahm später einen gründlichen Umbau vor, er wusste geschickt Altes mit Neuem zu verbinden. Der Bau wurde vor kurzem im Zuge eines Projekts von der Technischen Universität Wien erforscht und beschrieben. Vermutlich handelte es sich ursprünglich um ein Leprosorium, in dem die Kranken in einem winzigen Krankensaal mit integrierter Kapelle untergebracht waren.

Der Ortsname von **Spital am Semmering** erinnert an das ehemalige Hospiz, einer bereits 1160 genannten Herberge für Reisende und Kaufleute. Schon 1270 übernahm aber der Markt Mürzzuschlag deren Aufgabe.

Das Spital in **Bad Aussee** bestand bei seiner Gründung zu Ende des 14. Jahrhundert aus Kirche und Spitalsräumen unter einem Dach: Kapelle, Sakristei und in zwei Etagen übereinander liegende Räumlichkeiten, die früher als Spitalsstuben und als Wohnung für den Spitalskaplan dienten und heute noch bewohnt sind. Der Bau gehört den Österreichischen Salinen, das Spital stand noch bis 1954 als Altenasyl für ehemalige Salinen- und Bergarbeiter in Verwendung. In der Kirche befindet sich ein Gnadenstuhlaltar aus dem Jahre 1449.

In Kärnten wurde in **Friesach** 1230 das Deutschordens-Spital gegründet. Die heutige Domkirche von **Klagenfurt**, St. Peter und Paul, lag außerhalb des alten Stadtkerns, sie wurde 1581 als neue Spitalskirche geplant und war umgeben vom Bürgerspital. Dieses wurde später von den Jesuiten umgebaut und als Schule eingerichtet. Nach Aufhebung des Ordens wurde der Bau als Kaserne verwendet und wegen zahlreicher Schäden nach dem Zweiten Weltkrieg abgerissen.

Noch bevor Tirol zu Österreich gehörte, wurde in **Innsbruck** *»zum Wohl des ganzen Inntales«* durch König Heinrich von Böhmen (gest. 1335), den Vater der Margarete Maultasch (1318–1369, sie vererbte ihr Land den Habsburgern), gleichzeitig mit der Gründung der ersten Apotheke ein Arzt bestellt. Ein Spital lässt sich seit 1307 nachweisen, als Heinrich die Innsbrucker Bürger aufrief, dafür zu spenden. Seit 1328 war ein Friedhof angeschlossen, der 1510 erweitert wurde, als der alte Friedhof von St. Jakob wegen des Ausbaus der Hofburg aufgelassen wurde. Die Friedhofskapelle erhielt eine Glocke und das Begräbnisrecht, und zwar für alle Innsbrucker, die hier begraben werden wollten. Schließlich wurde sie vergrößert und zur Kirche umgebaut, die später durch das Erdbeben von 1689 zerstört und im Jahre 1700 abgerissen wurde. Der an derselben Stelle errichtete Nachfolgebau wurde 1705 geweiht. Dieses immer wieder vergrößerte und aufgestockte Spital wurde erst 1888 als nicht mehr zeitgemäß aufgelassen.

Das Innsbrucker Leprosenhaus existierte bis 1789. Es lag an der St. Nikolausgasse zwischen Friedhof und Haus 33. Schon 1313 hatte der Innsbrucker Stadtrat verfügt, dass es nur Innsbruckern zur Verfügung stehen sollte. An einem Strebepfeiler des südlichen Querschiffes der Kirche von St. Nikolaus ist eine Marmortafel angebracht, die an die erste Betreuerin des Siechenhauses, die aus Wilten stammende *Siechenmutter* **Margarethe Huber** erinnert: Die *gottselige Jungfrau* habe ihr Leben im Dienste der Kranken und Armen verbracht und sei im Rufe der Heiligkeit verstorben. Ihr Grab soll 1662 geöffnet worden sein, man habe ihren Körper unverwest und mit frischen Rosen geschmückt aufgefunden, ihren Leichnam dann aus Angst vor zuviel Aufsehen wieder zurück in ihr Grab gelegt. Als man 1792 danach suchte, fand man es nicht mehr.

Um die Mitte des 15. Jahrhunderts zählte man in Tirol, die außerhalb der Orte liegenden Siechenhäuser mit eingeschlossen, über sechzig Spitäler. Viele dieser Hospize lagen auf Passhöhen, wie St. Christoph am Arlberg oder St. Valentin auf der Heide, oder in größeren Ortschaften.

1271 schenkten Meinhard II. von Görz-Tirol (gest. 1295) und seine Gattin Elisabeth der Gemeinde **Meran** das alte Spital und die Spitalskirche.

Im Jahre 1419 wurden Spital und Kirche mitsamt Priester, Gläubigen und etlichen Häusern infolge eines Dammbruches am Kummersee im Passeiertal vollkommen verwüstet, es soll mehr als vierhundert Tote gegeben haben. 1483 wurden Spital und Kirche in ihrer derzeitigen Form wieder errichtet. Seit 1905 dient das Gebäude ausschließlich als Versorgungshaus für die alten und gebrechlichen Armen von Meran.

Das Siechenhaus von **Feldkirch** in Vorarlberg (heute Jugendherberge) und die Magdalenenkirche sind eine Sehenswürdigkeit, sie wurden wahrscheinlich vor 1350 erbaut, der Anbau erfolgte im Jahre 1640 nach einer letzten großen Pestepidemie, die 400 Opfer forderte. Im Inneren der Kirche finden sich Darstellungen der Passion Christi aus der Zeit um 1500.

Im Fürsterzbistum **Salzburg**, das nicht zu Österreich zählte, verlief die Entwicklung des Heilwesens im Zeichen der Kirche. Die um 1120 gegründeten **Spitäler des Domkapitels und des Stiftes St. Peter** waren kirchliche Gründungen. Die Klöster widmeten sich der Krankenheilung und Arzneimittelzubereitung, einige der Domherren waren Physici. Im 13. Jahrhundert führten sie den Magistertitel. Um 1400 gelangte aber auch dort die Heilkunde in die Hände von Laien. Die Gilde der *Magistri in physica* und *in chirurgia* soll wenig Ansehen genossen haben und hatte daher einen harten Stand gegen die *Barbitonsores,* die Barbiere, die purgierten und schröpften. *Wurzelgraber* und *Abdecker* (Schinder) hatten als Heiler ebenfalls guten Zulauf.

Im Jahre 1327 wurde von Erzbischof Friedrich III. von Leibnitz (1315–1338) ein **Bürgerspital** gestiftet mit der dazugehörigen Blasiuskirche (am Bürgerspitalplatz, ihre östliche Giebelseite ist der Einmündung der Getreidegasse zugekehrt). Seine lateinische Gründungsurkunde gibt einen furchtbaren Einblick in die medizinischen Verhältnisse der Zeit: »*Viele wurden auf den Gassen erfroren aufgefunden, die in ihrer Todesstunde keine menschliche Hilfe hatten, Gebärende schrieen, die Hilfe einer Hebamme fehlte, Kranke beiderlei Geschlechts lagen in elenden Betten vor dem Dom und verunreinigten zum größten Abscheu der Vorübergehenden den Zugang.*«

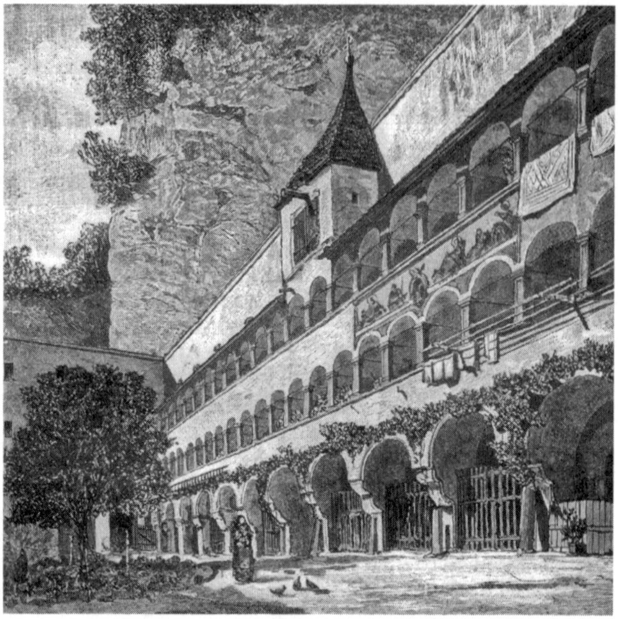

Arkadenhof des städtischen Bürgerspitals (Versorgungshaus) in Salzburg.

Schon zwischen 820 und 1157 sollen Pestepidemien gewütet haben, die einen »*großen Teil des Volkes verschlangen*«. Ab 1310 kehrte die Pest regelmäßig zurück, daher wurden auch in anderen Gemeinden Spitäler errichtet. 1400 in Bischofshofen, 1489 in Gastein, 1496 das *Schifferspital* in Oberndorf.

Die Bischöfe selbst hatten natürlich ihre Leibärzte, wie **Benedikt de Faventioa**, der 1507 auf zehn Jahre als *Harnsteinschneider* aufgenommen worden war, oder den Elsässer Professor der Arzneikunde **Melchior Mühlhauser**. Etliche kamen von den Medizinischen Fakultäten Italiens. Der berühmteste Salzburger, Paracelsus (siehe S. 111ff.), hatte keinen Zutritt zum Hof.

Die früheste Erwähnung des *Leprosenhauses zu Mühlen* stammt aus dem Jahre 1272, weitere Urkunden nennen es *Siechen im chopl, Siechenhaus, Sundersieche, Arme-Sünder-Siechenhaus,* ab 1780 bürgerte sich die Bezeichnung *Leprosenhaus* ein. Die Kirche wurde wahrscheinlich um 1450 erbaut, die heutige *Leprosenhaus-Kirche* ist aber jüngeren Datums, sie wurde 1714 geweiht.

Von Krankheiten und Wunderheilungen

Von lebenden Toten und dem schwarzen Tod

Wurde in irgendeiner Gemeinde vermutet, jemand sei an der **Lepra** erkrankt, so musste dies der Obrigkeit angezeigt werden, die eine *Lepraschau* anordnete. Das Vorliegen von sechzehn bestimmten Symptomen wurde geprüft: harte und gehöckerte Muskeln, ausgetrocknete Haut und Hautbrennen, Hautausschläge, Haarausfall, Muskelschwund, Unempfindlichkeit und Krämpfe, körnige Anschwellungen unter der Zunge, Schweißbildung, Fieber, betrügerisches und zorniges Wesen (!), schwacher Puls und weißer Urin, und so fort. Lag die Erkrankung tatsächlich vor (wobei man sich oft in der Diagnose irrte), so wurde die betroffene Person in einer Leichenprozession von ihrem Haus abgeholt und musste in der Kirche ihrer eigenen Seelenmesse beiwohnen. Anschließend trug man den *Mieselsüchtigen* auf den Friedhof, wo man ihn in ein ausgehobenes Grab legte und der Priester ihn dreimal mit Erde bewarf. Dann wurde er wieder hochgezogen, und der Trauerzug machte sich auf den Weg zum Siechenhaus. Von nun an durfte der Unglückselige keine Kirche, keinen Marktplatz, kein Wirtshaus oder Badhaus mehr betreten, nie mit entblößten Füßen gehen, außerhalb des Siechenhauses von keinem Brunnen trinken und nichts ohne Handschuhe berühren. Für seinen Lebensunterhalt durfte er betteln gehen, musste aber, in seinen Mantel gehüllt, mit einer Klapper andere Menschen vor seiner Gegenwart warnen. Im Siechenhaus selbst herrschten bruderschaftliche Regeln.

Aussätzige galten als tot, die Ehepartner durften allerdings erst nach ihrem tatsächlichen Tod wieder heiraten, woran man sich nicht immer hielt. Die Lepra galt als Strafe für die Sünden der Menschheit und führte häufig zu religiöser Hysterie, zur Verfolgung der »Unzucht« und zu Judenmorden, da die Juden angeblich nicht an Lepra erkrankten. »*Zur Lepra kommt es, wenn die Zeugung zur Zeit der Menstruation vor sich geht. Die Juden haben selten Umgang zur Zeit der Menstruation, daher sind auch wenige Juden leprös*«, behauptete Henri de Mondeville aus Montpellier. Über die Mieselsucht und ihre Heilung herrschten die abenteuerlichsten Vorstellungen, in die Welt gesetzt von so berühmten Ärzten wie Mondeville, Albertus Magnus, Thomas von Aquin, Duns Scotus und Berthold von Regensburg.

Mondeville empfiehlt zur Behandlung gar: »*Hat jemand mit einer unreinen Frau oder sogar mit einer Leprakranken geschlechtlich verkehrt und erkennt dies erst nachher, … indem er ein Brennen im Glied fühlt, so soll er eine Jungfrau beschlafen, dann wird diese angesteckt und er frei sein.*«[30] Dieser frauenfreundliche Rat wurde später bei der Syphilis wiederholt und findet heute noch in Afrika Anhänger unter den männlichen AIDS-Kranken. Hildegard von Bingen empfahl zur Leprabehandlung Bäder mit Zusatz von Menstruationsblut oder eine Salbe aus Einhornleber, aber sie hielt den Aussatz für die Folge schlechten Lebenswandels: »*Ein Mensch, der in Unmäßigkeit und Trunksucht dahinlebt, wird oftmals an seinen Gliedern aussätzig.*«

Die Lepra war aber keine »Volksseuche«, die Zahl der Kranken nicht allzu groß. Der Lepröse war unsauber, hässlich, abstoßend, kaum noch menschenähnlich, er flößte Angst ein, erregte Anstoß und gehörte entfernt. Die Leute ekelten sich nicht nur vor ihm, sondern auch vor seinen unbekannten grauenhaften Sünden und der Erbsünde. Deshalb wurde eine Erkrankung in vornehmen Kreisen gern verheimlicht und der Kranke auf einer Burg isoliert. Dieses Schicksal traf König Heinrich VII. (1211–1242)[31], den Gatten der Babenbergerin Margarethe. Er wurde von seinem Vater Kaiser Friedrich II. wahrscheinlich nicht, wie überliefert, wegen Aufruhrs eingekerkert, sondern wegen

Lepra isoliert. Margarethe wurde später die Frau König Ottokars II. von Böhmen.

Aus Wien ist im Jahre 1380 eine Lepraschau an dem Chorherrn Peter Pirchfelder von St. Pölten bekannt, und zwar im Haus des herzoglichen Leibarztes **Konrad von Dannstadt** bei St. Stefan. Zwei Chirurgen aus Padua waren dabei anwesend. Dannstadt stellte das Attest aus, dass Pirchfelder nicht an der Seuche erkrankt war. Es ist erhalten geblieben.

Der Erreger der Krankheit, das *Bakterium Mycobacterium Leprae*, wurde 1873 vom Norweger Armauer Hansen entdeckt. Es wird durch *Tröpfcheninfektion* übertragen. Die Inkubationszeit ist extrem lang, sie reicht von drei Monaten bis zu zwanzig Jahren. Seit der Erfindung der Sulfonamide gibt es wirksame Medikamente dagegen, aber inzwischen haben sich bereits resistente Krankheitskeime gebildet.

Wesentlich ansteckender und damit gefährlicher als die Lepra waren jedoch andere Krankheiten. Die schlechten hygienischen Verhältnisse unterstützten ihre Ausbreitung vor allem in den Städten. Für Säuglinge war schon der **Keuchhusten** lebensbedrohend, fast alle Kinder aber erkrankten an **Masern** (Morbilli) und viele starben daran. Laut Razes wurden sie *»mehr gefürchtet als die Pocken«*. Läuse, Milben, Zecken und Flöhe übertrugen das **Fleckfieber** oder *Läusefieber*, das bei der Hälfte der Erkrankten zum Tod führte. 1568 und 1575 gab es je eine solche Epidemie.

Das durch Fäkalien verunreinigte Trinkwasser verursachte **Typhuserkrankungen** und **Bakterienruhr**, nicht selten **Amöbenruhr**. Dass das Brunnenwasser giftig war, stimmte also. Dass aber Brunnenvergifter daran schuld waren, war reiner Aberglaube, der Tod und Verderben über unzählige unschuldige Menschen, vor allem Juden, »Zigeuner« und Aussätzige, brachte.

Überaus gefährlich waren die **Pocken**, eine hochinfektiöse Viruserkrankung. Der Name *Variola* (von latein. varius = bunt, scheckig, fleckig) wurde von Bischof Marius von Avenches in der Schweiz um 571 geprägt. Die Kreuzritter des 11. bis 13. Jahrhunderts trugen zu ihrer Verbreitung wesentlich bei, im 15. und 16. Jahrhundert traten sie bereits in ganz Europa auf. Über zehn Prozent der Kinder starben vor dem zehnten Lebensjahr daran. Das Wort Pocken kommt aus dem Germanischen und bedeutet Beutel, Tasche, Blase (= Blatter) und ist mit dem englischen pocket und dem französischen poche verwandt. Gegen die Pocken waren die Ärzte vollkommen hilflos. Als Kaiser Josef I. (1678–1711) die Medizinische Fakultät nach der Ursache für eine damals wütende Blatternepidemie fragte, bekam er als Antwort, der herrschende Jahresplanet sei der Saturn, ein bekannter Kinderfeind.

Worum es sich beim **Englischen Schweiß** handelte, wissen wir nicht genau. Die Krankheit trat zum ersten Mal 1485 in England auf und spielte nach 1551 keine Rolle mehr. Nach kurzer Inkubationszeit traten Herzklopfen und Unruhegefühl auf, dann Schüttelfrost mit hohem Fieber und Schlafsucht, Bewusstlosigkeit und Delirien, begleitet von übel riechenden Schweißausbrüchen und einer Virusenzephalitis als häufiger Komplikation. Ausgerechnet im Türkenjahr 1529 brach eine solche Epidemie aus, versetzte die Niederlande und Deutschland in Angst und Schrecken, erreichte Wien und befiel neben den Belagerten auch etliche Osmanen. In Wels, Steyr, Enns und Freistadt dauerte die Epidemie noch bis zum März 1530 an.

Die schlimmste aller Seuchen aber war die **Pest**[32]. Bei der *Beulenpest* erfolgte die Ansteckung gewöhnlich durch den Biss eines Rattenflohs, der den Erreger als Zwischenwirt in sich trug. Das *Bakterium Yersinia pestis* befällt den Menschen erst dann, wenn es unter den Ratten keinen geeigneten Wirt mehr findet[33]. Daher ging der Beulenpest immer ein massenhaftes Rattensterben voraus. Möglicherweise dient der Menschenfloh ebenfalls als Wirt. Wenige Stunden bis maximal sieben Tage nach dem Biss treten Fieber, Kopf- und Gliederschmerzen, starkes Krankheitsgefühl und Benommenheit bis zu Bewusstseinsstörungen auf. Durch die Infektion der Lymphknoten und Lymphgefäße in der Nähe der Biss-Stelle zeigen sich am Hals, in den Achselhöhlen und in den Leisten stark geschwollene, sehr schmerzhafte Beulen, die bis zu zehn Zentimeter groß werden. Die Beulenpest als solche ist nicht tödlich, und die Beulen sind nach ihrer Öffnung heilbar. Allerdings kommt es bei einem Großteil der unbehandelten Patienten zu einer Infektion und zur *Pest-*

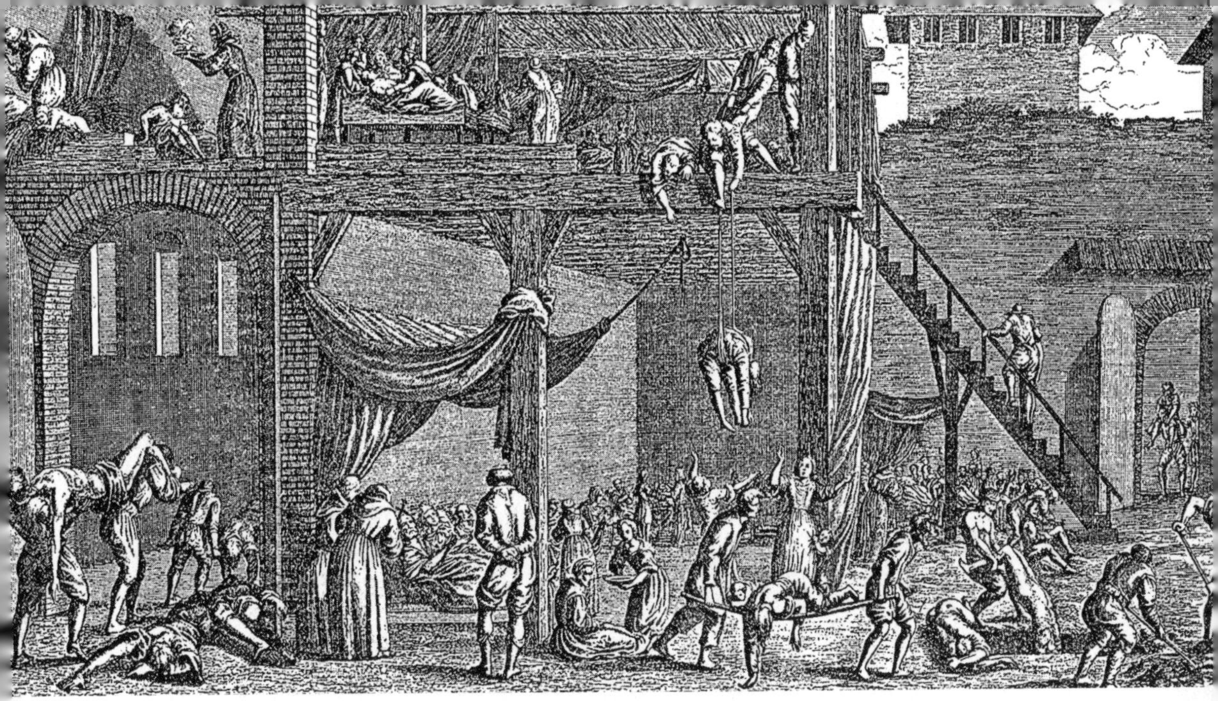

Pestspital in Wien um 1679.

sepsis, zur *Lungenpest* oder zu ausgedehnten Hautblutungen. Diese Formen führen unbehandelt rasch zum Tod.

Ist der Sprung des Bakteriums von der Ratte auf den Menschen aber erst einmal geschafft, so stellt die direkte Ansteckung von Mensch zu Mensch durch Tröpfcheninfektion sehr rasch den hauptsächlichen Infektionsweg dar. Diese *primäre Lungenpest* bricht schon ein bis zwei Tage nach der Infektion aus. Sie verläuft heftiger als die Beulenpest, weil die Abwehrmechanismen der Lymphknoten durch die direkte Infektion der Lunge umgangen werden. Sie beginnt mit Atemnot, Husten, Blaufärbung der Lippen und schwarz-blutigem Auswurf, der extrem schmerzhaft abgehustet wird. Daraus entwickelt sich ein *Lungenödem* mit Kreislaufversagen, welches fast immer zu einem grausamen Tod, *mors atrox*, führt. Durch falsche Übertragung dürfte aus atrox (schrecklich) atra (schwarz) geworden sein, daher der Name *Schwarzer Tod*.

Durch die *Große Pest* erhielt der Tod erst seinen Schrecken, denn das langsame und ritualisierte Sterben im Kreise der Familie, das zum Leben gehörte, war nicht mehr möglich. Wie rasch das Ende nahte, erschreckte die Menschen. Der italienische Dichter Giovanni Boccaccio (1313–1375) berichtet in seinem zwischen 1350 und 1353 entstandenen *Decamerone* über das große Sterben: »*So konnte, wer – zumal am Morgen – durch die Stadt gegangen wäre, unzählige Leichen liegen sehen. Dann ließen sie Bahren kommen oder legten, wenn es an diesen fehlte, ihre Toten auf ein bloßes Brett. Auch geschah es, dass auf einer Bahre zwei oder drei davongetragen wurden, und nicht einmal, sondern viele Male hätte man zählen können, wo dieselbe Bahre die Leichen des Mannes und der Frau oder zweier und dreier Brüder und des Vaters und seines Kindes trug.*« Die Klosterneuburger Handschrift erzählt: »*... sie sturbent nahent all dem dritten tag ... und was auch der jammer so groß, daz die lewt barfuez kirchferten gingen und teten grosse pett, Das half alles nicht.*« Frömmigkeit half nicht dagegen, da »*der laipfaffen so vil sturben, also daz ze sand Stefan sturben vier und funfzig pfaffen*«. Wie selbstverständlich verdächtigte man die Juden als Urheber der Seuche: »*Und daz der sterb so grosz war, des gab man den iuden scholt, daz die hieten pulwer und gift vernät in klainem saklein ode pälglein und hetten die gewurffen in die prun; und das vand man in manigen prun.*«

Bevor die Große Pest noch Österreich erreicht hatte, war sie schon als biologische Waffe missbraucht worden: 1346 ließ der Tartarenführer Khan Djam Bek Pestleichen über die Mauern der von ihm belagerten Hafenstadt Kaffa werfen. Von der Krim wurde die Seuche von genuesischen Schiffen nach Messina und Marseille gebracht, von wo aus sie ihren todbringenden Zug durch Europa antrat. Geschätzte 25 Millionen Menschen[34] fielen ihr zum Opfer, das war zumindest ein Drittel der Gesamtbevölkerung. Kein Ereignis hat die Gesellschaft je so verändert wie diese Seuche. Vorher gültige Normen wurden über den Haufen geworfen, die Gesellschaft geriet außer Rand und Band, die Wirtschaft brach zusammen.

Die Ärzte ließen die Kranken im Stich und beschränkten sich aufs Verfassen wissenschaftlicher Bücher, die sich zwar mit der Krankheit auseinandersetzten, aber nichts zu ihrer Behebung beitrugen. Die ältesten Pesttraktate stammen von **Pankratius Creuzer** aus Traisen und dem Karthäusermönch **Ludwig von Mauerbach** (1418–1444). Der niederösterreichische *Landschaftsarzt* **Jakob Horst** machte sich als erster 1583 Gedanken über eine Landessanitätsorganisation, um der Pest entgegenzuwirken. Zwischen 1540 und 1680 wurden von der Regierung zahlreiche Pestordnungen erlassen, die gedruckt an alle Wiener Haushalte verteilt und auf dem Land auf öffentlichen Plätzen und in den Kirchen verlesen wurden. **Johann Aygel**, der schon erwähnte Leibarzt Herzog Albrechts V. von Österreich und Schüler Galeazzos, verfasste ein Pesttraktat, worin er den täglichen Genuss von *Priestersalz,* einer Mischung aus gebranntem Salz und aromatischen Arzneien empfahl.

Eine Seuche entstand nach der damals gängigen Lehre durch Verunreinigungen (Miasmen), die sich unter bestimmten klimatischen Bedingungen in der Luft befänden und eingeatmet wurden. Schuld an solchen Pest erzeugenden Stoffen waren Planetenkonstellationen, starke Sonneneinstrahlung, faulende organische Stoffe und Sümpfe. Sie war demnach eine Massenvergiftung, wogegen nur die Flucht in eine unverseuchte Landschaft half. Die Universität von Paris machte 1348 die Dreierkonstellation aus Saturn, Jupiter und Mars vom 20. März 1345 verantwortlich, die in vierzig Grad zu Aquarius stand. Die Schedel'sche Weltchronik bringt die Pest mit der Heuschreckenplage in Zusammenhang: *»Hewschrecken vnd gewürme an zal vom auffgang bis zum nidergang wie ein dicker wolck den himel vberziehende haben diser zeit alle krewter vnd frucht der erden verösigt. vnnd nach zerstörung vnd gestanck derselben ein grawsame pestilentz geursacht.«*

Erfolgreicher als die Ärzte waren die Bader und Chirurgen, sie versuchten zumindest durch Aufschneiden der Beulen zu helfen und hatten oft Erfolg damit. Notwendige hygienische Maßnahmen wurden damals von manchen bereits erkannt, trotzdem noch lange nicht durchgeführt. Frömmigkeit, Gebete und sittliches Wohlverhalten galten immer noch als die besten Heilmittel. Der Stand der Weinbrenner verdankt seinen Aufstieg aus bescheidenen Anfängen paradoxerweise der großen Pest von 1348. Ärzte träufelten Aqua vitae, das Lebenswasser, auf Taschentücher und Gesichtsmasken, um sich vor Ansteckung zu schützen, man badete buchstäblich in Branntwein und trank ihn zur Stärkung. Wer weiß, wie vielen die keimtötende Wirkung des brennenden Wassers tatsächlich das Leben gerettet hat.

Kaum war das Auftreten der Lepra seltener geworden, tauchte als neue Krankheit die **Syphilis** auf. 1495 berichtet die Melker Chronik, dass es sich um einen abscheulichen Zustand handelt, *»maßen die damit Behafteten am ganzen Leib ausgeschlagen und voll böser Rauden und Schöbigkeit worden, domit Einer oft Jahr und Tag behafft gewesen; viel tausend aber seind davon gestorben. Es hulf kein einziges Mittel außer das Bad und einige Unguenten, womit doch Vielen geholfen worden; und als dieses Uebel im ganzen Land grassirte, hat ein Hausersmann nächst Krems ein Brünnlein von kristallklarem Wasser in seinem Weingarten entdeckt, welches als ein treffliches Antidotum wider diese Sauche befunden worden. Es geschah daher weit und breit ein großer Zulauf von denen Leuten, und das Wasser ward wie Balsam um's baare Geld verkauft. Wegen dieser Seuche seind zu Wien in der Universität die gewöhnliche Lectiones unterlassen worden, und seind in diesem Jahre alle Schulen lange Zeit gesperrt gewesen. Man nannte diese Krankheit damals die böse Blattern, oder Lembt (Lähmung) der Glieder*[35]*«*.

Da man bis ins 20. Jahrhundert die nicht heilbare Syphilis nicht genau von anderen, heilbaren Krankheiten mit ähnlicher Symptomatik unterscheiden konnte, erfand man immer neue Methoden zu ihrer Heilung und war von deren Erfolg überzeugt. Einer der ersten, der sich mit der Krankheit auseinandersetzte, war der schon erwähnte Wiener Arzt und Humanist **Bartholomäus Steber**, genannt Scipio, der in seiner Druckschrift *A malafranczos, morbo Gallorum praeservatio ac cura*[36] heftig bestritt, dass es kein Mittel gegen die Krankheit gäbe und gleich einige Heilmethoden nannte. Die Syphilis war – ähnlich der Lepra – keine unmittelbar zum Tod führende Krankheit, daher bei weitem nicht so gefürchtet wie Masern, Pocken oder Pest, aber sie veränderte das sexuelle Verhalten der Menschen.

Keine ansteckende Krankheit ist hingegen das **heilige Feuer des Antonius,** der Ergotismus[37], da er jedoch Menschen ganzer Landstriche gleichzeitig befiel, trat er wie eine Seuche auf und wurde von jedermann dafür gehalten. Es handelt sich aber um eine Nahrungsmittelvergiftung, verursacht durch mit einem Schlauchpilz (claviceps purpurea) befallenes Roggengetreide. Anstatt des gesunden Getreidekorns entwickelt sich das *Mutterkorn*, die Überwinterungsform des *Schlauchpilzes*, ein etwa zwei

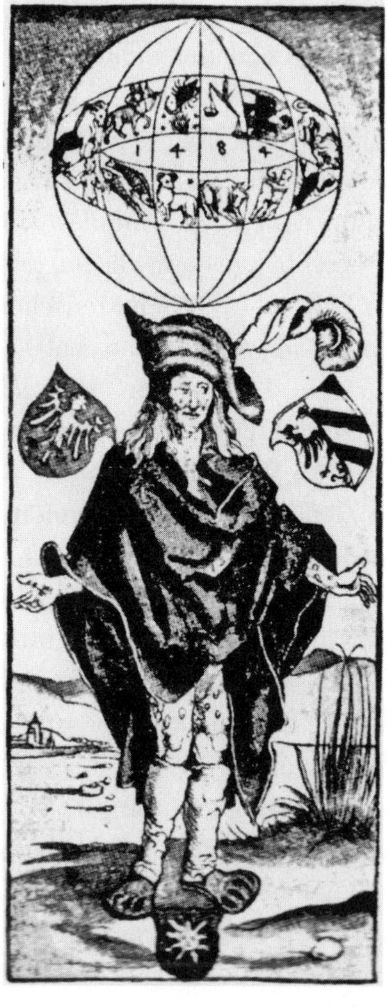

Die Syphilis (Darstellung von Dürer auf einem zeitgenössischen Flugblatt).

bis vier Zentimeter langer schwarzer Körper. Besonders in schlechten Erntejahren wurde alles Getreide vermahlen, und solche Jahre gab es vom 14. bis zum 16. Jahrhundert in Österreich viele. Durch die damalige Klimaverschlechterung wurde außerdem mehr Roggen angebaut, da Roggen sehr robust ist. Wenn dieser stark mit Mutterkorn verseucht ist, kann der Genuss von Brot heftige Leibschmerzen, Delirien, Krämpfe und Hautausschläge verursachen, welche die Betroffenen in den Wahnsinn und schließlich in den Tod treiben können. Man hielt die Krankheit wegen der Halluzinationen für Teufelswerk. Bekanntlich hatte der heilige Antonius dem Teufel widerstanden, daher wandte man sich an ihn um Hilfe. Der Antoniter-Orden nahm sich besonders um diese Kranken an. Die Mönche wussten möglicherweise über den Zusammenhang von Roggenbrot und Krankheit Bescheid und waren in der Lage, durch Ernährungsumstellung zu helfen. Ab dem 17. Jahrhundert kam die Krankheit zum Erliegen, da die Zusammenhänge dann allgemein bekannt waren.

Die **Epilepsie** oder Fallsucht war den Menschen unheimlich, es handelt sich beim *großen Anfall* (oder Grand mal) – und nur diese Form spielt kulturhistorisch eine Rolle – um *generalisierte* Krampfanfälle ohne vorausgehende jedem Laien erkennbare Ursache, verbunden mit Bewusstseinsverlust, Sturz, Verkrampfung und häufig daran anschließenden rhythmischen Zuckungen aller Extremitäten. In Mittelalter und Neuzeit wurde ein solcher Anfall häufig als göttliche Strafe oder Besessenheit interpretiert und konnte für den Betroffenen schwerwiegende Konsequenzen haben. Erst in der zweiten Hälfte des 19. Jahrhunderts gelang der Beweis, dass es sich um eine Krankheit handelt. Epileptikern gab man übrigens das frische Blut Enthaupteter zu trinken, ein Zaubermittel, das bereits aus dem antiken Rom[38] überliefert ist und vereinzelt bis ins 19. Jahrhundert angewandt wurde.

Den **Geisteskranken** stand der christliche Europäer ganz im Gegensatz zum Orientalen mit einer Mischung aus Neugier, Scheu, Furcht, Verständnislosigkeit und Roheit gegenüber. Man ließ die Leute entweder mehr oder weniger verwahrlost herumlaufen oder man isolierte sie, wenn sie gefährlich waren. Belege für die Aufnahme von Geisteskranken ins Wiener Bürgerspital haben sich erhalten: 1429 kaufte der Bürgerspitalmeister Hans Scheibelwieser zwei Schlösser »*fur die unsinigen stubl*«, es gab also eigene Räume für sie. Aus dem Jahre 1443 wird überliefert, dass im Wiener Pilgrimhaus in der Annagasse[39] eine Frau, »*di nit vol pey synnen gewesen ist*«, Tag und Nacht bewacht wurde. Die Unterbringung von Geisteskranken war nicht billig. Zwei Leute aus Weizendorf bezahlten für die Aufnahme ihres Vetters Mert, »*der nicht wol pey seiner vernunfft ist*«, dem Wiener Bürgerspital 15 Pfund.

Eine Behandlung gab es nicht. Da man der Meinung war, die Verwirrung der Sinne würde durch den »*bösen Blick*« oder vom Teufel und den Dämonen verursacht, versuchte man sein Glück mit allerlei magischen Mitteln, selbst in der Kirche: »*Der Kranke muß sich aufrecht halten, um dem Anfall vorzubeugen, und mit weitgeöffnetem Munde ein Vaterunser sprechen. Nachdem er und seine Angehörigen drei Tage und Nächte gefastet, bringe man ihn in die Kirche. Dann höre er während der Quatemberfasten am Freitag und Sonnabend die Messe. Am Sonntag lese ein guter und frommer Priester in der Kirche über dem Haupte des Erkrankten den Teil des Evangeliums, der im September zur Zeit der Weinlese vorgetragen wird. Dann schreibe der Priester diese Stelle auf ein Papier, das der Kranke um den Hals tragen muß, worauf er genesen wird.*«

Half das nicht, so mussten die bösen Geister mittels *Exorzismen* ausgetrieben werden, wie sie heute noch üblich sind[40]. Hatte man damit keinen Erfolg, so blieb ab dem 16. Jahrhundert Besessenen oft nur der Weg zum Scheiterhaufen übrig.

Heilige und Wunderheilungen

Christus ist in der christlichen Tradition der *Heiland*, der nicht nur Seelenheil, sondern auch körperliche Heilung bringt. In gläubigen Jahrhunderten richteten die Menschen ihre Hoffnung auf ihn, ferner auf Maria als Fürsprecherin und Nachfolgerin der alten, weiblichen Idole. Von Österreich aus werden noch heute Marienwallfahrten nach Lourdes veranstaltet, idealistische junge Menschen begleiten die kranken und auf Wunder hoffenden Gläubigen dorthin und manch einer findet Trost, wenn nicht Erleichterung. Als Fürsprecher werden und wurden auch weitere Heilige und Pseudoheilige angerufen. Es wäre logisch, wenn das in erster Linie Ärzte wären, unter denen es in Antike und Mittelalter etliche Heilige gab, beginnend mit dem Evangelisten Lukas. So ist es aber nicht. Man suchte Hilfe bei den Heiligen, deren Abbildungen man in jeder Kirche sah, die vielleicht sogar aus der Gegend stammten. Diese zeigten sich ihren Anhängern sogar: Es ist bekannt, dass sich in Extremsituationen (bei schwerer Krankheit, Folter oder Todesgefahr) die Grenzen zwischen Wirklichkeit und Unwirklichkeit verschieben, eine Erscheinung kein Schwindel, sondern unmittelbares echtes Erleben ist. Das Phänomen kam und kommt in allen Kulturkreisen vor. Dass durch so ein Erlebnis, aber auch durch die Wallfahrt selbst, ja schon durch das Gelöbnis einer solchen, das Immunsystem quasi »umgepolt« und Selbstheilungskräfte freigesetzt werden können, ist bewiesen. Positive Erwartungshaltung, Rituale, der ungetrübte Glaube an die Kompetenz des Heiligen hatten daran bis zur Barockzeit großen Anteil.

Echte und dauerhafte *Wunderheilungen*, die über den vorübergehenden Placebo-Effekt hinausgehen, sind nicht sehr häufig, kommen aber tatsächlich vor. Im Mittelalter waren sie wesentlich häufiger, da die medizinischen Diagnosen wegen fehlender diagnostischer Hilfsmittel und mangelndem Wissen sehr ungenau waren. Das gilt genauso für die zahlreichen *Totenerweckungen* von Scheintoten. Den Tod eines Menschen zuverlässig festzustellen, ist oft nicht so einfach, und viele Lebende wurden schon für tot erklärt. Zahlreiche Votivgaben von wunderbar Geheilten, Körperteile aus Silber, Krücken und anderes sind noch heute in Kirchen und volkskundlichen Museen zu sehen.

Heilungssuchende Österreicher wandten und wenden sich neben Maria gern an die **heilige Elisabeth** (1207–1231), die in einem Naheverhältnis zu unserem Land steht und eine ungewöhnliche Frau war. Elisabeth war die Tochter des ungarischen Königs Andreas II., zu dessen Herrschaftsgebiet damals das Burgenland gehörte, und der Königin Gertrud, einer Tochter Bertholds VI., der als Graf von Andechs, Markgraf von Istrien sowie Herzog von Meranien und Dalmatien über Gebiete herrschte, die später österreichisch wurden. König Bela IV. war ihr Bruder, im Krieg gegen ihn fiel der letzte Babenberger, ihr Schwager Herzog Friedrich II., am 15. Juni 1246. Als vierjähriges Kind kam Elisabeth auf die Wartburg, um dort gemeinsam mit ihrem zukünftigen Gatten Ludwig IV. von Thüringen (gest. 1227) als künftige Landesmutter erzogen zu werden. Das Paar zeichnete sich durch Frömmigkeit, Demut und Werke der Nächstenliebe aus und stand dem Orden der Franziskaner nahe. Elisabeth sah die Not der Menschen, Seuchen, Naturkatastrophen, Krankheiten, und versuchte mit eigenen Händen zu helfen, wo sie konnte, sie begab sich persönlich zu den Armen und Kranken. Sie gründete nicht nur ein Spital, sondern beteiligte sich selbst an der Krankenpflege. Im Herbst des Jahres 1228 trat sie als Hospitalschwester ein. Damit verleugnete sie ihre hohe Abkunft und überschritt die von ihrer Umwelt gesetzten Grenzen trotz vieler Anfeindungen, ein damals unerhörtes Verhalten, das großen Mut, Menschenliebe und Gottvertrauen bewies. Nicht zu Unrecht wurde sie schon zu Lebzeiten als Heilige verehrt und bereits vier Jahre nach ihrem Tod heilig gesprochen. An ihrer Bahre kam es zu turbulenten Szenen, ihr Leichnam wurde aus Gier nach Reliquien verstümmelt.

Damit hat die Geschichte noch kein Ende: Elisabeth wurde in der von ihr erbauten Spitalskirche in Marburg beigesetzt. Das Volk strömte in Massen zu ihrem Grab, immer wieder ereigneten sich Wunderheilungen. Im Jahre 1539 ging die Kirche auf die Protestanten über, ihre Gebeine wurden von Kirchendienern an unbekannter Stelle in der Kirche beigesetzt und fanden wieder nicht die ewige Ruhe. Denn 1588 hat der Großmeister des Deutschen Ritterordens Erzherzog Maximilian III., ein Bruder Kaiser Rudolfs II., *»zum schuldigen Andenken an die Frau Elisabeth*[41]*, verwitwete Königin von Frankreich, Erzherzogin von Österreich …, zur Bezeigung der eigenen schuldigen Verehrung und Reverenz einen Teil des Körpers der heil. Elisabeth durch seinen Almosenpfleger Kornelius von Lautern an vermeldetem Orte habe erheben, nach Wien transferieren und dem von der obgenannten Königin erbauten Stift St. Klara ausliefern und präsentieren lassen«*. Es handelte sich dabei um das Haupt und weitere Gebeine, die in Wien sehr verehrt wurden. Als das Kloster durch Kaiser Josef II. 1782 aufgehoben wurde, gelangte das Haupt in den Besitz der **Elisabethinen** (siehe S. 145), deren Orden damals bestehen blieb, da sie ein Krankenhaus, das St.-Elisabeth-Spital, führten und noch immer führen.

Die Echtheit des Schädels bestätigte der Wiener Weihbischof Edmund Maria Graf von Artz und Lassay: »*Wir haben alles wohl untersucht und geprüft und nach erkannter Authentizität obiger angeführter Gebeine und Haupt mit gebührender Ehrfurcht und Andacht in einen viereckigen, von allen Seiten kristallenen, vom reinsten Silber gefaßten und kunstreich gezierten Kasten gelegt, denselben gut verschlossen, mit roter Seide verbunden und mit unserem Siegel verwahrt … Wir erlauben, die genannten Reliquien in der Kirche zur hl. Elisabeth des erwähnten Klosters zur öffentlichen Verehrung der Gläubigen auszustellen …*« Eine moderne anatomische Untersuchung ergab, dass es sich um das Haupt einer zarten jungen Frau im Alter von 23 bis 24 Jahren handelte, das auf der Stirn eine Einkerbung aufwies, die wohl auf den Reifen zurückzuführen ist, den die Prinzessin schon als Kind zu tragen hatte. Die Reliquien werden in der *Elisabeth-Oktav* am 19. November in einem gläsernen Schrein mit Silbereinfassung am linken Altar der Kirche, Landstraße 4a, zur öffentlichen Verehrung ausgestellt. Durch ihre Ordensschwestern wirkt Elisabeth noch heute segensreich in der Krankenpflege.

Im Zuge ihres Heiligsprechungsprozesses äußerten sich siebenhundert Zeugen zu einhundertsechs wunderbaren Krankenheilungen, zu denen dann noch weitere vierundzwanzig kamen, alles bestens dokumentiert. Für Einzelheiten sei auf das Buch *Miracula*[42] von Wittmer-Butsch verwiesen. Stellvertretend für viele solcher Wunderheilungen durch Heilige wird hier eine Geschichte daraus zitiert: »*Die 30jährige Aba aus Biedenkopf (Kreis Marburg), die drei Jahre lang so geschwächt war, dass sie keine 30 Schritte weit gehen konnte, ließ sich nach Marburg bringen. Im Hospital übernachtend, träumte die Frau, daß sie bereits vor dem Grab der Heiligen weile und ihre Hand in die Grabtumba strecke, um den heiligen Körper, der ihr feucht schien, zu berühren. Mit dieser Feuchtigkeit bestrich sich die Träumerin nach dem Zurückziehen der Hand ihre Knie. Am Morgen stand Aba, die ihren Traum als direkte Handlungsanweisung verstand, auf und begab sich umgehend in die Kirche, wo sie ihre Hand in eine dafür vorgesehene Öffnung am Sarkophag der hl. Elisabeth streckte. Wie im Traum verspürte sie eine Feuchtigkeit – vielleicht fühlte sie auch nur die*

Kühle des Steins – und bestrich so, wie sie es zuvor im Traum getan hatte, ihre schwachen Glieder mit der Hand. Sogleich fühlte sie sich wesentlich besser, und nach einigen Tagen war sie völlig gesund[43].«

Weitere von der Kirche anerkannte Heilige, die in Österreich um Heilung angefleht wurden und werden, sind die Tiroler Magd **Notburga von Eben** (gest. 1313), Gräfin **Hemma von Gurk** (gest. 1045), der irische Märtyrer **Koloman** (gest. 1012, Landespatron von Österreich bis 1663), dazu kommen die »speziellen« **Pestheiligen** Sebastian (Märtyrer im 3. Jahrhundert) und Rochus von Montpellier (gest. 1327), letzterer auch für die Syphilis zuständig. Peregrin Laziosi (gest. 1345, Ordensangehöriger der Serviten) wurde bei Fuß- und Beinleiden um Hilfe angefleht, der Südtiroler Valentin (gest. 475) bei Gicht, Viehseuche, aber ebenfalls bei Epilepsie. Vielleicht aus dem Grund, weil das Wort Valentin ähnlich wie »Fallen« klingt?

Volkstümlich bei uns ist Bischof **Blasius von Sebaste** (gest. 316, Märtyrer), er soll einem Jüngling, dem eine Fischgräte im Hals steckengeblieben war, das Leben gerettet haben. Am 3. Februar wird in unseren Kirchen der *Blasiussegen* mit zwei überkreuzten Kerzen erteilt, was gegen Halskrankheiten helfen soll. Bischof Dionysius von Paris (3. Jahrhundert) wurde geköpft und soll daher gegen Kopfschmerzen helfen, er zählt wie Blasius zu den *vierzehn Nothelfern*. Bei Gallensteinen hilft der gesteinigte Erzmärtyrer Stephanus, er wird ferner angerufen wegen Besessenheit, Seitenstechen, Kopfschmerzen und um einen guten Tod. Bei Zahnschmerzen ist die Märtyrerin Apollonia (3. Jahrhundert) zuständig, der vom Pöbel die Zähne ausgeschlagen wurden. Die Liste der wundertätigen Heiligen lässt sich beliebig fortsetzen, es seien von den »alten« Heiligen noch Rupert, Wolfgang, Virgil, Vitalis und Markgraf Leopold III. genannt.

Bei so unterschiedlichen Zuständigkeiten mussten bei ein- und demselben Kranken oft mehrere Heilige zu seiner Genesung zusammenwirken. Als recht praktisch erwiesen sich dabei die Heiligenbildchen, die man auf die erkrankte Stelle auflegte. Ein Gebet um Heilung kann jedenfalls nie schaden und ist garantiert nebenwirkungsfrei.

Die hohe Medizin und der große Außenseiter

Kunstkammern und Universalgelehrte

Hochgestellte Persönlichkeiten konnten sich besonders »heilkräftige« und teure Simplicia leisten, die oft von seltenen Tieren oder Edelsteinen stammten. Weil man an allem Exotischen und Geheimnisvollen großes Interesse hatte, wurden solche Objekte gesammelt, oft in Gold oder Silber gefasst, und in den *Kunstkammern* aufgestellt, allen voran das Einhorn, der Zahn des Narwals, das an Wert Gold und Edelsteine übertraf. Aus heilkräftigen Steinen verfertigte Schalen und Becher dienten zur Bereitung von Elixieren, Amulette und Korallen halfen gegen den bösen Blick. Das Potenz fördernde *Rhinozeroshorn* wurde zu Prunkpokalen gestaltet, goldgefasste Bezoare als Mittel gegen jedes Gift zu Tafelschmuck oder Anhängern gemacht. In den Kunst- und Wunderkammern gab es darüber hinaus vergoldete astrologische und physikalische Instrumente. Die Verknüpfung von Alchemie, Philosophie, Astrologie, Magie, Medizin und Mathematik ist typisch für die damalige Zeit. Die Wissenschaften waren keineswegs streng voneinander getrennt, sie bildeten eine Einheit in der Vielfalt. Aus dem Grund sind damalige Gelehrte nur schwer in ein Schema zu pressen, denn sie beschäftigten sich nicht nur mit einem abgegrenzten wissenschaftlichen Teilbereich. Daher befassten sich Ärzte nicht nur mit der Heilkunst, sondern traten auch als Geografen, Historiografen und sogar Politiker hervor. Medizinisch-wissenschaftlich boten sie nichts Neues, sie waren in der Tradition Galens und der Theorie erstarrt. Die Wiedergeburt antiker Lehre und Wissenschaft in der Renaissance erwies sich für den medizinischen Fortschritt im österreichischen Raum (und nicht nur hier) als Bremse, nur auf dem Gebiet der Anatomie und Chirurgie ging es langsam aufwärts.

Erzherzog Sigismund von Tirol (1427–1496) umgab sich mit einer ganzen Ärzteschar, die er in seiner verschwenderischen Art bestens bezahlte. An seinem Hof mussten ständig zumindest zwei Buchärzte anwesend sein, doch selbstverständlich gehörten auch Leibchirurgen zum Hofstaat, darunter der jüdische Wundarzt **Seligmann** von 1451 bis 1476, ferner **Klaus von Matrei**, der für seinen Herrn ein *Arzneibüchlein* zusammenstellte. Er wurde übrigens von den Buchärzten der Scharlatanerie bezichtigt, wogegen er sich heftig zur Wehr setzte. Ab 1452 stand ein Hofapotheker ebenfalls in Sigismunds Diensten, ein gewisser Ludwig Pigloli.

Während der Regierung Kaiser Maximilians I. und König Ferdinands I. hielt sich der ganze Hof immer wieder längere Zeit in Innsbruck auf und benötigte ärztliche Dienste. Unter Ferdinand II. von Tirol wurden Innsbruck und Schloss Ambras zu einem Zentrum der Gelehrsamkeit. Er war in erster Ehe mit **Philippine Welser** (1527–1580) verheiratet, die sich unter anderem mit der Heilkunde beschäftigte. Ihr mit eigener Hand geschriebenes Koch- und Arzneibuch wird noch heute in Schloss Ambras aufbewahrt. Dies entsprach den Traditionen der adeligen Gutsherrinnen, zu deren Aufgaben immer die Herstellung von Arzneien für ihre Hausangehörigen zählte. Unter den Gelehrten rund um das Paar befanden sich etliche bekannte Ärzte, von denen der Protomedicus **Andreas Gallus** (gest. vor 1565) aus Trient, **Antonio Maria Venusti** (1529–1585) aus Kampanien und **Georgius Handsch** (1529–1595) aus Böhmen erwähnenswert sind, der ein Schüler Mattiolis war, ab 1561 die Stelle des Protomedicus bekleidete und als Schriftsteller hervortrat.

Zu den interessantesten Ärzten aus diesem Kreis zählte **Pietro Andrea Mattioli** (1501–1577) aus Siena, der Philosophie, Medizin und Naturgeschichte an der Universität von Padua studiert hatte. Er beschränkte sich als einer den wenigen nicht auf buchärztliches Wissen und gelehrte Diskurse, sondern erwarb sich in Perugia chirurgische Fähigkeiten. Danach arbeitete er in Rom in zwei Spitälern für unheilbar Kranke. Ab 1527 war er praktischer Arzt in Südtirol und widmete sich in

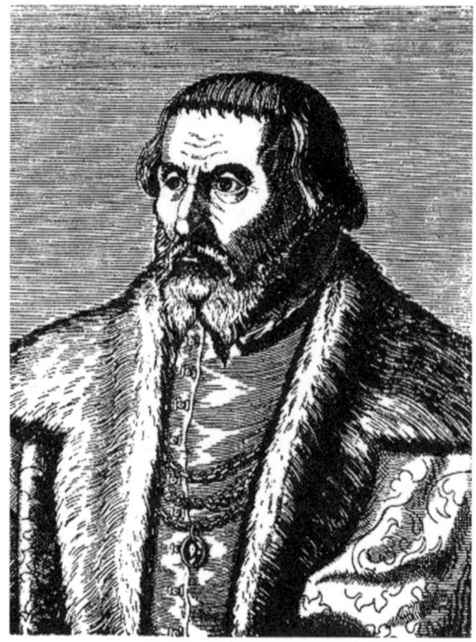

Protomedicus am Hofe Erzherzog Ferdinands II. von Tirol: Pietro Andrea Mattioli aus Siena.

seiner Freizeit voller Begeisterung der Botanik, vor allem der Alpenflora. 1554 wurde er Leibarzt von Erzherzog Ferdinand II. von Tirol und schließlich von Kaiser Maximilian II. in Prag. Zeitgenossen berichten über ihn, er sei ein eitler und rechthaberischer Mensch gewesen, der jeden beschimpfte, der eine andere Meinung als er vertrat oder der ihm gar einen Fehler nachwies. Er verfasste einen Kommentar[44] zum *Dioskurides* (siehe S. 17), der mehr als sechzig Auflagen erreichte. Das Werk enthält nicht nur die aus dem Dioskurides bekannten Simplicia, sondern bringt eine Reihe von Pflanzen, die in anderen damals gängigen Kräuterbüchern nicht enthalten beziehungsweise ganz neu in Europa waren. So beschrieb Mattioli als einer der ersten die aus Amerika eingeführte und damals allgemein noch gelbe Tomate, die er den *goldenen Apfel* (mala aurea) nannte. Die erste Abbildung der Rosskastanie in einem europäischen Kräuterbuch stammt von ihm. Übrigens hat Carl von Linné ihm zu Ehren die Levkoje mit dem Gattungsnamen Matthiola versehen. Mattioli starb in Trient an der Pest.

Paulus Ricius (1480–1542) aus Grub in Südtirol, auch Rici, Ricci, Riccius, Ritz oder Paulus Israelita genannt, wurde 1530 als »von Sprinzenstein[45]« geadelt und war mit einer Gräfin verheiratet. Er war 1505 vom Judentum zum Christentum konvertiert, wurde Professor an der Universität Pavia und ab 1514 Leibarzt von Kaiser Maximilian I. sowie Erzieher und Berater des späteren Kaisers Ferdinand I. Er bemühte sich um die Versöhnung von Talmud und Kabbala mit der christlichen Lehre und versuchte zwischen katholischer und protestantischer Konfession zu vermitteln, indem er sich gegen die Bilderverehrung wandte.

Giovanni Pietro Merenda (gest. 1567) war einige Zeit für die Gesundheit der Kinder Ferdinands I. verantwortlich. Er arbeitete zusammen mit seinem Schwiegervater Giovanni Cazan in Schwaz und als Wanderarzt in ganz Österreich, bevor er diesem 1742 als Physikus in Oberösterreich nachfolgte.

Georg Tannstetter (1482–1535), besser bekannt unter dem Namen **Collimitius**, war gebürtiger Deutscher aus Rain[46] am Lech und studierte in Ingolstadt. Von Conrad Celtis wurde er an die Wiener Universität geholt, wo er ab 1503 Mathematik unterrichtete, Vorträge über Astronomie, Astrologie und Arzneikunde hielt und eine gelehrte Gesellschaft, die *Collimitiana*, stiftete. 1510 wurde er Leibarzt von Kaiser Maximilian I., der ihn um 1516 mit dem Prädikat »von Thanau« in den Adelsstand erhob. Maximilians Enkel König Ferdinand I. holte Tannstetter 1530 als Leibarzt und Lehrer für seine Kinder, den späteren Kaiser Maximilian II. (1527–1576) und Erzherzog Ferdinand II. von Tirol (1529–1595), nach Innsbruck, wo er bis an sein Ende lebte. Sein Porträt von Bernhard Strigel befindet sich im Liechtenstein Museum in Wien. Collimitius war ein sehr vielseitiger und fleißiger Mann, ein typisches Universalgenie der Renaissance und ein Dichter. Anlässlich der Pestepidemie von 1521 verfasste er eine Schrift zu deren Bekämpfung. 1523 tröstete er in einem Buch[47] die Wiener, die sich vor Hochwasser und anderen Gefahren fürchteten. Er schrieb ein Werk über die Mathematiker an der Wiener Universität. Als Kartograf zeichnete er zusammen mit seinem Schüler, dem Ungarn Rosetus Lazarus, die erste 1528 in Ingolstadt aus vier Holzschnitten gedruckte Landkarte Ungarns. Von Tannstetters Vorlesungen über Iatromathematik hat sich eine Mitschrift erhalten, das *Artificium* *de applicatione Astrologiae ad Medicinam:* Die Studenten wurden in die auf astrologischen Grundlagen basierende ärztliche Tätigkeit eingeführt. Da die Gestirne auf alle irdischen Körper und daher auf die Krankheiten und deren Verlauf ihren Einfluss ausüben, sollte der Arzt mit Hilfe der Astrologie zu Diagnose, Therapie und Prognose gelangen. Dass sich Tannstetter dann in Tirol noch mit Geologie beschäftigte, verwundert bei seiner Vielseitigkeit nicht.

Zu den angesehenen Ärzten der **Universität Wien** zählten neben den schon erwähnten Doktoren Aygel, Creuzer, Schrick, Hebersdorf, Steber und Stainpeis noch Nikolaus von Fürstenfeld, Ulrich Grünwalder, Jakob von Stockstall, Johannes Rogg de Hamborch, Erasmus Rieder von Landshut, Mert Guldein von Weißenburg (Mittelfranken), Michael Gresel, Kaspar Griessenpeck von Landshut, Johannes Krull von Seligenstadt, die Wiener Wenzel Hart, Peter Volczian und Christoph Kreuzer. Einige weitere Ärzte sind bis heute besser bekannt, jedoch nicht wegen ihrer medizinischen Leistungen:

Der aus Grein stammende **Johannes Tichtel** (1445–1506) studierte ab 1471 an der medizinischen Fakultät der Universität Wien und praktizierte (illegal) ab 1472, obwohl er erst 1474 den Grad eines Bakkalaureus erlangte. Nach seiner im Jahre 1476 erfolgten Promotion lehrte er an der Medizinischen Fakultät. Er verfasste ein Tagebuch, geschrieben auf den Vorsatzblättern eines von ihm verwendeten Lehrbuchs des Avicenna (siehe S. 25), das den Zeitraum 1477 bis 1495 umfasst. Es ist das älteste Tagebuch, das sich in Wien erhalten hat, und es ist sehr persönlich. Tichtel schrieb seine privaten und beruflichen Erfahrungen, sein Familienleben und seine Gefühle auf und kommentierte die politischen Ereignisse seiner Zeit: Er führte ein angenehmes Leben, war wohlhabend und angesehen. Seine Gattin war die Schwester seines Kollegen Bartholomäus Steber. Das Paar besaß neben reichem Weingartenbesitz in der Umgebung Wiens zwei Häuser in der Stadt (heute Sterngasse 5 und Franziskanerplatz 5). Er behandelte Kranke in Wien und Umgebung. Neben seinem eher mageren Professorengehalt verdiente er gut;

er verlangte einen ungarischen Gulden pro Visite und notierte alle seine Einnahmen. Heiter und zeitlos mutet es an, dass er häufig in Naturalien entlohnt wurde: Die Patienten brachten teures Weißbrot, Wein, Ferkel, Geflügel, darunter Fasane und Rebhühner, Schmalz und sogar Wachs zur Beleuchtung. Aus seinen Aufzeichnungen erfahren wir seine Diagnose- und Heilmethoden, darunter Harnschau, Aderlass und Kuren bei den Thermalquellen von Baden, die er für sich und seine Familie ebenfalls in Anspruch nahm.

Mit dem damals in Wien herrschenden Ungarnkönig Matthias Corvinus (1443–1490) fand er sich, zwar bedauernd, aber ziemlich gut ab und bedankte sich bei ihm für Honorare mit Segenswünschen. Als der König überraschend verstarb, passte sich Tichtel sofort den neuen politischen Gegebenheiten an: der Rückkehr der Habsburger. Er liebte seine Familie und notierte familiäre Ereignisse, Geburten, Taufen, Geburtstage, kaufte sich zum Leopolditag (15. November) neue Kleider und wallfahrte nach Klosterneuburg. Er verehrte die Ärztepatrone Cosmas, Damian und Lukas, und war gut Freund mit seinen Standesgenossen. Dem *Poeta laureatus* Conrad Celtis stellte er sein Haus für Vorlesungen zur Verfügung. Wie sein Schwager Steber gehörte er dessen literarisch-wissenschaftlicher Gelehrtengesellschaft *Sodalitas Danubiana* an. Alles in allem: ein angepasster Mann, ein Bilderbuchleben.

Der selbstbewusste Karrieremensch Hans Spießheimer, besser bekannt als **Johannes Cuspinian** (1473–1529), stammte aus einer Schweinfurter Ratsbürgersfamilie und kam 1493 nach Wien, wo er 1499 promovierte. Im Jahre 1497 war er einer der Mitbegründer der *Sodalitas Danubiana*, deren Versammlungen ab 1510 oft in seinem Haus in der Singerstraße 10 stattfanden. Er war für seine Beredsamkeit bekannt, die er allerdings nicht an die Studenten verschwendete. Als glühender Anhänger und Leibarzt von Kaiser Maximilian I. wurde er mit dem landesfürstlichen Amt eines Stadtanwalts betraut, bald darauf wurde er Vorsitzender des Geheimen Rates des Kaisers. Er war zweimal als Gesandter in Ungarn unterwegs, wo er die Doppelhochzeit zwischen Habsburgern und Jagellonen vorbereitete, über die er dann später einen

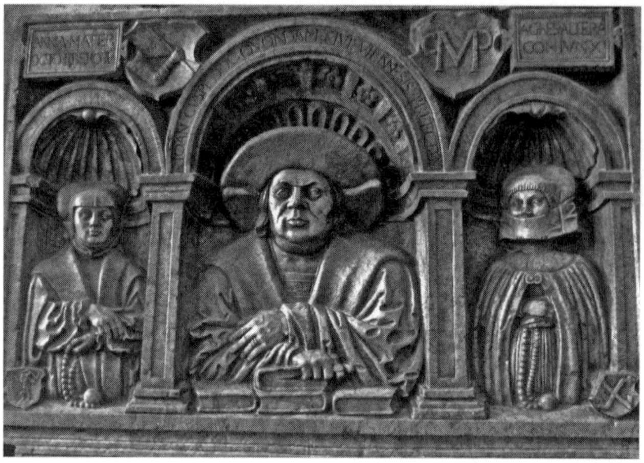

Das Denkmal Cuspinians im Stefansdom (Ausschnitt).

Bericht verfasste. Cuspinian trat nie als Mediziner hervor, er verließ die Stadt sogar während einer Pestepidemie. Berühmt wurde er als Historiker durch die erst nach seinem Tod veröffentlichte Geschichte Österreichs (*Austria,* 1533) und sein Werk über die römischen Kaiser (*De Caesaribus et Imperatoribus Romanis*, 1540).

Cuspinian war ein einflussreicher Mann, daher versuchte ihn Martin Luther vergeblich auf seine Seite zu ziehen: Er richtete vom Reichstag zu Worms 1521 am Abend vor seinem berühmten Auftritt vor Kaiser Karl V. (1500–1558) einen Brief an ihn: »*Nicht ein Tüttelchen* (Anm.: werde ich) *widerrufen in aller Ewigkeit, so mir Christus gnädig ist.*« Cuspinian blieb ihm und der Reformation gegenüber abweisend und kühl. Lucas Cranach der Ältere[48] malte ihn zusammen mit seiner ersten Frau Anna Putsch, Bernhard Strigel zusammen mit seiner zweiten Frau Agnes Stainer, verwitwete Kisling, und seinen beiden Söhnen als *Heilige Sippe*[49]. Cuspinian stiftete einen Altar in der Deutschordenskirche mit den Figuren seiner Namensheiligen Johannes, Anna und Agnes. Begraben wurde er im Dom, sein prachtvolles Epitaph aus rotem Marmor gleich neben dem Haupteingang zeigt ihn mit beiden Frauen und den acht Kindern aus erster Ehe. Agnes hat ein Tuch vor dem Mund – sie war kinderlos, also für die Nachwelt stumm.

Wolfgang Lazius (1514–1565), Sohn eines eingewanderten Arztes aus Stuttgart und Neffe des Bürgermeisters Hermes Schallautzer, war ebenfalls ein Allroundgenie und trotz Erhebung in den Adelsstand weit weniger von sich eingenommen als der überhebliche Cuspinian, er blieb mehr Gelehrter als Höfling. Auch er war Professor und kaiserlicher Leibarzt, hatte aber als Militärarzt und als Arzt in Wiener Neustadt praktische Erfahrungen gesammelt. Seine Bedeutung lag ebenfalls nicht auf medizinischem Gebiet. Er war Vorsteher der kaiserlichen Sammlungen, Hofhistoriograf und Kartograf, dem die älteste zusammenfassende Wiener Stadtgeschichte *Vienna Austriae* zu verdanken ist und ebenso die erstmalige kartografische Erfassung der Stadt Wien, der Steiermark und weiterer zehn Territorien der Habsburger (*Typi chorographici provinciarum Austriae*). Von seiner Sammlung römischer Altertümer, die er im Lazenhof (Judengasse) aufgestellt hatte, blieb leider nichts erhalten.

Als Kronprinz Maximilian (II.) im Jahre 1552 in Wien einzog, brachte er einen Elefanten mit. Aus Angst vor dem Tier kam es zu einem riesigen Tumult. Lazius und zwei weitere kaiserliche Leibärzte, Wilhelm Arragos und Crato von Krafftheim, bemühten sich, die Menge zu beruhigen. Sie erklärten, dass dieses Tier Elephas genannt werde und kein gefährliches Untier, sondern im Gegenteil sehr gutmütig und gelehrig sei. *»In Afrika und Asien«*, versicherten sie, *»verrichtet dieses Tier nützliche Dienste.«* Sie wiesen darauf hin, dass man aus sei-

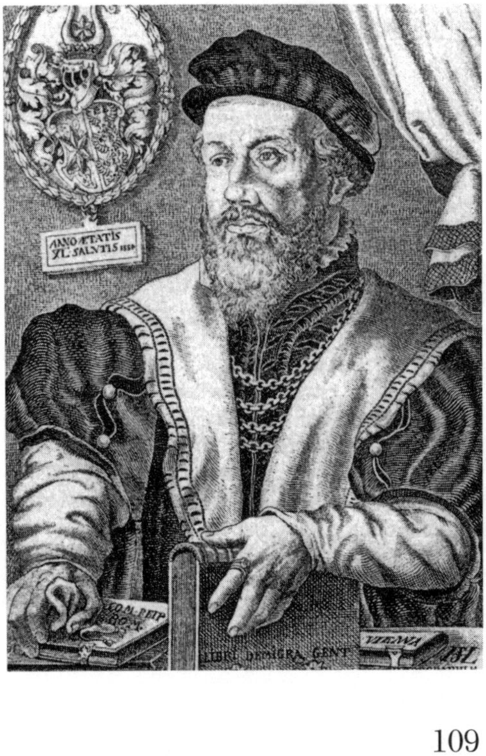

Wolfgang Lazius; Kupferstich von H. S. Lautensack, 1554.

nen Zähnen das köstliche Elfenbein gewinne, »*das dem Gold gleich geachtet wird und mit dem die Türen am Tempel Salomons belegt gewesen sind*«. Prinz Maximilian erweise also der Wissenschaft einen großen Dienst, indem er das Tier aus Spanien mitgebracht habe. Die Wiener hörten auf die Leibärzte, vor allem auf den ihnen vertrauten Lazius, und beruhigten sich. Nach seinem Tod wurde Lazius in der auf seine Kosten neu renovierten Peterskirche beigesetzt, wo sein Grabstein noch heute zu sehen ist.

Johann Aicholz (1520–1588) trat 1547 zum evangelischen Glauben über, promovierte in Padua zum Doktor der Medizin und Philosophie und ließ sich 1557 als Arzt in Wien nieder, wo er die Professur für Anatomie an der Universität erhielt und als Magister sanitatis zum Mitglied der Fakultät wurde. Er legte gemeinsam mit Paul Fabricius und dem niederländischen Botaniker Carl Clusius den ersten botanischen Garten Wiens in der Rossau an, in dem viele seltene Pflanzen, darunter die Kartoffel, kultiviert wurden und den Medizinstudenten als Anschauungsobjekte dienen konnten. Aicholz wurde später von Kaiser Rudolf II. nach Prag berufen und starb als reicher Mann.

Auf Kaiser Ferdinands I. Befehl fand im Jahre 1563 in Wien ein **Menschenversuch** statt. Der Henker verabreichte einem zum Tod verurteilten neunzehnjährigen Dieb in Anwesenheit vieler Ärzte, Studenten und Stadträte eine halbe Drachme (2,18 Gramm) Arsenik in einer dicken Zuckermasse. Eine Stunde später erhielt der Delinquent eine Auflösung von *Bezoarstein* in Borretschwasser (Borrago, Gurkenkraut) als Gegengift. Ein gewisser Diomedes Cornarius berichtet als Augenzeuge, dass der Dieb »*nach heftigsten Entleerungen*« den Versuch überlebte. Offenbar war die giftige Säure durch den Kalk des Bezoars gebunden und der Brechreiz durch das Borretschwasser ausgelöst worden. Alle waren mit dem Resultat zufrieden: Kaiser Ferdinand I. war von der Wirksamkeit des Bezoars als *Antidot* (Gegengift) überzeugt, die Ärzte hatten einen aufregenden Versuch miterlebt und der arme Sünder seine Freiheit gewonnen.

Der große Außenseiter: Paracelsus

Weder als Hof- noch als Leibarzt, weder als angesehener Universitätsprofessor noch als Staatsmann, nicht als wohlhabender und in den Adelsstand erhobener Höfling, sondern als mutiger Einzelgänger und Reformator der Medizin ist **Philippus Aureolus Theophrastus Bombastus von Hohenheim**, besser bekannt als Paracelsus, in die Geschichte der Heilkunst eingegangen, obwohl seine Lehren nicht unumstritten waren. Sein Wirken gilt – neben der Anatomie des Vesalius – als Wendepunkt zwischen der mittelalterlichen und der neuzeitlichen Medizin, denn es befreite ihn und die wenigen, die ihm folgten, vom Zwang der Autoritäten. In seiner Person trafen die Kenntnisse eines Bucharztes mit dem Wissen eines erfahrenen Chirurgen, Astrologen, Alchemisten, Mineralogen und Empirikers zusammen. Zu seinen Lebzeiten wurden nur vierundzwanzig seiner unzähligen Schriften gedruckt, die er in der Nacht und auf seinen Reisen zu schreiben pflegte. Tagsüber war er als Arzt und Naturforscher tätig.

Entscheidend für seine Schreibwut war die Tatsache, dass er klein und unansehnlich war, stammelte und stotterte. In öffentlichen Streitgesprächen und Disputationen und ebenso in vertraulichen Unterredungen und privaten Debatten fühlte sich Paracelsus den Gesprächspartnern mit Recht oft unterlegen, weil er aus dem Stegreif nicht so argumentieren konnte, wie er es gern gewollt hätte – ein großer Nachteil in einer Zeit, in der Akademiker in Rhetorik und Dialektik glänzten. Im Anschluss an die Wortgefechte schrieb er daher seine Gedanken nieder und ließ sie ihnen zukommen, weil er nur so die ihm eigene gewaltige und bilderreiche Sprache einsetzen konnte. Woher kam diese Eigenart?

Die forensische Paracelsus-Forschung konnte unlängst feststellen, dass er zwar im Erscheinungsbild ein Mann, laut morphologischem und epigenetischem Befund jedoch ein Zwitter mit ausgeprägten weiblichen Körpermerkmalen war. Wissenschaftler sprechen von einem angeborenen *Adrenogenitalen Syndrom*. Solche Menschen verfügen oft über besonders hohe Intelligenz, sind schwierig im Umgang und neigen zu

Jähzorn – genau wie Paracelsus von Zeitgenossen beschrieben wird. Er war *»der Venus kein zutitler«*[50], hatte nie Kontakt zu einer Frau – da er chromosomal selber eine war.

Paracelsus wurde 1493 als Sohn des Arztes, Naturforschers und Alchemisten Wilhelm Bombast von Hohenheim bei der Teufelsbrücke an der Sihl in der Nähe des Ortes Einsiedeln in der Schweiz geboren. Nach längerer Wanderschaft gelangten Vater und Sohn 1502 nach Villach, wo sich Paracelsus bei seinem Vater, einigen geistlichen Lehrern, in der Stadtschule und in der Lateinschule des Benediktinerstiftes St. Paul im Lavanttal eine gediegene humanistische Ausbildung sowie theologische Grundkenntnisse erwarb. 1507 oder 1509 verließ er die Stadt, besuchte die Universitäten von Basel, Tübingen, Wittenberg und Wien, wo er 1510 den Grad eines Bakkalaureus der Medizin erhielt. 1513 ging er nach Ferrara, wo er 1515/16 zum *Doktor beider Arzneien* (Innere Medizin und Chirurgie) promovierte. Anschließend reiste er als Militärarzt mehrere Jahre lang durch ganz Europa, von Spanien bis Schweden, von Russland bis Kroatien. 1524 ließ er sich erstmals als Arzt in Salzburg nieder (Pfeifergasse 11). Da er gemäß seines Mottos: *»Alterius non sit, qui suus esse potest!«* (Keiner sei einem anderen hörig, der sein eigener Herr sein kann!) 1525 bei den Bauern- und Bergknappenaufständen auf deren Seite stand, musste er fliehen. Paracelsus war in seiner ganzen Haltung antiautoritär, er vertraute nur auf Tatsachen: *»Daß einer wisse und nit wähne!«*

Wo Paracelsus auftauchte, kam er mit der Obrigkeit in Konflikt. Stets stritt er mit der ansässigen Ärzteschaft, weil sie Hippokrates, Galen (siehe S. 17) oder Avicenna (siehe S. 25) noch immer als unfehlbare Autoritäten ansah. Er hingegen verließ die überlieferten Lehrmeinungen und trat für eigene Erfahrung und Beobachtung ein: *»Es ist verfehlt, in der Medizin sein Wissen vom Hörensagen und Lesen zu schöpfen.«* Auf seinen Reisen sammelte Paracelsus als Arzt und Chirurg viele praktische Erfahrungen beim einfachen Volk, dem seine Zuneigung galt, und lernte dabei dessen Heilmethoden kennen.

Im Jahre 1527 wurde er als Stadtarzt und Professor der Medizin nach Basel berufen. Seine erste Vorlesung hielt er traditionell in lateinischer

Sprache über die Zusammensetzung der *Composita* nach Galen. In einer zweiten Vorlesung über *Geschwüre, offene Wunden und andere Gewächse am Leib* sprach er zum Ärger der Ärzteschaft und zur Freude der Studenten deutsch, was zuvor noch an keiner medizinischen Fakultät vorgekommen war. Sein Ausspruch »*Die Wahrheit müsse nur deutsch gelehrt werden*« entsprach reformatorischem Gedankengut und sorgte für Unruhe ebenso wie seine ständigen Angriffe auf Kollegen. Schließlich musste er die Stadt noch im selben Jahr fluchtartig verlassen.

Über Colmar und Esslingen zog Paracelsus weiter in die wohlhabende Reichsstadt Nürnberg, wo er einen Verleger für einige seiner Schriften fand. Mit seinem Traktat *Vom Ursprung und Herkommen der Franzosen sampt der Rezepten Heilung* von 1529, in der er sich mit der bis dahin unerforschten Syphilis auseinandersetzte, trat er erstmals unter dem Namen Paracelsus (= der über Celsus Stehende) auf. Dann finden wir ihn wieder auf rastloser Wanderschaft durch Deutschland, die Schweiz und Österreich. Er war schlechter gekleidet als jeder fahrende Quacksalber, trug einen langen, nach Fuhrmannsart genähten Leinenkittel und führte ein langes, zweihändiges Schwert mit Knauf bei sich. Ende 1537 weilte er aufs Neue in Wien (Lugeck 7 im Laszlahaus, dem späteren Federlhof), wo ihm die gelehrte Ärzteschaft bewusst aus dem Weg ging. Was hätten schließlich diese eleganten Herren, die sich mit »wichtigeren« Dingen als der Medizin zu beschäftigten hatten, mit dem streitsüchtigen, armseligen Einzelgänger anfangen sollen?

Hohenheims Besuch bei König Ferdinand I. wurde durch den Leibarzt **Crato von Krafftheim** überliefert, einem Gegner Paracelsus', der selbst nicht dabei war, sondern die Geschichte nur vom Hörensagen kannte: Die Torhüter erkannten in dem schlecht gekleideten Ankömmling nicht den erwarteten berühmten Arzt und Alchemisten und verweigerten ihm zuerst den Zutritt zum König. Paracelsus soll dem kranken König dann Malvasierwein mit etwas darin aufgelöstem Pulver verabreicht und eine Schwitzkur angeordnet haben, wonach es dem hohen Patienten wieder gut ging. Er habe Paracelsus gefragt, ob die Goldmacherei möglich sei und ihm eine schwere Goldkette geschenkt, was wohl ins Reich der Fabel zu verweisen ist. Crato schreibt ferner, dass Ferdinand seinen Besucher für einen Schwindler gehalten habe. Wie dem auch sei – über Paracelsus' Aufenthalt in Wien gab es bald eine Menge Geschichten, die Wahrheit, Dichtung und Wunschdenken miteinander verwoben.

1538 zog Paracelsus weiter nach Villach und hielt sich bis 1540 in Kärnten auf. In der Schrift *Sieben Defensiones* schildert er seinen lebenslangen Kampf gegen die Ärzte, in einer weiteren, *Labyrinthus medicorum errantium*, den Irrgarten der Ärzte. In Neuburg an der Donau lernte er den Salzburger Erzbistumsverweser Ernst Prinz von Bayern kennen, der ihn nach Salzburg einlud. Paracelsus bezog darauf hin nach langer Zeit wieder eine eigene Wohnung im Haus am Platzl 3. Am 21. September 1541 diktierte er im Wirtshaus *Zum weißen Ross* (Kaigasse 8) dem Notar sein Testament. Drei Tage später starb er und fand im Sebastiansfriedhof seine letzte, wenn auch nicht ganz ungestörte Ruhe.

Über die Todesursache des umstrittenen Mannes wurde viel diskutiert, Gerüchte über seine Ermordung hielten sich lange Zeit. »*Theophrast wurde nicht bloß von den Ärzten angefeindet, sondern mehr noch von den Apothekern. Diese verstanden sich untereinander, und einer von ihnen, von der nachmals sogenannten Niderlapotheke, brachte ihm Gift bei. Als Paracelsus dies merkte, befahl er seinem Diener, ihn allein zu lassen und die Türen zu schließen. Nachdem dies mehrere Tage gedauert hatte und der Doktor, wie leicht zu entnehmen war, die ganze Zeit weder Speis noch Trank zu sich genommen hatte, wurde dem Famulus um seinen Herrn bange. Er nahm sich daher das Herz, schloß die Tür auf und sah nach seinem Herrn. Da entstand ein großes Unheil. Denn Paracelsus hatte es durch seine Kunst dahin gebracht, daß das Gift samt dem anliegenden Magenschleim in einem grünen, glasartigen Klumpen durch den Schlund langsam heraufgezogen wurde und schon ganz in der Gurgel angelangt war, als der Diener dazukam. Da rutschte es plötzlich wieder in den Magen hinunter und Paracelsus war verloren.*« Als die Chemiker der Gerichtsmedizin seine Gebeine untersuchten, fanden sie stark überhöhte Quecksilberwerte. Paracelsus litt vermutlich an einem *Bezold'schen*

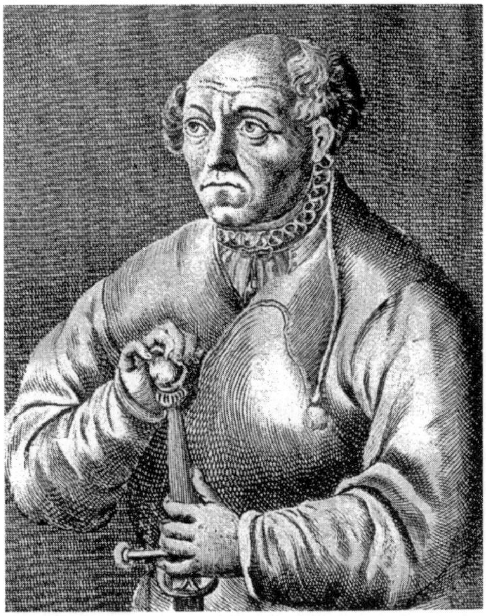

Paracelsus; Stich von Augustin Hirschvogel, 1540.

Abszess[51] und behandelte sich selbst mit Quecksilberarzneien.

Eine andere Geschichte ist ebenfalls ins Reich der Fabel zu verweisen: »*Die übrigen Ärzte, so heißt es, verschworen sich wider ihn. Bei einem Gelage im Wirtshaus Zur rostigen Pechpfanne am Kai* (Paracelsus liebte einen guten Tropfen) *wurde er während einer angestifteten Rauferei über zwei Stiegen herabgeworfen, erhielt einen Schlag auf den Schädel und andere Wunden, so daß er bald darauf starb. Später nahm man kein Bedenken, seinen Schädel mit dem merkwürdigen Bruch vorzuzeigen, von welchem behauptet wurde, derselbe habe nur bei lebendigem Leibe so beigebracht werden können.*« Die Beschädigungen am Skelett sind laut der jüngsten Untersuchungen aber nicht auf eine etwaige Ermordung, sondern auf Spatenverletzungen anlässlich der häufigen Exhumierungen zurückzuführen.

Paracelsus war ein Reformator der Medizin und ein Theologe von Rang, der seine Kraft aus dem Glauben schöpfte. Die theologischen, moralischen, medizinischen, astrologischen und alchemistischen Gedanken des Paracelsus und ihre Interpretation füllen ganze Bibliotheken und können hier nicht behandelt werden. Wer sich damit beschäftigen will, sei auf das Wirken der Internationalen Paracelsus-Gesellschaft in Salzburg hingewiesen. Seine Originaltexte hat die Universität Braunschweig online gestellt.[52] Er war der letzte, der ein eigenes Gesamtgebäude der Medizin erarbeitete und schließt damit die Epoche des Mittelalters ab. Er brachte in die Zukunft weisende Ideen aus Italien in unseren Raum, die von der Chirurgie und der Anatomie ausgingen. Für Österreich stellt

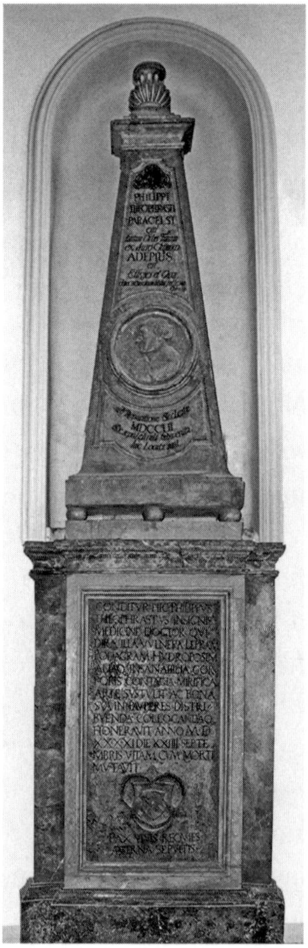

Das Paracelsus-Denkmal in Salzburg mit dem Originalgrabstein von 1572 als Sockel und dem Obelisken von 1752, der die Gebeine enthält.

er eine der größten ärztlichen Persönlichkeiten dar, war aber lange vergessen.

Zeit seines Lebens bekämpfte Paracelsus die Schulmedizin. Im Gegensatz zur scholastischen Lehre, dass jede Krankheit vom Ungleichgewicht der Körpersäfte her rühre, war er der Auffassung, dass körperfremde Substanzen den Körper von außen angriffen und sich durch chemische Mittel bekämpfen ließen. Paracelsus legte damit den Grundstein für die moderne Arzneimittellehre. Der sichtbare Körper war für ihn im Sinne der Hermetik nur Teil eines nicht sichtbaren vollständigen Körpers. »*Denn der Mensch kann nur vom Makrokosmos aus erfaßt werden, nicht aus sich selbst heraus. Erst das Wissen um diese Übereinstimmung vollendet den Arzt.*«

Auf seinen zahlreichen Reisen erwarb er sich großes Wissen auf dem Gebiet der Alchemie, insbesondere der Mineralogie: »*Alle Arzney ist in der Erden …*«. Den »*Stein der Weisen*« und das »*Elixier des ewigen Lebens*« hat auch er nicht gefunden. Viele seiner Heilmittel basierten auf der Annahme, »*gleiches könne durch gleiches geheilt werden*«, was in der Homöopathie noch heute eine Rolle spielt.

Seine Grabinschrift lautet: »*Hier liegt begraben Philippus Theophrastus, der berühmte Doctor der Medizin, welcher die schwersten Wunden, Aussatz, Gicht, Wassersucht und andere unheilbare Infektionen in wunderbarer Kunst behob. Alle seine Güter vermachte und vererbte er den Armen und vertauschte am 24. September 1541 sein Leben mit dem Tode.*«

Volksbräuche und Aberglaube

Die Volksmedizin

Das Wort Volksmedizin stammt aus dem 19. Jahrhundert und versteht sich als Gegensatz zum Wort Schulmedizin. Genau genommen fällt jede heilende Tätigkeit darunter, die nicht durch staatlich anerkannte Institutionen gelehrt und nicht mit staatlicher Erlaubnis praktiziert wird. Durch gezielte »Aufklärung« und entsprechende Regelung »von oben« wurde sie im 19. Jahrhundert rechtlich ausgegrenzt und möglichst lächerlich gemacht. Den Anstoß dazu gab übrigens die Homöopathie, die heftigst bekämpft wurde.

Die praktische Medizin einschließlich der Geburtshilfe lag im Mittelalter in den Händen der Frauen, die ihre Kenntnisse innerhalb der Familie erwarben, anwandten und weitergaben. Einige taten sich dabei hervor, so dass sie in der Nachbarschaft oder im ganzen Dorf oder Tal zu helfen hatten. Ihre Arzneimittel stellten sie meist selbst her, die nötigen Substanzen sammelten sie entweder selbst oder kauften sie bei *Kräuterhexen* und Wanderhändlern, die Dosierung richtete sich nach ihrer Erfahrung. Für das kranke Vieh waren – wegen der nötigen Körperkräfte – immer schon eher die Männer zuständig, wer besonders tüchtig war, behandelte bald auch Menschen. Im ländlichen Raum gab es fast überall eine *doctorin* oder einen Bergdoktor, den *Bauerndokta*, das waren oft alte Bäuerinnen und Mägde, Knechte oder Hirten. Etliche waren Wasenmeister (Tierkörperverwerter) oder gar Scharfrichter beziehungsweise deren Familienangehörige, die zwar nicht »ehrbar«, dafür aber um so fähiger waren.

Alle diese Leute waren Empiriker, aber zum Unterschied von den fahrenden Heilkünstlern – unter denen sich übrigens ebenfalls zahlreiche Frauen befanden – blieben sie in ihrer Heimatgemeinde sesshaft, unauffällig und dem jeweiligen Ortspfarrer als untadelige Katholiken bekannt. Jahrmarktsklamauk, Starstechen, Bruch- oder Steinschneiden waren ihre Sache nicht, wenn es aber um Blutstillung und Wundversorgung, verrenkte Glieder oder innere Leiden ging, halfen sie gern. Gar nicht so selten brannte der Bauerndoktor Kräuterschnaps, den er verkaufte. Seine Künste sprachen sich oft ziemlich weit herum, man suchte ihn im Bedarfsfall auf oder holte ihn. Er war für Mensch und Vieh zuständig, verlangte kein Geld und sprach wenig. Man bedankte sich bei ihm mit einer guten und üppigen Mahlzeit, einer Flasche Wein, einem Schinken oder ein paar Eiern, manchmal nur mit einem Gebet. Oft waren es ganz unschuldige Mittelchen, die er verschrieb, manchmal, wenn der Kunde etwas »Richtiges« verlangte, handfeste Tierarzneien. In der Regel war er klug genug, der Natur nur ein wenig nachzuhelfen. Denn – so dachten die Leute – war die letzte Stunde gekommen, so half ohnedies kein Mittel mehr. Wenn aber nicht, dann wurde man wieder gesund.

Das war übrigens – neben den hohen Preisen und der Unerreichbarkeit der Schulärzte – einer der Hauptgründe, warum man sich erst gar nicht an diese wenden wollte. Da ging man schon lieber sonst wohin. *»In Krankheiten nahm man daher nicht zu natürlichen, sondern zu übernatürlichen Mitteln seine Zuflucht. Man fragte Priester, alte Weiber, Gaukler, Scharfrichter und andere Menschen um Rath, nur Aerzte nicht«*, schreibt Michael Vierthaler in seinem Bericht *»Reisen durch Salzburg«* im Jahre 1799. Solange jedermann die Heilkunde ausüben durfte, gab es kein Problem. Ab dem 18. Jahrhundert kam es wiederholt zu Prozessen gegen die *»pfuschenden Weiber«*.

Echte Schwierigkeiten bekamen die Bauerndoktoren aber erst im 19. Jahrhundert, als immer mehr »studierte« Ärzte (Doktoren der Medizin, Wund- und Tierärzte) aufs Land kamen und sofort den Kampf vor allem gegen die weiblichen *Kurpfuscher* (der Ausdruck stammt erst aus der Zeit des 19. Jahrhunderts) aufnahmen, den sie in der Stadt schon längst gewonnen hatten. Die meisten Anzeigen gingen von den Wundärzten aus. In den Gerichtsprozessen gegen die Heiler stand das Volk meist auf deren Seite. Die approbierten Ärzte mussten sich bei der Bevölkerung, die ihnen skeptisch gegenüberstand, erst durchsetzen, wobei sie »von oben« nicht nur durch Vorschriften und Kontrollen, sondern auch propagandistisch durch Druckwerke wie den Volkskalender und die Predigten der Geistlichkeit unterstützt wurden. Schließlich konnten die Mediziner – interessanterweise noch bevor ihre Künste denen der Bauerndoktoren überlegen waren – ihr Behandlungsmonopol auf dem Land durchsetzen, allerdings nur bei dem Teil der Bevölkerung, der krankenversichert war.

Volks- und Schulmedizin beeinflussten einander Jahrhunderte lang. Paracelsus lernte viel von den Bauerndoktoren: *»Ich habe über 80 Bauern gekannt, die die Kräuter nur wegen ihrer Form und Anatomie mit den Krankheiten verglichen haben, und sie haben vor meinen Augen damit wunderbar und gut geholfen.«*. Zur Blutstillung verwendete man die Schafgarbe, deren frischer Saft auf Wunden geträufelt wurde. Die Pflanze wird daher Blutstillkraut, Blutkräutl, Streatzer oder Bluatstiller genannt und war schon Plinius dem Älteren (gest. 79 n. Chr.) als Wundkraut bekannt. Bei Übelkeit hilft ein Glas »Kranebitter« oder Enzian recht gut. Arnikatinktur lindert Verrenkungen, Tee aus Salbeiblättern, Kamillen- oder Schafgarbenblüten ist bei allerlei Beschwerden hilfreich und viel Kümmel im fetten Schweinsbraten verhindert Blähungen. Siebzig Prozent aller heute verwendeten Medikamente sind pflanzlichen Ursprungs.

»Nix ist gut für die Augen« hört man noch gelegentlich alte Leute auf dem Land sagen. *»Augennix«*, Nix alba (weißer Schnee, Zinkoxyd) war als Augensalbe auf dem Land sehr beliebt und wird in der Augenheilkunde noch immer verwendet.

Nicht bei allen alten Volksmitteln ist die Wirkung unumstritten, und manche überlieferten Rezepte enthalten abstoßende Animalia (Beispiele: Mumia, Kot, Urin), sind gefährlich (Beispiele: Tollkirsche = Belladonna, Hittrach = Arsenik aus Hüttenrauch-Ablagerungen) oder zumindest lächerlich: So trugen bis ins 19. Jahrhundert viele Bauern, Jäger und Forstleute *Gamskugeln* (Gemsensteine) bei sich, gebildet in den Pansen des Gamswildes aus Verdauungsrückständen, Harz, Pflanzenresten und Haaren. Diese preiswerten heimischen *Volksbezoare* galten als Amulette gegen Schwindel, Pest und Melancholie, vor allem konnte man sie im medizinischen Notfall pulverisiert in Wein einnehmen.

Der steirische Arzt und Schriftsteller Doctor **Adam von Lebenwaldt** (1624–1696), Benediktiner und Stiftsarzt von Admont, schrieb ein Buch über die Kraft und Tugend der Gemsenkugel. Seiner Meinung nach entsteht sie aus einer bestimmten Mischung von Wurzeln und Kräutern, die Gemsen zur Verdauungsförderung fressen. Er hielt die Kugeln für ein unübertreffliches Heilmittel gegen Haupt-, Herz-, Magen- und Gedärmkrankheiten. Er verfasste ein *Land-, Stadt- und Hausarzneibuch,* dichtete und komponierte. Von Kaiser Leopold I. wurde er für seine Verdienste mit der Würde eines *Pfalz- und Hofgrafen* und der Lorbeerkrone eines *Poëta laureatus* ausgezeichnet. Der Papst erhob ihn zum Öffentlichen Apostolischen Notar. Von seinen Ärztekollegen hielt Lebenwaldt nichts und schrieb ihnen zum Nachruf:

Hier liegen:
Mörder in der Artzeney,
Betrüger in der Alchimey,
Ketzer in der Theologey,
Führer zu der Zauberey
Tieff in der Erden begraben,
Sonst wurdens g'fressn von den Raben.

Magische Bräuche und Hexenwahn

Zahlreiche alte Arzneibüchlein haben sich in Österreich erhalten und zeigen, dass die Signaturenlehre in der Volksmedizin gern mit Magie verbunden wurde. Die »richtige« Zubereitung und Anwendung des Heilmittels wertete dieses auf und erhöhte seine Wirkung beim wundergläubigen Volk. Im Steirischen Volkskundemuseum befindet sich aus

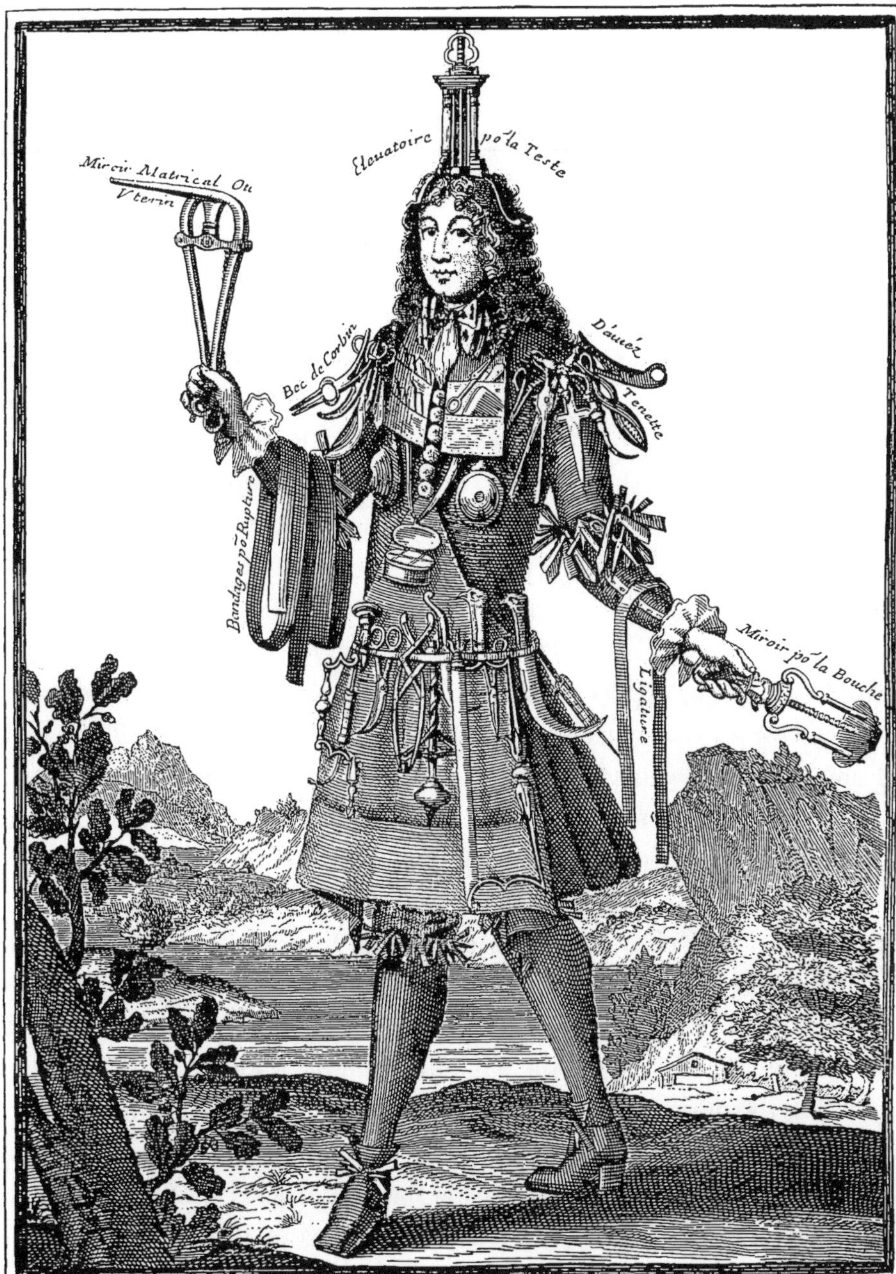

Karikatur auf die wandernden Chirurgen und Wundärzte (Stich aus dem 17. Jahrhundert).

Oberwölz aus dem frühen 17. Jahrhundert *Ein Schennes arzeney Biechlein. So durch mich Hannß Michaeln Schifer Zusamen getragen worden*[53], das alte Vorlagen aus Arznei- und Wunderbüchlein wiedergibt. Ort und Zeitpunkt der Gewinnung der Arznei, Jahreszeit und Phasen des Mondes spielen ebenso eine Rolle wie die Art der Verabreichung. Ähnliches findet sich in anderen Arzneibüchlein.

Der *Frauendreißigst* oder *Dreiß'gen* ist die Zeit zwischen Maria Himmelfahrt und Maria Geburt: Es heißt, dass in diesen Tagen ein dreifacher Segen auf Tieren und Gewächsen ruht, die den Menschen nützlich sind. Deshalb ist deren heilsame Wirkung um das Dreifache erhöht, und giftige Tiere und Wanzen können in der Zeit keinen oder nur geringen Schaden bringen. Deshalb sammelten die Bäuerinnen Sträuße von Blumen und Kräutern für Tee, aber auch Himmelbrand, Frauenschuh, Wegwarte, Mohn, Kornblumen, brennende Liebe, Rauten, Johanniskraut, Wermut, Wohlgemut, Mutterkraut, Sinngrün, Tausendguldenkraut und das »heilige« Karbendelkraut (thymus serpyllum). Von ihm sagt man, dass sich Maria, als sie »übers Gebirg« zu ihrer Base Elisabeth ging, darauf niedersetzte. Ferner wurden Donnerkugeln (Stechapfel) und *Baslgoam* (Basilicum), Edelweiß, Sonnenblumen, gelbe Ringelblumen und noch viele andere Pflanzen dazu gebunden. Die Büschel wurden am Maria Himmelfahrtstag oder zu Maria Geburt in der Kirche am besten von einem Franziskaner oder Kapuziner geweiht. Danach wurden die *Weihbuschen* unters Dach zum Trocknen gehängt. Erkrankte das Vieh, bekam es solche geweihten Kräuter ins Futter. Kranken Menschen gab man sie in die Hand oder hängte sie ihnen um den Hals, band sie auf den kranken Körperteil oder legte sie auf eine Wunde. Der Tee soll Kranke unfehlbar gesund machen, vor allem wenn man etwas Krötenpulver dazugab. Man pflegte in den *Dreiß'gen* Kröten (Höppinnen) zu fangen und sie bei lebendigem Leib aufzuspießen und trocknen zu lassen, dann nagelte man sie an die Stalltüren als Schutz gegen Hexerei. Krötenpulver streute man beim Buttern ins Fass, das machte den Zauber einer *Butterhexe* unschädlich. Es galt ferner als Mittel gegen *Wildnis* (Rotlauf).

Zu den Mitteln der Heilkunst zählen bis heute einige abergläubische

Bräuche, die – wenn schon keinen Nutzen – zumindest keinen Schaden verursachen, sofern es nur um kleine »Wehwehchen« oder eingebildete Leiden geht und man sich im Ernstfall nicht darauf verlässt. Dazu gehört jede Form von Heilsegen, die wir heute nur mehr als Kleinkinder-Reime kennen. *»Heile, heile Segen, drei Tage Regen, drei Tage Schnee, es tut nicht mehr weh!«* Das Sprüchlein wirkt, wenn man das Kind dabei in den Arm nimmt. Das magische Denken war früher nicht auf Kinder beschränkt, daher wirkten solche und ähnliche Sprüche, verbunden mit ritualisierten Gesten, auch bei Erwachsenen. Dazu gehört das Besprechen von Warzen ebenso wie die zahlreich überlieferten Beinsegen. Eine weitere Methode ist das *Umbinden* von Körperteilen, wodurch man sie mit einem heilenden oder schützenden Kreis umhegt. So hilft bekanntlich der Faden um den kleinen Finger gegen Nasenbluten und das *Blumenkranzerl* gegen Kopfschmerzen. Daher tragen wir so gerne Ketten, Armbänder, Ringe: Das Umbinden wird mit heilenden Pflanzen oder Metallen und Edelsteinen kombiniert.

Zu erwähnen sind ferner die *Umhängemedikamente*. *Neidfeigen* gegen den bösen Blick sind (in Silber gefasste) Anhänger aus Korallen, Elfenbein, Serpentin oder Perlmutter. Fraisketten gegen Krämpfe bei Kindern (*Fraisen*) sind mit Halbedelsteinen, Tierzähnen, Münzen und Heiligenbildchen versehen. Grüner Malachit wurde für Wehenkreuze verwendet, aus Achat stellte man Gichtkugeln her. Einen Aufschwung erlebte die Verbreitung solcher Amulette natürlich in Pestzeiten, wo man sein Heil bei den vielfältigsten und obskursten »Abwehrmaßnahmen« suchte. Beliebt war das *Antoniuskreuz* (in der Form des griechischen Buchstabens Tau), das gegen das *Antoniusfeuer* ebenso wirken sollte wie gegen die Pest.

Man versuchte, Krankheiten abzubeten, vor allem den gefürchteten *Wurm* in all seinen Erscheinungsformen, wie Zahnwurm, Ohrwurm, Fingerwurm, Lendenwurm, Herzwurm und natürlich auch die echten Parasiten, oder ein anderes Leiden abzustreifen. Dazu kroch man durch Kummets, Kleidungsstücke, Baumwurzeln, Höhlen, und ließ das Leiden hinter sich. Eine weitere magische Methode war die *Transplantation*, die natürlich mit dem modernen Begriff überhaupt nichts zu tun hat. Darunter verstand man die Übertragung, das *Wenden*, einer Krankheit vom Patienten auf ein Tier, eine Pflanze, ein Metall, einen Stein oder einen anderen Gegenstand. Man hielt Gimpel in Kinderzimmern, denn es hieß, diese Vögel würden alle Kinderkrankheiten anziehen. Gichtkranke sollten eine Katze mit ins Bett nehmen. Will man aber ein Leiden loswerden, indem man es auf einen anderen Menschen überträgt, ist Vorsicht am Platz – denn hier beginnt die schwarze Magie.

Vom 16. bis zum 18. Jahrhundert gehörte der Glaube an das Wirken von **Hexen** zum Alltagsleben. Die Zeiten waren schlecht, jeder Tag konnte Tod und Verderben bringen: Wer nicht selbst durch seine Sünden Gottes Strafe auf sich gezogen hatte, suchte andere Schuldige – die Hexen. Sie waren von bösen Geistern oder vom Teufel besessen und für alles Übel verantwortlich. Erkrankte jemand oder gab die Kuh keine Milch, war ein Mann impotent oder blieben die Trauben sauer, gelang die Butter nicht oder hagelte es – eine Hexe steckte dahinter, und das bestätigten selbst Ärzte und Geistliche. Dagegen half nur die Vernichtung der Dämonen in der Hexe, sei es durch Exorzismen oder durch Feuer. Der Papst hieß dies gut und »gelehrte« Männer bemühten sich um eine rasche und gründliche Durchführung.

Hatte in der Urkirche noch jeder Christ das Recht, im Namen Christi zu exorzieren, so änderte sich das im 3. Jahrhundert und wurde zum Vorrecht der geistlichen Exorzisten. Formeln und Rituale wurden 1614 im *Rituale Romanum* vereinheitlicht und schriftlich fixiert. Luther lehnte die Anwendung von Exorzismen bei Kranken ab, daher blieb die »Besessenheit« (nicht aber der Glaube an Hexen) auf katholische Regionen beschränkt. Ab dem 18. Jahrhundert verdrängte die Aufklärung langsam das religiös dominierte Weltbild und mit ihm die bösen Geister. Die Medizin machte einige Fortschritte, psychische Krankheiten wurden als solche erkannt. Bei einfachen Leuten in entlegenen Gegenden hielt sich aber noch lange der Glaube an böse Geister, wie in folgender Geschichte erzählt wird:

»Auf dem Edenhof außerhalb Natters wurden plötzlich alle Kühe krank, und man schickte schleunig nach dem nächsten Bergdoctor. Die-

ser machte sich nach Betläuten auf den weg. Als er schon ein gutes Stück weit gegangen war, begegneten ihm drei Weibspersonen mit weißen Schürzen und weißen Kopftüchern, welch' letztere sie tief ins Gesicht heruntergezogen hatten. Sie zischelten sehr lebhaft miteinander und hielten dabei den Kopf gesenkt, daß er ihnen nicht ins Antlitz sehen könne. Als sie an ihm vorbeikamen, verstand er nur die leise gesprochenen Worte: Der thuat ins nicht, der thuat ins nicht.

Der Quacksalber dachte sich: Ah aso, sein de Leit um die Wege, und beschleunigte seine Schritte, um schneller an Ort und Stelle zu sein. Im Edenhof angelangt, erkundigte er sich sofort, wie es um das Vieh stehe und erhielt zur Antwort: Der gonze Stol ist kronk. Darauf verfügte er sich mit den Bauersleuten in den Stall, sah jedoch, daß nur eine Kuh wirklich krank war und gab ihr etwas ein. Den übrigen, sagte er, könne er nicht helfen, man müsse den Stall aussegnen lassen. Andern Tags kam auf die bitte des Bauern ein Kapuziner von Innsbruck herauf. Derselbe erkannte sogleich, daß die übeln Leute über das Vieh gekommen waren, benedictierte den Stall aus, und alles Hexenwerk war hin und oh[54]*«.*

Der Erfinder des Anderl von Rinn

Eine schillernde Persönlichkeit war **Hippolytus Guarinoni(us)** (1571–1654), der schon als Kind mit seinem Vater, einem der Leibärzte Kaiser Maximilians II. und Kaiser Rudolfs II. nach Wien und Prag gekommen und dann von den Jesuiten erzogen worden war. Er studierte in Padua und hätte im kaiserlichen Dienst eine große Karriere machen können, ging jedoch nach Hall, wo er Stadtphysikus, Salinenarzt und 1598 Stiftsarzt des königlichen Damenstiftes wurde. Dort lebten zwei Schwestern Kaiser Ferdinands II. (1619–1637), die reizlosen Erzherzoginnen Christierna (sic!) und Eleonora. Guarinoni war nicht nur ein anerkannter Praktiker, sondern gab verschiedene Schriften heraus. 1610 erschien seine zeit- und sittengeschichtliche Schrift *Grewel der Verwüstung menschlichen Geschlechts. Zu sondern Nutz, Glück, Heil, Wolfahrt, langen*

Gesundt, zeitlich und ewigem Leben ganz hochlöblicher teutscher Nation neulichst gestellt durch Hippolyt von Guarinonium. Besonders intensiv setzte er sich mit der Bekämpfung verschiedener Seuchen in seinem 1612 ebenfalls in Ingolstadt gedruckten *Pestilenz Guardien, für allerley Stands Personen* auseinander.

Guarinoni war sehr volks- und naturverbunden, berichtet sein Biograph, der Jesuit Schmidt: »*Obwohl er ein weltlicher Herr … begab er sich jetzt auf das Feld, bald auf das Gebirg hinauf, die kleine Jugend oder das andere unwissende Alter in christlicher Lehr zu unterweise … Sein helles Auge erkannte jedoch auch die Übelstände im Haus und in der Wirtschaft der Bauern, überall dachte er auf Verbesserungen, auf Abschaffung verrotteter Sitten, auf Hebung guter Bräuche, löblicher Anstalten.*« Als ehemaliger Zögling der Jesuiten stellte sich Guarinoni ganz in den Dienst der Gegenreformation. Er erbaute die Karlskirche in Volders, wobei er nicht nur den Bau als *Meister Pölten* leitete, sondern sich fleißig als Arbeiter und Maurer betätigte. Dabei soll er übrigens ein Wunder vollbracht haben: Oberhalb der Baustelle löste sich ein Stein und drohte auf die Arbeiter zu stürzen. Auf einen Zuruf Guarinonis stand er still und niemand wurde verletzt. Man mauerte ihn sichtbar in der Kirche ein und fügte eine Tafel mit der Geschichte hinzu. Auf einem Fresko in der Kirche, das von Martin Knoller um 1765 gemalt wurde, sieht man den Wundermann, der dort mit Frau und Kind, darunter Drillinge (!), begraben liegt.

Da Guarinoni die Heiligenverehrung als wesentlichen Bestandteil der Volksfrömmigkeit erkannte und mit seiner Heilkunst wohl oft am Ende war, förderte er die Verehrung der Tiroler Heiligen Notburga aus Rattenberg, einer einfachen Dienstmagd aus dem 14. Jahrhundert, an deren (vermutetem) Grab schon etliche Wunder geschehen waren. Ihr Kult wurde aber erst 1862 vom Papst anerkannt, ohne dass je eine Heiligsprechung erfolgte. Damit nicht genug, unterstützte Guarinoni den Kult um den *wundertätigen Kindermärtyrer* Simon von Trient, einem angeblichen »Ritualmordopfer« der Juden. Am Gründonnerstag des Jahres 1475 verschwand der zweieinhalbjährige Simon, Sohn eines Gerbers aus

Trient. Drei Tage später, am Ostersonntag, fand man seine verstümmelte Leiche in einem Bach. Da in unmittelbarer Nähe ein prominenter Jude wohnte, verdächtigte man diesen der Untat. Im folgenden Prozess nannten die Richter den Tod des Kindes einen »von Juden ausgeführten Ritualmord«. Vierzehn Juden wurden daraufhin hingerichtet, die übrigen vertrieben und die Synagoge niedergebrannt. Bei einer modernen Untersuchung des Falls im Jahre 1963 stellte sich heraus, dass die Beschuldigungen unrecht und die jüdischen Bürger unter Folter zu ihren Geständnissen gezwungen worden waren. Der Kult Simons, von Papst Sixtus V. im Jahre 1588 bestätigt, wurde daraufhin vom Trienter Erzbischof Alessandro Maria Gottardi mit Billigung des Vatikans aufgehoben.

Guarinoni war offenbar zu einer Zeit, als Juden in Österreich geduldet waren, von großem Hass gegen sie erfüllt – wobei sich die Frage erhebt, ob dies in Zusammenhang stand mit einer persönlichen Feindschaft und seiner merkwürdigen Abkehr vom kaiserlichen Hof. Die schaurige Geschichte von Simon genügte ihm nämlich nicht, er erfand gleich eine weitere dazu: die Legende vom *Anderl von Rinn*[55], die bis zum heutigen Tag nachwirkt. Wieso ein Mann, der als Universalgenie bezeichnet wurde, so eine ungeheuerliche Lüge erfinden und verbreiten konnte, wird wohl ewig ein Rätsel bleiben. Es gab keinen Anhaltspunkt dafür, weder einen realen Todesfall noch entsprechende Gerichtsakten oder Berichte, als er 1642 einen hundertfünfzig Jahre zurückliegenden »Ritualmord« am kleinen Andreas behauptete, der angeblich auf einem Stein, dem *Judenstein*, geschehen war. Der Vatikan erkannte *Anderl von Rinn* als Märtyrer an. Unnötig zu sagen, dass die Nationalsozialisten die Geschichte eifrig aufgriffen. Anderls Festtag wurde erst 1953 vom Innsbrucker Bischof Paulus Rusch aus dem kirchlichen Kalender gestrichen, 1985 wurden die angeblichen Gebeine Anderls vom Altar der Rinner Kirche entfernt, das antijüdische Fresko wurde übermalt. 1989 wurde die Neuordnung des Patroziniums auf den Titel *Mariä-Heimsuchung* verfügt und die Kirche neu geweiht. Die alljährlichen offiziellen Wallfahrten zum *Judenstein* gingen jedoch noch bis 1994 weiter, die inoffiziellen gegen den Willen der Amtskirche sogar bis heute.

Im Zeichen der Pest

Die Medizinische Fakultät in der Neuzeit

Da die Fakultät darnieder lag, bemühte sich schon König Ferdinand I. in den Jahren 1537 und 1554 um eine Reform, wobei ihn **Franz Emerich** (1496–1560) unterstützte. Die (theoretische) Freiheit der Lehre trat gegenüber dem Staatsinteresse in den Hintergrund, die Professoren wurden zu staatlich ernannten und besoldeten Lehrkanzelinhabern (Ordinarien), die für die Ausbildung von brauchbaren und rechtgläubigen Ärzten zu sorgen hatten. Emerich selbst war ein guter Arzt, er führte eine große Praxis und erteilte neben seinen anatomischen und chirurgischen Vorlesungen Unterricht am Krankenbett im Wiener Bürgerspital, doch er blieb ein Einzelfall. Er hielt nichts von der allseits beliebten Urinschau und verließ sich lieber auf die genaue Beobachtung des Pulsschlags für die Diagnose. Ab 1559 stand der Anatomie auf Veranlassung Lazius' wenigstens ein Lehrsaal zur Verfügung, wo drei Wochen im Jahr hindurch Übungen stattfinden sollten.

1594 hatte sich die Fakultät von ihrem durch Syphilis, Türken, Reformation und geringem Ansehen verursachten Studentenschwund etwas erholt, es gab immerhin schon wieder fünfzig Medizinstudenten. Protestanten waren aber nun vom Studium und allen akademischen Funktionen ausgeschlossen. Medizinische Forschung und neue Wege auf dem Gebiet der Anatomie, Pathologie, Chirurgie und Arzneimittelkunde fanden auch aus diesem Grund in Wien noch lange keinen Eingang in die Lehre, die streng nach den approbierten Lehrbüchern erfolgte.

Die allgemeine Lebenserwartung war zu Beginn der Neuzeit niedrig. Aus den Totenbeschauprotokollen von 1649 entnehmen wir, dass von einhundert Geborenen bereits ein Drittel bei der Geburt oder im ersten Lebensjahr starb und nur fünfzehn älter als sechzig Jahre wurden. Die Medizinische Fakultät trug weiterhin nichts Brauchbares zur Verbesserung dieser Situation bei, nicht im 16. und 17. Jahrhundert, da die Professoren ein geringes Salär bezogen und sich den Lebensunterhalt in der Praxis erwerben mussten. 1688 heißt es in einem Bericht an die Regierung, dass »*in dieser Wienerischen Universität so viele Jahre hero von denen Professoribus in Medicina gar wenig gehöret worden, daß selbige ihre Scienz am Tag gegeben oder in Druck hätten ausgehen lassen, als wann die Wienerische Universität in Schlaf liegete oder gar keine solches Studium mehr zu Wien da wäre. Da herentgegen kundbar ist, wie vigilant und embsig die Professores bei anderen hohen Schulen in Teutschland wären, was für schöne Bücher selbige beschreiben und was für nutzbare Opera sie in Druck aufsetzen und publizieren lasseten*«.

Promotionen fanden nur alle fünf bis sechs Jahre statt, dafür aber mit jedem erdenklichen Prunk, was die Kandidaten sehr teuer kam. Viele Studierende zogen die billigere und bessere Ausbildung im Ausland vor und ließen sich dann in Wien mit dem *Repetitionsakt* nostrifizieren. Für ausländische Wissenschaftler, die den Unterricht hätten moderner gestalten können, fehlte das Geld. Dieses fehlte überhaupt an allen Ecken und Enden, man konnte sich Reformen nur schrittweise leisten, und da legten sich noch viele Besserwisser quer.

Mehrere Ärzte kamen bei ein- und demselben Patienten häufig zu völlig unterschiedlichen Diagnosen und daher ebenso unterschiedlichen Behandlungsmethoden, was die Leute verunsicherte. Die Kranken befürchteten, dass eine falsche Therapie ihre Gesundheit noch zusätzlich zerrütten würde. Es gab noch immer weder verlässliche Diagnosehilfen wie Fieberthermometer oder Mikroskop, noch wirkungsvolle Heilmittel, und nur die wenigsten Ärzte hatten schon innere Organe bei Sektionen gesehen. Sie konnten sich immer noch nur auf ihre Sinnesorgane und ihre Beobachtungsgabe verlassen, was aber nicht ausschloss, dass es selbst damals gute Ärzte gab, die intuitiv die richtige Behandlungsweise fanden. 1718 machte die Fakultät wenigstens eine Reihe von Vorschlägen zur besseren ärztlichen Ausbildung, der Anatomieunterricht wurde ins Bürgerspital verlegt und endlich ernst genommen. Im weiteren Verlauf des 18. Jahrhunderts wurden allmählich treffendere Diagnosemethoden erfunden, indem physikalische Erkenntnisse nun auch in der Medizin angewandt wurden. Es brauchte allerdings seine Zeit, bis sie zum Allgemeingut der Ärzte wurden.

In sanitätspolizeilicher Hinsicht gab es seit König Ferdinand I. allmählich Fortschritte, da die Regierung in die Belange des täglichen Lebens generell mehr und mehr eingriff. 1540 wurde die erste *Infektionsordnung* erlassen, mit der die Bevölkerung Anweisungen zu vorbeugenden und heilenden Maßnahmen erhielt, und alle Wundärzte aufgefordert wurden, Verdachtsfälle von Pest sofort zu melden. Im selben Jahr wurde von der Fakultät die Stelle eines *Magister sanitatis* als Leiter für die Pestangelegenheiten geschaffen, den die Regierung bezahlte. Später setzte sich die Bezeichnung *Stadtphysikus* für den jeweiligen Amtsträger durch. Der erste war Franz Vesalius, ein Verwandter des berühmten Anatomen Andreas Vesalius, der aber bald an der Pest starb, ein Schicksal, das die meisten seiner Amtsnachfolger teilten. Um 1646 arbeitete daher die Fakultät eine neue Instruktion für den *Magister sanitatis* aus, die ihn verpflichtete, bei Epidemien jeden Kontakt mit Gesunden zu vermeiden. Zu seinen Aufgaben gehörten die Totenbeschau, die Rezeptüberwachung der Pestkranken und die Untersuchung von Verdachtsfällen. Ab 1713 gab es zusätzlich einen weiteren Amtsarzt für die Vorstädte.

Die Pest war und blieb Jahrhunderte lang das zentrale Gesundheitsproblem. Größere Pestepidemien gab es in Österreich in den Jahren 888, 1006 bis 1009, 1312/13, 1337, 1348, 1370, 1381, 1410/11, 1435, 1521, 1529, 1541, 1563, 1570, 1586, 1588, 1679, 1691 und 1713/14. In kleinerem Ausmaß trat die Krankheit aber auch in etlichen anderen Jahren auf, sie war und blieb eine ständige Bedrohung.

Um mögliche Krankheitsträger zu isolieren, wurde auf Kosten der Gemeinde Wien 1657 der *Kontumazhof* (Kontumaz = Quarantäne) bei der schon 1647 geweihten Rochus-Kapelle eingerichtet. Er befand sich am Alsergrund hinter dem heutigen Josephinum und war dazu bestimmt, »*alle von der Pest infizierten Personen nach ihrer Genesung, ebenso jene Leute, die um Infizierte gewesen, derselben gewartet, sie gehoben u. gelegt haben, 40 Tage lang Contumaciam machen u. ehender nicht unter andere Leute geschweige in die Stadt hineinzulassen*«. Unmittelbaren Anstoß zu diesen vorbeugenden Maßnahmen gab ein Leibarzt Kaiser Leopolds I.:

Johann Wilhelm Mannagetta (1588–1666) aus Wilhelmsburg, dessen Großvater Valentino aus Bologna ins Land unter der Enns eingewandert war, hatte in Padua Medizin studiert und wurde Professor, Historiograf und Leibarzt dreier Kaiser. Für seine zahlreichen Verdienste wurde er 1630 mit dem Titel eines *Comes palatinus* und 1637 eines Reichsritters »von Lerchenau« ausgezeichnet. Er setzte durch, dass ab 1638 alle Bader, nicht wie zuvor nur diejenigen von Wien, sondern von ganz Österreich ob und unter der Enns von der medizinischen Fakultät approbiert werden mussten, was einen wesentlichen Erfolg im Kampf gegen das Pfuscherwesen bedeutete. Im Jahre 1655 gründete er in seinem Haus an der Kärntnerstraße die *Mannagetta'sche Familienstiftung* für fünf bis sechs arme Studenten. Er liegt im Stefansdom begraben. Gemeinsam mit seinem Nachfolger Sorbait brachte er eine Pestordnung heraus, die wesentlich zur Verbesserung des Gesundheitswesens beitrug. In ihr wurde unter anderem befohlen: »*Daß Erstens kain Bluet, Eingewaid, Krebs, Schnecken, Ayrschallen oder anderer Unflat auff denen Gassen oder Plätzen außgegossen; in gleichen kain todte Hund, Katzen oder Geflügel auf die Gassen geworffen, sondern ain und anders aus der Stadt hinauß getragen werde.*« Wie schmutzig muss es in Wien gewesen sein!

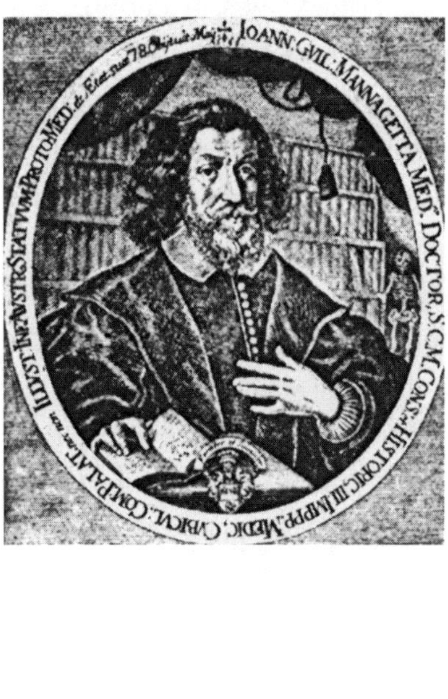

Johann Wilhelm Mannagetta.

Die Pestordnung wollte die weit verbreitete Trunksucht eindämmen und brachte ein abschreckendes Beispiel: »... *erzählt man sich von einem Dudelsackpfeifer, welcher in einem Wirtshaus eingeschlafen war, für einen an der Pest Verstorbenen gehalten und in die Pestgrube auf andere unbedeckte Körper geworfen worden war. Als er aber erwachte und um sich griff, meinte er, daß es diejenigen wären, mit welchen er getrunken hatte und wollte sie ermuntern, zog aus dem Sacke seine Pfeife hervor und pfiff, wodurch die mit einer anderen Leiche ankommenden Totenträger nicht wenig erschrocken sind.*« 1694 gab der Schlesier Feigius in einem Büchlein diesem Helden den Namen **Augustin**.

Paul de Sorbait

Der aus Montbliart im Hennegau stammende Paul Sorbait (1624–1691) hatte in Padua Medizin studiert, bevor er sich im Jahre 1652 als ordinierender Arzt ans Wiener Bürgerspital verpflichtete und sich gleich als Pestarzt auszeichnete. 1654 wurde er an die Fakultät berufen, bekleidete in der Folge dort etliche Ämter und wurde zum Leibarzt der Kaiserinwitwe Eleonore Gonzaga II. (1630–1686) bestellt. Er war ein energischer Mann, konnte aber recht grob werden: So soll er einer alten Hofdame, die schwer krank war und nicht leben und nicht sterben konnte, gesagt haben: »*Die alten Weiber, die haben die Seel überquer, daß sie nit raus kann.*«

1678 erkannte er noch vor deren Ausbreitung den Ausbruch der Pest und wurde zum niederösterreichischen Regimentsrat für das öffentliche Gesundheitswesen ernannt. Er gehörte als einziger Arzt dem *Consilium sanitatis* der Stadt an, man könnte ihn als ersten Amtsarzt bezeichnen. Hätte die Obrigkeit damals seine Ratschläge zur Abwehr und Bekämpfung der Pest nicht aus finanziellen Gründen abgelehnt, wäre die Zahl der Opfer vermutlich geringer gewesen. Sorbait stellte resignierend fest: »*Es ist doch eine aeterna veritas, wann Gott will ein Land strafen, so verblendet er die Öbrigkeit.*« Im Jahr darauf wurde er vom Kaiser mit der Oberaufsicht über das gesamte Sanitätswesen betraut, bevor der ganze Hof die

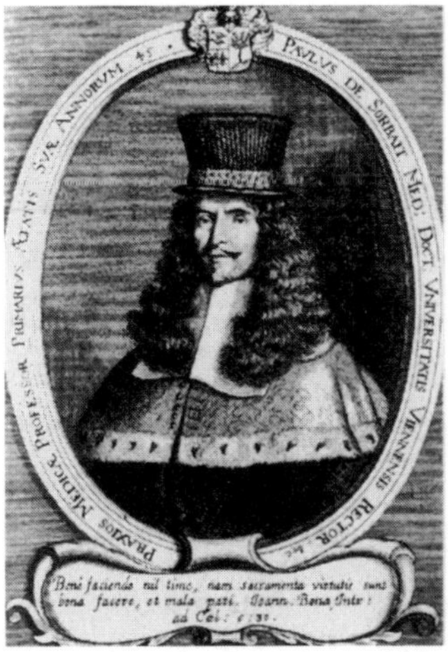

Der Pestarzt Paul de Sorbait.

Stadt verließ und sich zuerst nach Mariazell zum Gebet und dann nach Prag in Sicherheit begab. Wer es sich irgendwie leisten konnte, tat es ihm nach, selbst Ärzte, Siechknechte und Totengräber liefen davon. »*Und welches die Menschen noch mehr ansporntе zu der eilfertigen Flucht, war das traurige Spektakel der hin- und herliegenden Totenkörper auf der Gassen. Daher in kurzen Tagen die Wiener Stadt also volklos geworden* …«, berichtet der berühmte Prediger Abraham a Sancta Clara.

Natürlich gelang es Sorbait nicht, die Seuche einzudämmen, denn die anderen Mitglieder des Consilium sanitatis waren nicht zur Zusammenarbeit bereit, die hygienischen Zustände waren katastrophal und wirksame Heilmittel gab es nicht. Sorbait berichtet: »*Am Anfang der Pest haben die Leut so viel Angelikawurzel gefressen, dass man mit grossem Geld keine hat mehr bekommen können.*« Geholfen hat das nicht, und ebenso wenig das Läuten der Glocken. »*Da unbewegte Luft ebenso wie stehendes Wasser fault, empfiehlt es sich, bei Windstille eine künstliche Bewegung zu erzeugen, und zwar durch das Läuten der Glocken.*« Sorbait vermutete eine Übertragung durch einen *giftigen anklebenden Pestfunken,* der durch direkte Berührung, durch Atmung und Ausdünstung übertragen wurde – und das war letztlich von der Wahrheit gar nicht so weit entfernt. Das Bakterium kann sehr lange überleben. Vor Austrocknung geschützt, bleibt es im Erdboden, in Sputum, Kot oder Kadavern monatelang vermehrungsfähig und virulent. Auch im Wasser bleibt Yersinia pestis tage- und wochenlang erhalten, in Staub und Erdreich monatelang sozusagen »kleben«.

Sorbait und zwanzig weitere *Schnabeldoktoren* legten eine sonderbare Kleidung an: »… *ein langes Kleid von gewaxtem Tuch … ihr Angesicht ist verlarvt … für den Augen haben sie grosse Crystalline Brillen, vor der Nasen einen langen Schnabel voll wolriechender Specerey, in der Hän-*

de, welche mit Handschuhen wol versehen ist, eine lange Ruthe und darmit deuten sie, was man thun, und gebrauche soll.« Den Kopf bedeckte ein flacher Zylinder. Dieser Anzug schützte tatsächlich bis zu einem gewissen Grad vor der Pest, sechs der Ärzte steckten sich leider dennoch an. Zur Desinfektion von Räumen und Gegenständen verwendete man reichlich Essig, Rauch, Schwefel und Parfum, die Kranken wurden nach Möglichkeit isoliert. Die Pestgeschwüre ließ man durch Salben reifen und schnitt sie dann auf, um Eiter und Blut abfließen zu lassen.

Abraham a Sancta Clara erzählt: »*Ganz Wien war nur noch ein einziges Lazareth. Die Gräber kaum gemacht, waren gleich gefüllt. Der Tod hielt auf Straßen, Plätzen und in den Häusern Ernte … Man sah das ganze Monat um Wienn und in Wienn nichts als Todte tragen, Todte führen, Todte schlaifen, Todte begraben …*« Um die vielen Leichen begraben zu lassen, ließ der tatkräftige, junge Stadtkommandant Fürst Ferdinand Wilhelm Eusebius Schwarzenberg (1652–1703) die Henkersknechte und Abdecker in die Stadt und die Gefangenen aus den Kerkern holen und zwang sie zum Ausheben der Massengräber und zum Einsammeln und Bestatten der Toten. Endlich im November erhörte Gott die Bittprozessionen und das kaiserliche Gelübde zur Errichtung einer Dreifaltigkeitssäule, die Seuche kam zum Erliegen: Fünfundzwanzigtausend Menschen, ein Drittel der Bevölkerung, waren dahingerafft worden.

Vier Jahre nach dieser schrecklichen Prüfung lagen die Türken vor der völlig entkräfteten Stadt. Sorbait, der 1681 seine Professur zurückgelegt hatte, kämpfte an vorderster Front, er musste »*die Studenten und dero Compagnien bey den gefährlichsten Schiessen dess Feinds an ihro Posto auff- und abgeführen*«. Zu seinen Aufgaben gehörte die ärztliche Betreuung des Bürgermeisters Johann Andreas von Liebenberg, der trotz Krankheit die Verteidigung der Stadt leitete. Liebenberg war während der Pest Stadtrichter gewesen, aus der Zeit datierte die Freundschaft zwischen den beiden Männern. Der tapfere Bürgermeister starb kurz vor der Befreiung der Stadt an der Ruhr.

Sorbait war auch am Krankenhaus der *Barmherzigen Brüder* (siehe S. 142) tätig. Er besaß ein Haus am Franziskanerplatz 1 und ebenso in

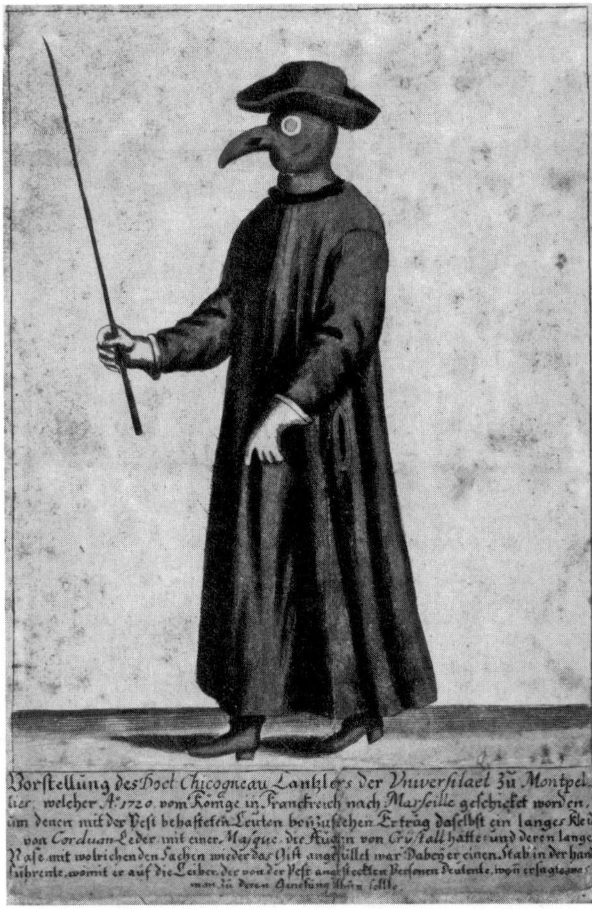
Vorstellung des Doct. Chicogneau Cantzlers der Universitaet zu Montpel-
lier, welcher Aº 1720 vom Könige in Franckreich nach Marseille geschicket worden,
um denen mit der Pest behafteten Leuten beyzustehen. Er trug daselbst ein langes Kleid
von Corduan-Leder mit einer Masque, die Augen von Crystall hatte und deren lange
Nase mit wolrichenden Sachen wieder das Gift angefüllet war. Dabey er einen Stab in der hand

Schutzkleidung der »Schnabeldoktoren« gegen die Pest.

der heutigen Ungargasse 3. Bei den Studenten war er sehr beliebt, er ließ eine Burse für arme Studenten in der Johannesgasse 13 (Goldberg'sche Stiftung) auf seine Kosten renovieren und stiftete dort eine Kapelle. In seinem Testament vermachte er jedem Medizinstudenten *»30 Creutzer, thoch dass sie sollen alle mit meiner Begrabnuss gehen, auch bey denen Exequien seyn«*. Im April 1691 starb Paul de Sorbait an einem Schlaganfall. Begraben wurde er *»mit großem Geläut«* am Stefansfreythof. Ein Epitaph im Stefansdom trägt sein Motto: *»De stercore erigens pauperum«* (aus dem Schlamm erhöhst du den Armen, 112. Psalm) und eine

merkwürdige lateinische Inschrift, sie lautet in deutscher Übersetzung:
»Ich war Musiker, Redner, Philosoph, Soldat, Arzt, Professor, Hofmann und Rector Magnificus. Nun ein Schattenbild, ein Nichts.
Ich war Tonkünstler, um den schönen Einklang des Lebens zu bewahren;
Redner, um mich zu einem guten Lebensende zu geleiten;
Soldat, um Mühsale zu ertragen;
Professor, um Andere erheben zu helfen und mich zu demütigen;
Rector Magnificus, um Standesrechte zu verteidigen;
Höfling, um anderen, nicht mir dienen zu lernen.
Aber der bittere Tod blieb taub für die Schmeicheltöne der Musik,
und für die Überredungskünste des Redners,
und für die Beweisgründe des Philosophen,
und für die Drohungen des Kriegers,
und für die Schulvorträge des Gelehrten,
und für die Rezepte des Arztes,
und für die Verteidigungen des Rektors
und für die Selbstverleugnungsqualen des Höflings.
Er entriss mich dem allen; nun bin ich ein Bettler, ein Nichts!
Ich bitte dich, bete für mich!«

Die Pestepidemie von 1713

Aus der letzten schrecklichen Epidemie hatte man nicht viel gelernt. Wieder einmal brachen 1713 beim Näherrücken der Krankheit die üblichen Eifersüchteleien zwischen Fakultät und *Consilium sanitatis* aus, an dessen Spitze der fakultätsfeindliche Graf Oedt stand. Noch im März 1713 bestritt der *Kontumazarzt* Dr. Schulz die Anwesenheit der Pest in Wien, bald darauf erlag er ihr selber. Oedt erwirkte ein kaiserliches Dekret, das allen Ärzten bei Todesstrafe verbot, Wien zu verlassen. Die Seuchenberichte legte er der Fakultät zwar nicht vor, wies sie aber an, aus ihrer Mitte durch das Los Ärzte für den Spitalsdienst zu ermitteln. Diesmal erkrankten nur 9565 Personen, von denen 8644 starben. Im überfüllten

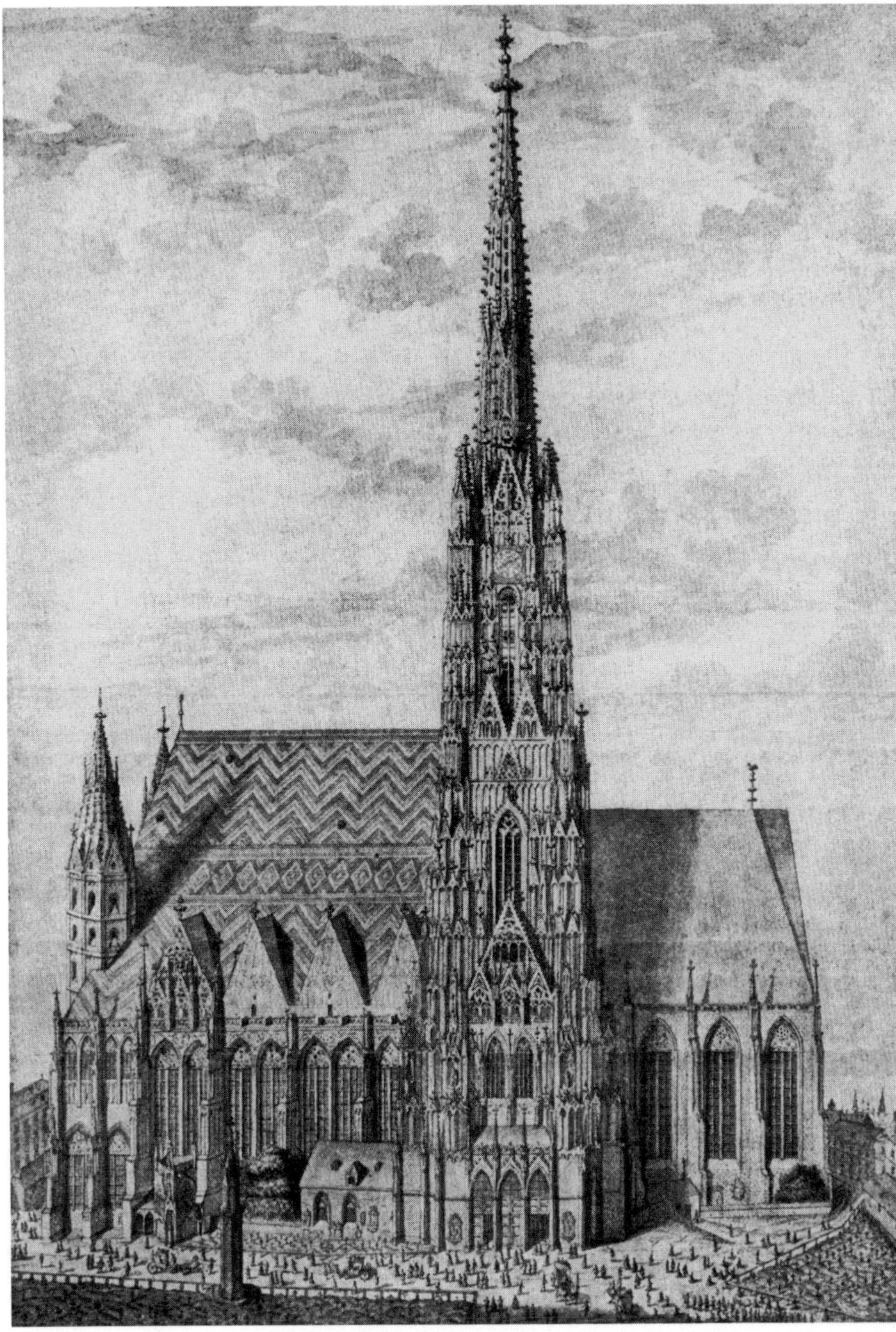

Stefansdom mit Stefansfreythof.

Lazarett sah es schlimm aus, zwei bis drei Kranke lagen in einem Bett und hatten gar keine Chance, dieses lebend wieder zu verlassen. Zumindest war man nach diesem neuerlichen Schrecken endlich bereit, einem der schlimmsten hygienischen Missstände von Wien zu Leibe zu rücken.

Dieses besondere Übel war die Sitte, innerhalb des eng verbauten Gebietes Tote um die Kirchen und in besonderen Fällen in den Kirchen zu bestatten. Besonders schlimm war es zu St. Stefan. Die Toten wurden in viel zu seichten Erdgräbern rund um den Dom beigesetzt und mussten aus Platzgründen bald exhumiert werden. Die halbverwesten Leichen wurden dann in mangelhaft geschlossene Grüfte unter den Dom gebracht. Der Fäulnisgeruch war in der warmen Jahreszeit so arg, dass ihn selbst das stärkste Räuchern nicht vertreiben konnte.

Schon seit der ersten Türkenbelagerung wurde diskutiert, den Stefansfreythof aus sanitären Gründen aufzulassen; einige Male wurden neue Begräbnisse schon verboten. Solche Verbote ließen sich aber nicht aufrechterhalten: Wer in Wien etwas gelten wollte, alle angesehenen Bürgerinnen und Bürger, die Mitglieder der Universität einschließlich der Ärzte, wollte beim Dom begraben werden. So war es von jeher gewesen und so gehörte es sich, damit man von der Nachwelt nicht vergessen wurde. Epitaphe, nach dem Tod an den Kirchwänden angebracht, verkünden bis heute den Ruhm der Toten. Der große Bürgerspitalsfriedhof vor der Stadt war nur für gewöhnliche Leute da, außerdem ruhte man dort nicht in Frieden, denn er wurde verwüstet, sooft die Stadt vom Feind belagert war.

Doch erst unter dem noch nicht verblassten Eindruck der letzten Pestepidemie wurde der Stefansfreythof 1732 für Erdbestattungen gesperrt, bis 1783 fanden aber noch an die zehntausend Bestattungen in den *Crufften* statt, mit deren Anlage schon 1484 begonnen worden war. Die hölzernen Särge wurden in einer Gruft gestapelt, war sie nach einiger Zeit voll, wurde sie abgemauert und eine neue daneben angelegt. So ging es immer weiter, die Katakomben wuchsen und der Verwesungsgeruch mit ihnen, bis Kaiser Josef II. (1741–1790) im Jahre 1783 trotz kirchlichen und bürgerlichen Protests ein Machtwort sprach.

Gelehrte, Wehmütter und Feldscher

Die medizinische Fakultät Innsbruck

Kaiser Leopold I. gründete im Jahre 1669 in Innsbruck eine Universität. 1674 hielt **Gaudenz von Sala** als erster Professor für Medizin die Antrittsvorlesung. Die medizinische Fakultät verfügte zuerst nur über zwei Lehrkanzeln, *Medizinische Praxis* und *Medizinische Institutionen*, 1689 kam als drittes Lehramt mit der Berufung **Theodor Friedrich Statlenders** die Anatomie und 1735 als viertes die Chirurgie dazu, 1754 eine Lehrkanzel für Geburtshilfe und 1763 eine Hebammenschule. Der letzte Lehrkanzelinhaber für Anatomie und Chirurgie hieß **Aloys Paul Trabucco**. 1782 wurde die Fakultät in eine Medizinisch-chirurgische Anstalt umgewandelt, den Anatomieunterricht im zweijährigen Wundärztekurs hielten Chirurgen.

Ferdinand Carl Weinhart (1654–1716) war der älteste Sohn eines Leibarztes von Erzherzog Ferdinand Karl von Tirol (1628–1662). Er studierte Medizin in Padua, wo er 1674 promovierte. Anschließend eröffnete er eine ärztliche Praxis in Innsbruck. 1677 wurde er ins Ärztekollegium aufgenommen und übernahm den Lehrstuhl der *Medizinischen Institutionen*. Nach dem Tod des Professors Gaudenz von Sala übernahm er den der *Medizinischen Praxis* und nach dem Abgang Franz Hollers den der *Medizinischen Aphorismen*. Er trat durch etliche Schriften hervor. Wegen seiner Verdienste ernannte ihn Kaiser Josef I. 1709 zu seinem Hofleibarzt und zum kaiserlichen Rat. Seine Bibliothek, deren Katalog erhalten geblieben ist, umfasste 1525 Bücher.

Der eben erwähnte **Franz Holler** war weniger an einer Universitätslaufbahn interessiert als an Hofämtern. Seit 1691 war er Protomedicus der verwitweten Königin von Polen, Erzherzogin Eleonore. Schon bald nach seiner Berufung an die Universität Innsbruck übersiedelte er nach Wien, wo er Leibarzt Kaiser Leopolds I. und der Prinzen Josef und Karl wurde. Sein Werk über Kindererziehung ist verschollen, was sehr bedauerlich ist. In einer anderen Schrift setzte er sich mit dem Ge- und Missbrauch von Schokolade, Tee, Kaffee und Tabak auseinander. Und das im Jahre 1689!

Die Entwicklung der Spitäler

Die Regierung hatte um 1700 längst jeden Überblick über die Versorgung der Armen und Kranken in sämtlichen Kronländern verloren. Städtische, kirchliche und private Träger betrieben zwar eine Vielzahl von Pflegeeinrichtungen wie Hospitäler, Siechenhäuser, ehemalige Leprosorien und Pestspitäler; doch besaßen die meisten dieser Häuser nur eine geringe Aufnahmekapazität. Ihre Finanzierung war selten gesichert, selbst wenn sie über eigene Liegenschaften verfügten. Sie wandten sich daher an die Stände und den Landesfürsten um Unterstützung, ferner erhielten sie von privater Seite Spenden und vor allem wurden für sie Almosen gesammelt.

Nach den Zerstörungen von 1529 wurde das **Wiener Bürgerspital**, wie schon berichtet, aus Sicherheitsgründen in das ehemalige Clarissinnenkloster innerhalb der Stadtmauern verlegt. Das riesige Areal lag zwischen der heutigen Maysedergasse, Augustinerstraße, Lobkowitzplatz, Gluckgasse und Kärntner Straße 32–34. Es war ständig überbelegt, seine Erhaltung und die Betreuung der vielen armen Kranken, die in Doppelbetten liegen mussten, überstieg bald die Mittel des Spitals, obwohl es über reichen Besitz verfügte und private Wohltäter und die *Allerheiligenbruderschaft* zur Spitalserhaltung beitrugen. Die Stadt selbst unterstützte das Spital finanziell nur ausnahmsweise, der Bürgermeister hatte das Aufsichtsrecht und sah zweimal im Monat nach dem Rechten –

sofern er Lust dazu hatte. Zur unentgeltlichen ärztlichen Betreuung war die Fakultät zwar seit 1517 verpflichtet, die übel riechenden Kranken und der Mangel an Behandlungsräumen, der allgegenwärtige Gestank, das Fehlen von Reinlichkeit und Arzneimitteln veranlassten die jungen Lizentiaten verständlicherweise nicht dazu, sich zu diesem gesundheitsgefährdenden Dienst zu drängen. Den regelmäßigen Spitalsdienst besorgte ein Wundarzt oder Bader.

König Ferdinand I. setzte zwar eine Kommission ein, als ihm zu Ohren kam, dass die Armen im Spital *»eher zum Tode als zur Gesundheit«* gepflegt würden, sie konnte aber nicht viel an den Zuständen ändern. 1554 stellte die Stadt Martin Stopius als Spitalsphysikus an, zehn Jahre später musste man wieder auf die Betreuung durch die Fakultät zurückgreifen. Das ohnedies überfüllte Bürgerspital musste um 1600 noch zusätzlich die Findelkinder und Bettler aufnehmen. Wegen der Pest, aber auch durch den Dreißigjährigen Krieg, in dessen Verlauf sein Grundbesitz nördlich der Donau verwüstet worden war, geriet es in noch ernstere finanzielle Schwierigkeiten. 1690 waren in siebzehn Räumen (einschließlich der Personalzimmer) 456 Personen untergebracht.

1712 sorgte eine Hofkommission für die Besserung der Verhältnisse: Findlinge und Säuglinge wurden in der Vorstadt auf bezahlten Pflegeplätzen untergebracht, die ledigen Wöchnerinnen und Schwangeren kamen ins *Spital der ledigen Weibspersonen auf der Rossau* und drei Jahre später nach St. Marx, wo 1714 auch ein Haus für *Sinnlose, Rasende und Maniaci* und 1721 eines für Findelkinder errichtet wurde. Die Kranken mit ansteckenden Krankheiten wurden weiterhin im *Klagbaum* und vor allem im dem Lazarett gegenüber liegenden *Bäckenhäusl* untergebracht, das vergrößert wurde.

Im Pestjahr 1713 wurde das *Kammermahlerische Haus* (der Strudlhof) als Spital verwendet und in den Pestkordon, das abgesperrte Gebiet, einbezogen. 1718 kam der Strudlhof an einen gewissen Bormastini, der ihn 1734 an den Grafen Johann Leopold von Kuefstein verkaufte. Nach dessen Tod erwarb 1759 die Direktion des Spanischen Spitals (Boltzmanngasse) im Versteigerungsweg den gesamten Besitz, der nun als Spital für

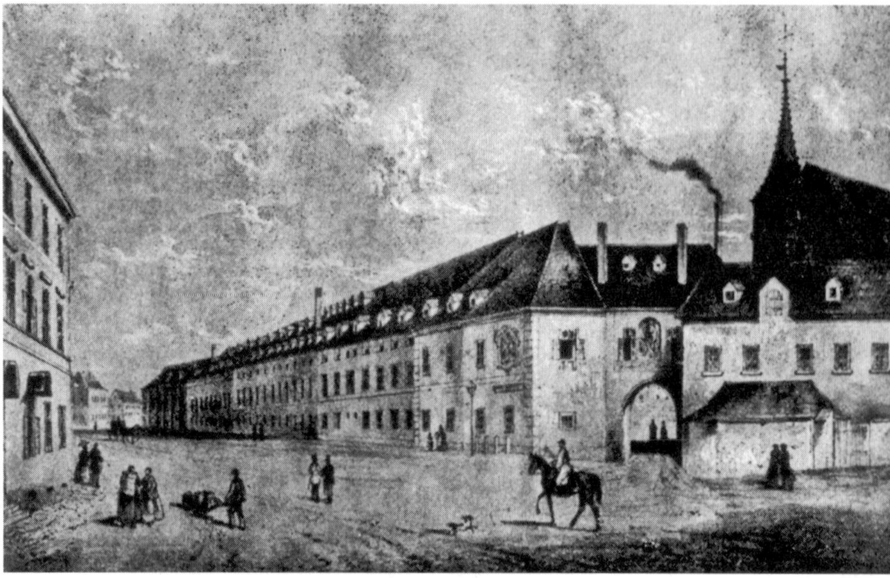

Das Bürgerspital von St. Marx.

Leute mit ansteckenden Krankheiten diente. Von 1765 bis 1784 wurde dieses zum *Krankeninstitut für Handlungsgehilfen* und von 1784 bis 1788 befand sich hier die eben errichtete *Findelanstalt*, die dann in die Alser Straße verlegt wurde.

Verglichen mit den Zuständen im Bürgerspital waren die »*Ärmsten und Verlassensten*«, die in einem der zwanzig Betten im **Krankenhaus der Barmherzigen Brüder** Zuflucht fanden, geradezu luxuriös untergebracht. Dieses wurde 1614 durch Frater **Gabriel Graf Ferrara** aus Mailand (1543–1627), einem angesehenen Chirurgen, an der *Straße gegen Tabor* gegründet. Der Hospitalorden hat seinen Ursprung im Evangelium von der Barmherzigkeit, wie es vom heiligen Johannes von Gott (Joao Ciudad, 1495–1550) gelebt wurde. Mit dem Ruf »*Tut Gutes, Brüder*« sammelte er in Granada Brot, Lebensmittel und Geld, um Kranke zu verköstigen. 1547 gründete er das erste Krankenhaus, das über einhundert Kranke aufnehmen konnte. Er machte dabei keinen Unterschied zwischen Christen, Juden und Muslimen. 1571 wurden die Hospitalsbrüder durch Papst Pius V. anerkannt. Der *Hospitalorden des*

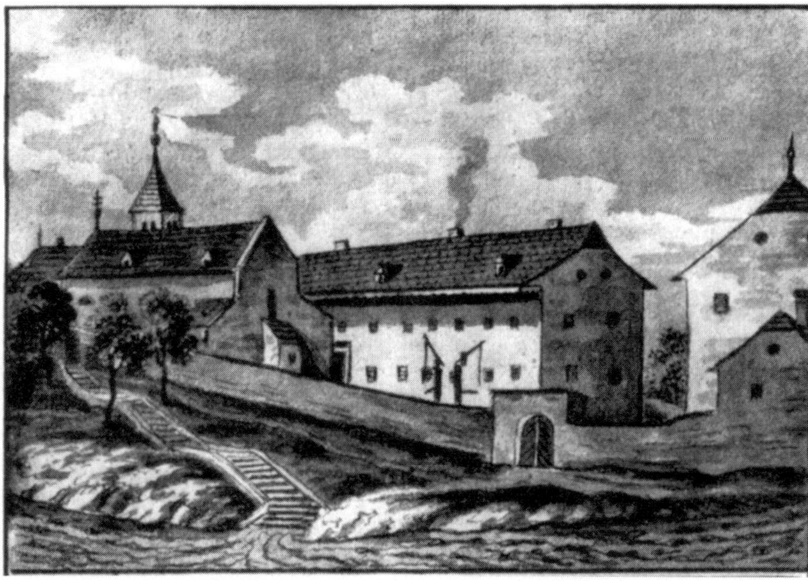

Das Lazarett am Alserbach um 1800.

heiligen Johannes von Gott ist eine Gemeinschaft mit laikalem Charakter, einige Brüder werden für den pastoralen Dienst an Kranken und der eigenen Gemeinschaft zu Priestern geweiht[56].

Kaiser Rudolfs II. Gesandter beim Heiligen Stuhl, Fürst Liechtenstein, lernte den Orden in Rom kennen und berief zwei Brüder, Johannes Cassinetti und Gabriel Ferrara, an das Hospital in Feldsberg, das damals nur über acht Betten verfügte. Der Orden eröffnete in verhältnismäßig kurzer Zeit zweiundzwanzig Niederlassungen in den österreichischen Ländern und genoss die Wertschätzung Kaiser Ferdinands II. Die neue Art der Krankenpflege unterschied nicht nach Religion oder Herkunft, die mittellosen Kranken wurden unentgeltlich verpflegt, die Einnahmen von Wohlhabenden kamen ihnen zugute. Sammlungen und einzelne Wohltäter finanzierten den Aufwand. Die Brüder nahmen als Sanitäter und Feldchirurgen an den Feldzügen des Dreißigjährigen Krieges ebenso wie an den Türkenkriegen teil. Um einen guten Pflegestandard zu halten und neue Erkenntnisse zu vermitteln, richteten sie 1718 in Wien und in Feldsberg Ausbildungsstätten ein. An ihnen wirkte Frater **Norbertus Boccius** (1729–1806), der selbst ein Wundarzt und bedeutender Botaniker war.

Das Spital war auch zuständig für alkoholkranke und ab 1726 für geisteskranke Geistliche. Laut einem Hofdekret aus dem Jahre 1783 mussten sogar alle »wahnwitzigen« Kloster- und Weltgeistlichen dem nächsten Barmherzigenspital zur Pflege übergeben werden, wofür in Wien ein eigener Seitentrakt eingerichtet wurde. Diese Irrenabteilung wurde 1869 aufgelassen, seit damals durften Geisteskranke nicht mehr in gewöhnlichen Spitälern untergebracht werden.

Der erste Spitalsarzt nach Ferrara war ein Wundarzt, Anton Berasius aus Trient, auf den bereits ein promovierter Spitalsphysikus namens Konrad Greisel folgte. Auch bedeutende Professoren der Universität wie Johann Wilhelm Mannagetta und sein Nachfolger Paul Sorbait arbeiteten im Barmherzigenspital. Zu erwähnen sind ferner Franz Ganser und der kaiserliche Leibarzt Nikolaus Wilhelm Beckers-Wallborn aus Limburg.

Großer Beliebtheit erfreute sich **Wolfgang Plöckner** (1611–1701), der um 1676 niederösterreichischer *Landschaftsprotomedicus* war und sich als solcher bei der Bekämpfung der Pest große Verdienste erwarb. 1692 feierte er in Wien seine goldene Hochzeit in *»einer so festlichen Weise, wie es sich weder vor noch nachher in Wien ereignet haben dürfte«*. An Geld scheint er demnach keinen Mangel gelitten zu haben. Er war viele Jahre lang Spitalsphysikus, der »wundersame Alttätel« wurde uralt. Ihm folgte in Niederösterreich und bei den Brüdern Franz Stockhammer nach. Ab 1677 bis *»in sein Sterbestündel für die Barmherzigen tätig«* war ferner Michael Konstantin Buswe, der 1693 starb.

Zu Zeiten, in denen sich die Medizinische Fakultät nicht gerade wissenschaftlich auszeichnete, wurde das Barmherzigenspital zu einem echten Konkurrenzunternehmen: Der Professor der Anatomie und Chirurgie **Karl Emanuel Schellenberger** (gest. 1779) und der Stadtphysikus und Leibarzt Josefs II., Professor **Josef Quarin** (1733–1814) hielten Vorlesungen, letzterer erteilte auf Anordnung Van Swietens dort sogar Unterricht am Krankenbett. Als er 1784 zum ersten Direktor des *Allgemeinen Krankenhauses* (siehe S. 184) berufen wurde, wurde dieses zur

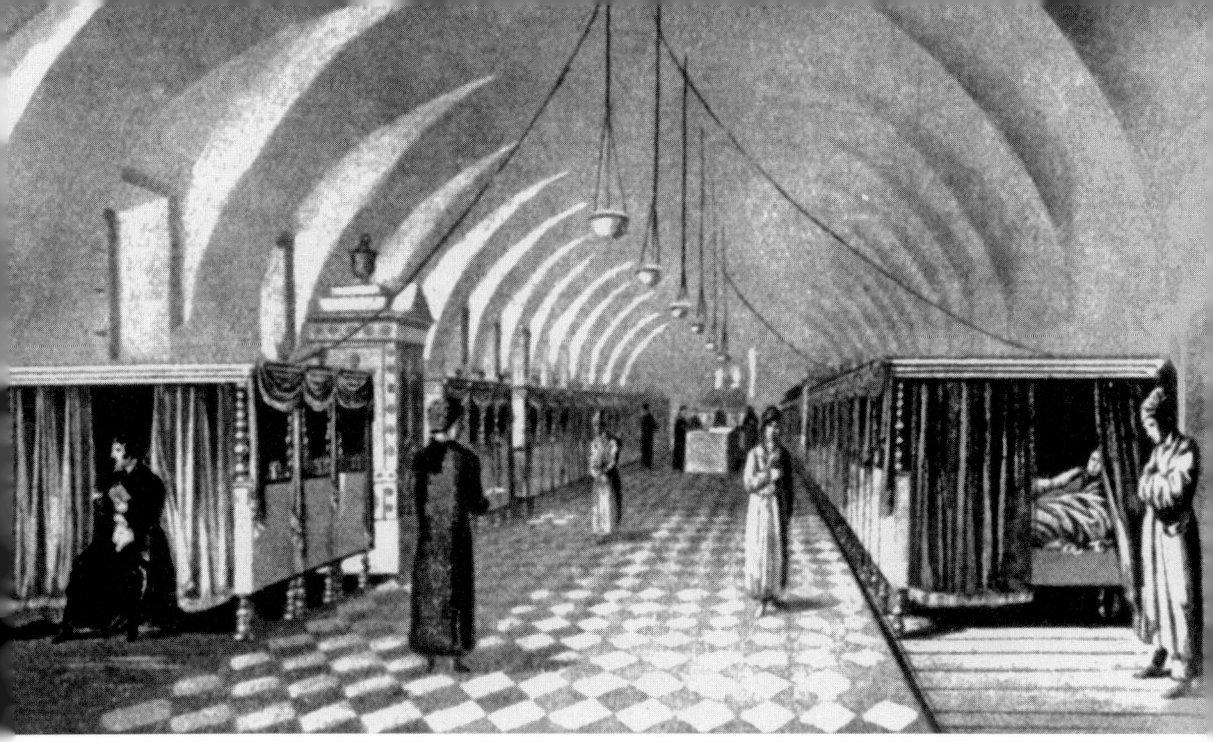

Krankensaal bei den Barmherzigen Brüdern.

alleinigen praktischen Ausbildungsstätte für Medizinstudenten. Die an der Universität diplomierten Ärzte, Chirurgen und Apotheker unter den Barmherzigen Brüdern durften ihren Beruf nur am Barmherzigenspital ausüben, bis ein Ministerialerlass im Jahre 1870 ihnen die auswärtige Praxis gestattete, sofern sie dabei ihr geistliches Kleid trugen.

Die Pflege der Frauen lag ab dem 18. Jahrhundert in den Händen der **Elisabethinen**[57]. Die Schwestern sind in klösterlicher Gemeinschaft lebende Terziaren des heiligen Franz von Assisi. Ordensgründerin war die Meisterin des städtischen Armenspitals von Aachen, **Apollonia Radermacher** (1571–1626). 1690 kamen drei Elisabethinen nach Graz und bauten mühevoll ihre kleine Niederlassung in der Murvorstadt jenseits des Mühlganges auf. Dort in der Nähe befanden sich schon seit 1615 das Spital der Barmherzigen Brüder, ferner das Heiligengeist-Spital und einige Pestlazarette. **Maria Josepha de Rupe** leitete das kleine Kloster siebzehn Jahre lang, bis sie 1709 mit sieben Ordensfrauen nach Wien ging, um ein weiteres Kloster zu gründen. 1710 begannen fünf Grazer Elisabethinen mit dem Aufbau einer Niederlassung in Klagenfurt und 1745 wurde von Wien aus diejenige von Linz in Angriff genommen.

Den hohen Stellenwert, den die Krankenpflege bei den Elisabethinen einnimmt, bezeugen bereits die ältesten fünf Ordensstatuten und Satzungen aus Graz: »*In den Krankhen Hauß sollen dag und nacht 2 oder mehrers Schwöstern sich befinden auf Verordnung der Mutter* (Oberin), *und Sorg tragen, damit die Krankhe an Seell und Leib wohll versorget werde: Wenigist all 14 dag soll man Ihnen frische Leyllacher Und alle 8 dag andre frische weisse wösch göben. auch mit speiss, trankh. Medicin, nach anordnung des Medicis*« sollen die Kranken versorgt werden. Jeweils zwei Schwestern mussten die Nacht im »*geistlichen Wachtzimmer*« verbringen, »*darauß Sie alles Hören Und sehen Können*«, was in dem »*Krankhen Hauß*«, in dem die ganze Nacht über Licht zu brennen hatte, geschah. »*Umb die Halbe Nacht*« mussten die Schwestern aufstehen, sich ankleiden und unter den Kranken herumgehen und sehen, ob diese etwas brauchten.

Ab 1698 gab es in Wien wieder ein **Jüdisches Spital**, das vom »Retter aus Türkennot«, dem Bankier Samuel Oppenheimer (1630–1703)

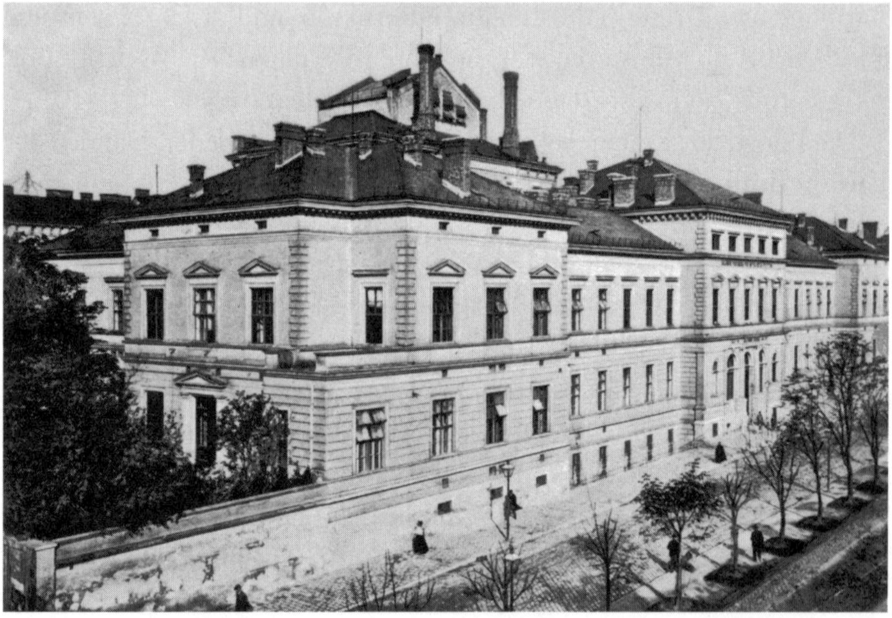

Das Spital der Israelitischen Kultusgemeinde am Währinger Gürtel.

neben dem jüdischen Friedhof in der Seegasse gestiftet worden war. Der Friedhof hat sich bis heute erhalten. Dieses Siechenhaus wurde Ende des 19. Jahrhunderts zum Währinger Gürtel 97 verlegt, dieses neue Gebäude wurde 1939 zum SS-Spital gemacht und im Laufe des Zweiten Weltkriegs zerstört. Heute befindet sich an der Stelle das Wirtschaftsförderungsinstitut.

Die kaiserlichen Spitalsgründungen

Der kaiserliche Hof war vom Niedergang der Fakultät und dem mangelhaften Gesundheitswesen nicht direkt betroffen, denn er beschäftigte um 1700 an die dreißig medizinisch tätige Personen, darunter etliche Leibmedici, Hofmedici, Leibchirurgen, Hofchirurgen, einen Jagd- und einen Zahnchirurgen, einen Hofapotheker, Hebammen, Krankenpflegerinnen und andere. Sie alle waren dem jeweiligen Protomedicus unterstellt. Für dieses wichtige Amt pflegte man gelehrte Ärzte aus dem Ausland zu berufen. Man nahm wie in der Renaissance diese renommierten Ärzte noch immer gern als Universalgelehrte in Anspruch, was erklärt, weshalb **Pio Nicolo Garelli** (1675–1739) aus Bologna, der Protomedicus Kaiser Karls VI., von diesem zum Präfekten der Hofbibliothek ernannt wurde. Schon sein Vater war ein berühmter Arzt gewesen und hatte Karls Mutter, der Kaiserin Witwe Maria Eleonora von Pfalz-Neuburg, als Leibarzt gedient. Unter Garelli kam die Hofbibliothek 1726 in ihr heutiges Gebäude am Josefsplatz, er ließ das Treppenhaus mit römischen Monumenten aus der Steiermark und aus Kärnten schmücken. Der Protomedicus war selbst ein Büchersammler. 1932 Bücher aus seiner Bibliothek hinterließ er der Hofbibliothek, die anderen gelangten in den Besitz der Theresianischen Ritterakademie und der Lemberger Universität, wo sie allerdings verbrannten. Er wohnte in der Alstervorstadt (heute Währinger Straße 22) in einem schönen Haus, das von riesigen Gärten umgeben war.

Als medizinischer Berater der Kaiser nahm der jeweilige Protomedicus natürlich Einfluss auf das gesamte Sanitätswesen. Nach Beendigung der unmittelbaren Türkengefahr konnte man endlich daran denken, Spitäler außerhalb der Stadtmauern zu bauen. Das 1693 unter Leopold I. in der Wiener Alserstraße 4 neben dem Schottenfriedhof errichtete **Armenhaus** war ursprünglich für die zahlreichen Invaliden der Türkenkriege und die Wiener Bettler bestimmt. Es war der größte Barockbau Wiens, um 1700 konnten darin ungefähr tausend Personen versorgt werden. Durch weitere Anbauten umfasste es im Jahre 1733 bereits fünf Höfe und konnte fünftausend Personen aufnehmen. Die Aufbringung der nötigen Mittel gestaltete sich schwierig. Einerseits wurden Abgaben auf Bier und Lohnwagen dafür zweckgebunden, andererseits erfolgten groß angelegte Sammlungen auf öffentlichen Plätzen, vor Kirchen, Poststationen und Stadttoren. Die Sammler wurden von der *Armenkasse* (cassa pauperum), die für die Versorgung der Armen zuständig war, ausgesucht. Das Kaiserhaus stiftete aus der *Hofalmosenkassa* ebenfalls einen jährlichen Betrag.

Im Jahre 1718 wurde mit dem Bau des **Spanischen Spitals** für die neuen neapolitanischen, sizilianischen, mailändischen und niederländischen Untertanen Kaiser Karls VI. (1711–1740), deren Gebiet früher zur Ländergruppe der Spanischen Habsburger gehört hatte, und für die Spanier bei Hof auf Anregung des Arztes Nicolaus Sardena begonnen, das nach kurzer Bauzeit in Betrieb genommen werden konnte (Boltzmanngasse 9–9a). 1737 gründete der Kaiser das **Dreifaltigkeitsspital** am Rennweg. Das vom Kaiser 1737 am Rennweg als Filiale des Bürgerspitals gegründete Dreifaltigkeitsspital wurde 1754 verlegt und mit dem Spanischen Spital vereinigt. In das leerstehende Dreifaltigkeitsspital zog das Hofspital ein, das sich vorher im Kaiserspital am Ballhausplatz befunden hatte. Maria Theresia (1740–1780) ließ es 1755 erweitern und die Kirche »*Zum heiligen Kreuz*« bauen. 1782 wurde es aufgehoben und in den Gebäuden die Garden untergebracht.

Ab 1751 war Auenbrugger (siehe S. 165ff.) am Spanischen Spital tätig. Dorthin wurde die medizinisch praktische Lehranstalt für junge Ärzte aus dem Bürgerspital übersiedelt. Nach der Eröffnung des Allgemeinen Krankenhauses wurden jedoch alle Kranken dorthin verlegt und das Spanische Spital 1785 in ein Waisenhaus umgewandelt, in das die Pfleglinge aus dem Waisenhaus am Rennweg kamen. Ebenfalls unter Kaiser Karl VI. entstand das **Invalidenhaus** (Invalidenstraße 1–11), 1727 führte Erzbischof Kollonitsch die Armen Wiens in feierlicher Prozession vom alten Armenhaus, dem angemieteten Münzwardeinhaus in Gumpendorf, in das neue Versorgungshaus, das im Volksmund nach dessen Schutzpatron *Nepomucenispital* genannt wurde. Es wurde 1909 abgerissen.

Die Neuregelung des Hebammenwesens

Die gut ausgebildeten Wiener Hebammen waren in ganz Österreich und über die Grenzen hinaus gesucht und begehrt. Sie wurden immer mehr von der Fakultät abhängig, was sich nicht nur auf Wien beschränkte. Ab 1666 war es nur mehr den zwölf dienstältesten Hebammen (*seniores*) erlaubt, Schülerinnen zu unterrichten und zur Inskription zu präsentieren. *Juniorinnen* wurde dies nur in Ausnahmefällen erlaubt. 1711 wurde den Hebammen vom Dekan eine neue Hebammenordnung vorgelesen, die von allen unterschrieben und somit angenommen werden musste. Sie enthielt bindende Vorschriften über Pflichten, Rechte und Ausbildung. Die Fakultätsstatuten, unter Dekan Garelli 1716 verfasst und 1719 vom Kaiser bestätigt, fassten die Hebammenordnung in einem eigenen Abschnitt zusammen.[58] Die Ausbildung blieb zwar vorläufig noch den Meisterinnen selbst überlassen, ab 1721 mussten die Hebammen allerdings nach ihrer Lehrzeit noch im Spital St. Marx arbeiten, wohin 1715 die Wöchnerinnen von der Rossau verlegt worden waren.

Das erste von einer deutschen Hebamme geschriebene Hebammen-Lehrbuch stammte von der *Chur-Brandenburgischen Hof-Wehe-Mutter* **Justine Siegemundin**, die von Maria von Oranien (Königin Maria II. von England, 1662–1694) dazu ermuntert worden war. Es diente fast ein Jahrhundert lang allen deutschsprachigen Wehmüttern und Ärzten als fundierte praktische Grundlage. Es erschien 1690 zu Cölln an der Spree (heute Stadtteil von Berlin), wurde 1691 sogar ins Niederländische übersetzt, und bis 1756 folgten etliche deutsche Neuauflagen.

Hebammen nahmen mit Sicherheit an den anatomischen Sektionen teil. Als ab 1748 der kaiserliche Leibchirurg **Johannes Baptista Molinari**, der nicht Mitglied der Fakultät war, einen kostenlosen Hebammenkurs abhielt, sah die Fakultät ihre Privilegien gefährdet. Ab 1750 galt Molinari dann als Doktor der Medizin, der Streit wurde beigelegt. In Innsbruck gehörte der Unterricht der Hebammen seit 1750 zu den Aufgaben des Ordinarius für Anatomie und Chirurgie.

Ab 1754 war es den niedergelassenen Hebammen auch in Wien nicht mehr erlaubt, Schülerinnen selbst auszubilden, die praktische Ausbildung fand vermutlich schon zur Gänze in St. Marx statt. Langsam aber stetig wurden aus den ursprünglich selbstständigen Meisterinnen Handlangerinnen der (männlichen) Ärzte, parallel dazu wurde aus dem natürlichen Geschehen von Schwangerschaft und Geburt im Bewusstsein der Öffentlichkeit eine »Krankheit«, die im Spital »behandelt« werden musste. Diese Entwicklung entspricht der allgemeinen Zurückdrängung der Frauen aus jeder heilenden, eigenverantwortlichen Tätigkeit zugunsten der Männer und der fortschreitenden Ausgrenzung natürlicher Prozesse wie Geburt und Tod aus dem häuslichen Bereich.

Dass bei Operationen Hebammen nun verpflichtend Chirurgen beizuziehen hatten, mag vielleicht damit zusammenhängen, dass man diese schwierige Tätigkeit Leuten mit genügend praktischer Übung übertragen wollte. Etliche Wundärzte ließen sich zusätzlich in der Geburtshilfe ausbilden und wurden nach dem Examen wie die Hebammen in den seit 1751 von der Fakultät geführten *Cathalogus obstetricorum* (Geburtshelferverzeichnis) eingetragen.

Ein Preußischer Feldscher in Ungarn

Als unter Österreichs Führung Truppen aus ganz Europa gegen die Türken kämpften, war ein junger preußischer Feldscher namens **Johann Dietz** (1665–1738) mit dabei. Seine Erinnerungen geben einen tiefen Einblick in die damalige Kriegsführung und die Tätigkeit der Wundärzte

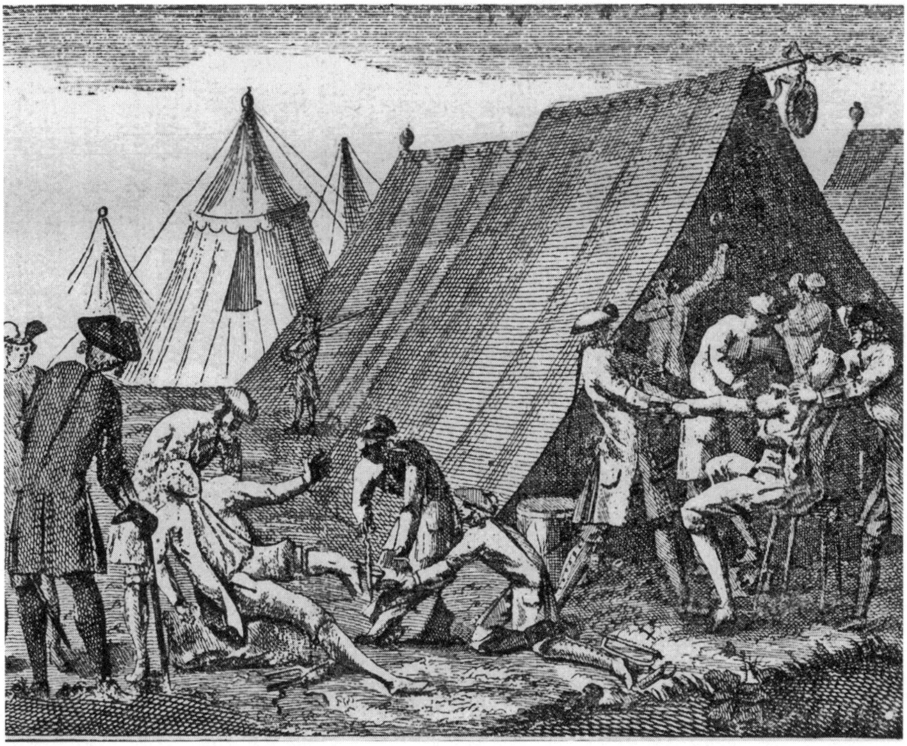

Die Versorgung der Verwundeten im Feld.

im Felde. Bei uns wird immer gern über die seinerzeit von den Türken verübten Grausamkeiten gesprochen, dass aber christliche Soldaten nicht besser waren und solche an der feindlichen Zivilbevölkerung ebenfalls verübten, bleibt bei den heroischen Berichten über die Türkenkriege zumeist unerwähnt. Dietz aber nahm sich kein Blatt vor den Mund. So schreibt er von erschütternden Szenen bei der Einnahme von Ofen durch die Kaiserlichen, »*... da ward das Kind im Mutterleibe nicht geschonet ... Welches mich am meisten gejammert, Nackete Kinder von ein bis zwei Jahren aufgespießet und an die Mauren geschmissen wurden!*«. Von ihm erfahren wir auch, wie man mit den Leibern der gefallenen Türken verfuhr: »*Wurde auch keiner bei dem Leben gelassen, sondern alle massakriert und meist die Haut abgezogen, das Fett aufgebraten und die membra virilia* (Penis) *abschnitten und große Säcke* *voll gedörret und aufbehalten. Als woraus die allerkostbarste mumia gemacht wird. Sie wurden auch meistens aufgeschnitten und die Eingeweide durchsuchet, ob etwa, wie ehemals, Dukaten verschlucket gefunden würden.«*

Und weiter berichtet er über die Zustände im Lager: »*Es wurde bei der großen Hitze, die Tages in diesem Land ist, (des Nachtes aber sehr kalt, daher die meisten Krankheiten und das Sterben der Deutschen kombt, sonderlich wann sie bloß auf der Erde liegen und die kalten Dämpfe in'n Leib dringen, welche die rote Ruhr mit dem jungen ungrischen Wein erregen) es wurde, sagte ich, von der Hitze, von dem Braten und den aufgeschnittenen toten Körpern von Menschen und Pferden so ein Gestank und Gift, maßen alle Gassen im Lager volllagen, daß niemand bleiben konnte. Dahero die ungrischen Bauren und Tolpatschen gezwungen wurden, große Löcher zu graben und die Körper übereinander zu werfen und zuzuscharren.«* Solche Seuchen waren es, die über Sieg und Niederlage bestimmten, und natürlich die Verpflegungslage. Die über die christlichen Befreiungsversuche gar nicht so entzückten ungarischen Bauern gaben den Kaiserlichen zwar Wasser und Brot, doch nur gegen gute Bezahlung, weshalb die Armee Hunger litt.

Als der Feldscher einen General behandeln musste, der eine schwere Kopfverletzung mit Bewusstseinsverlust erlitten hatte, brachte er ihn sonderbarerweise mit seiner Therapie nicht um: »*Erstlich öffnete ich ihm eine Ader auf dem rechten Arm; ließ das Blut wohl laufen. Hernach schor ich ihm das Haupt ganz kahl; verband seine Wunde; und mußten sie mir lebendige Hühner bringen, denen that ich einen langen Schnitt und reiß sie vollends voneinander; legt es ihm also, mit Blut und allem, warm übern Kopf; und das geschah so oft, als die Hühner kalt geworden. Gab ihm auch etliche mal spiritum salis armoniaci anisatu*[59] *und pulverem antispasmaticum*[60]. *Endlich legte ich Kräuter-Säcke, in Wein gekocht, oft warm über.«* Die nachher eintreffenden Doctores hießen die Behandlung gut und gaben dem Feldscher »*von ihren Medikamenten, (um) ihm alle Stund davon einzugeben*«.

Aufklärung und Reform

Gerard van Swieten

Schon Maria Theresias Vater, Kaiser Karl VI., war sich der Missstände auf dem Gebiet der medizinischen Versorgung der Bevölkerung sehr bewusst gewesen und hatte das Naheliegendste veranlasst: Er ließ 1724/25 zur Koordination der Armenfürsorge und der Spitäler eine eigene *Hofkommission für Landessicherheitssachen und Besorgung der weltlichen Stiftungen* einrichten. Die Anstaltsordnungen für die Spitäler konnten von dieser Kommission zwar bald vereinheitlicht werden, alle weiteren Zentralisierungsversuche scheiterten am Geldmangel.

Um die Mitte des 18. Jahrhunderts wurde dann eine eigene neue Kommission zur Aufsicht über die Unzahl der Spitäler und über die Armenkassa eingerichtet, die sich wenigstens schon einen Überblick über die Fürsorgeeinrichtungen erarbeiten konnte. So gab es 1750 in der Steiermark drei staatliche Institutionen in Graz, nämlich ein Armenhaus, ein Zucht- und Arbeitshaus sowie ein Hofspital, und ein staatliches Hofspital für die Salinenarbeiter von Aussee. Daneben gab es über das ganze steirische Land verteilt weitere 99 Spitäler, die von den verschiedenen Städten, Klöstern oder Grundherrschaften betrieben wurden. In den anderen Kronländern war es ähnlich, und weder die Aufnahmekriterien noch die Behandlung der Insassen hatten sich seit dem Mittelalter wesentlich verändert. Der Großteil der Armenfürsorge war also dezentralisiert und nicht von staatlichen Stellen geleitet. Von einer durchgehenden Trennung der Armen- von der Krankenfürsorge konnte noch keine Rede sein.

Maria Theresia (1717–1780) fand bei ihrem Regierungsantritt so ziemlich auf jedem Gebiet chaotische Zustände vor, denn seit König Ferdinand I. hatte kein Herrscher mehr konsequent an Reformen und Ordnung im Staat gearbeitet. Sobald es ihr gelungen war, ihre Herrschaft im Lande durchzusetzen, ging sie daran, alle von ihr klar erkannten Missstände auf sämtlichen Gebieten der Gesetzgebung und Verwaltung der Reihe nach zu beseitigen, wozu auch die ärztliche Ausbildung, die Armenpflege und die medizinische Grundversorgung der Bevölkerung gehörten. Sie stützte sich dabei auf hervorragende Berater, die abgesehen von einigen adeligen Militärs fast alle nicht aus Österreich stammten und der hier alles dominierenden Kirche zumindest kritisch gegenüberstanden.

Schon 1743 bemühte sie sich um den ihr von Kaunitz empfohlenen **Gerard van Swieten** (1700–1772), einen Schüler des berühmten Leydener Universitätsprofessors Hermann Boerhaave (1668–1738), der dort die medizinische Lehre auf hohes Niveau gebracht hatte. Seine Lehrmethode war damals vollkommen neu, obwohl sie schon Paracelsus propagiert hatte, und lautete: weg vom Buch und hin zum Krankenbett. Das kam einer Revolution gleich, denn endlich machte die zuvor übliche rein theoretische Ausbildung der Ärzte durch Vorlesungen einer praktischen Schulung Platz. Die Empirie, heute würde man sagen, das »learning by doing«, wurde endlich akademisch.

Großzügig überließ Maria Theresia die Bedingungen seiner Berufung Van Swieten selbst, doch lehnte dieser zuerst ab: Er wollte nach seinen eigenen Worten lieber ein kleiner Republikaner bleiben, als – mit einen pompösen Titel versehen – an einem Fürstenhof Sklavendienste leisten. Ein Jahr später wiederholte Maria Theresia ihre Einladung, die diesmal von einem kostbaren Geschenk begleitet wurde.

Da ereignete sich eine Tragödie: Maria Theresias Schwester Maria Anna lag in Brüssel nach einer Totgeburt sterbenskrank darnieder, aber selbst der von Kaunitz eilig herbeigerufene Van Swieten konnte ihr nicht helfen, sie starb. Trotzdem verlor er nicht die Gunst der Kaiserin, sie schrieb ihm am 8. Januar 1745 eigenhändig: »*Der schwerste Schlag, den*

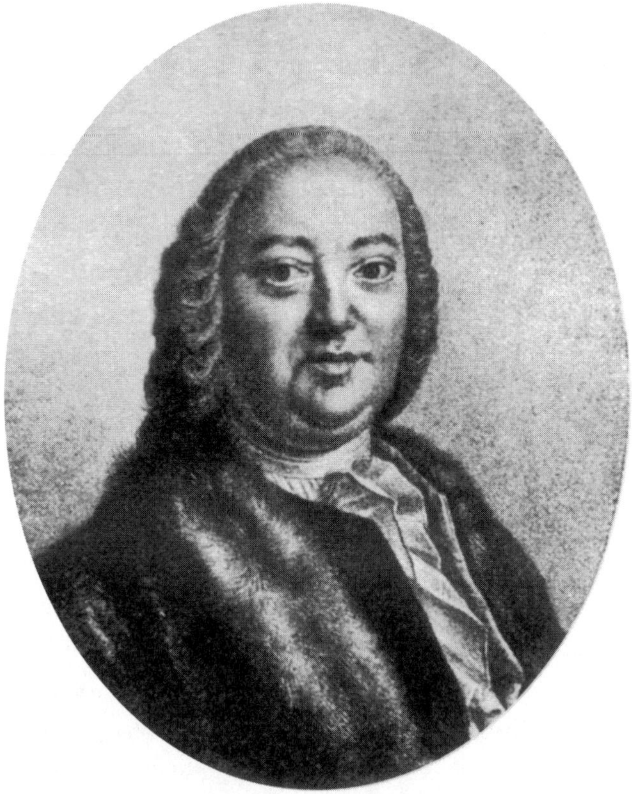

Der Berater der Kaiserin Maria Theresia:
Gerard van Swieten.

der gütige Gott in dem gegenwärtigen Augenblick über mich verhängen konnte, ist der Verlust meiner Schwester … Sie haben, obwohl erst seit kurzer Zeit, diese – ich darf wohl sagen – ausgezeichnete Prinzessin gekannt und werden mich daher umsomehr bedauern. Ich sehe mich nur als verpflichtet an, Ihnen meine lebhafte Dankbarkeit zu bezeigen für all die Sorgen und Dienste, die Sie ihr erwiesen und die mich in hohem Grade zufrieden gestellt haben.« So schrieb sie ihm wie einem vertrauten Freund und schloss mit den Worten: »*Sosehr ich wünsche, Sie baldigst hier zu sehen, so sehr räume ich Ihnen doch volle Freiheit ein, es entweder zu unternehmen oder zurückzutreten und selbst mein Begehren abzulehnen, wenn Sie sich dessen Erfüllung nicht auferlegen könnten. Das letz-*

te würde mir leid tun, aber auch dies würde ich Ihnen und Ihrer Ruhe zum Opfer bringen und immer die gleiche bleiben.« Von soviel edler Weiblichkeit bezwungen teilte van Swieten ihrem Kabinettsekretär mit: »*À la fin je me rends*«, und nahm die Berufung an.

Am 7. Juni 1745 traf Van Swieten in Wien ein. Seine bescheidene Kleidung setzte alle in Erstaunen, er trug weder Perücke noch Degen. Die kluge Kaiserin schenkte ihm daraufhin schweigend ein Paar von ihr eigenhändig verfertigte Manschetten, die der so Ausgezeichnete selbstverständlich zu tragen hatte und sich daher gezwungen sah, den Rest der Kleidung diesen anzupassen. Van Swieten wurde zum *Ersten Leibarzt* (Protomedicus) und zum *Präfekten* der Hofbibliothek bestellt und mit zwölftausend Gulden jährlich bezahlt, was ihm zu viel erschien. Er widmete sich nicht nur den erkrankten Mitgliedern des Kaiserhauses, sondern brachte Ordnung in die medizinische Versorgung des ganzen Hofes. Dann begann er aus freien Stücken in der Bibliothek Vorträge vor Medizinern zu halten, zu denen Auenbrugger (siehe S. 165ff.) vom Spanischen Spital und Störck (siehe S. 162) zählten, von denen noch die Rede sein wird. So schuf er einen jungen Stab moderner Ärzte, die er später mit wichtigen Aufgaben betrauen konnte, und gewann durch den Umgang mit ihnen sehr gründliche Einblicke in die medizinische Ausbildung und die Zustände in den Spitälern.

Van Swieten war ein unermüdlicher Arbeiter. Er stand um fünf Uhr früh auf und begab sich um halb sieben Uhr zu Hofe. Nach zwei bis drei Stunden kehrte er zurück und schloss sich in sein Zimmer ein, um bis zwei Uhr zu arbeiten und sich dann eine Stunde lang zu Tisch zu setzen. Nach dem Essen folgten eine Stunde lang unentgeltliche Konsultationen für Arme, worauf er wieder bis sieben Uhr abends in seinem Zimmer arbeitete. Es folgte ein neuerlicher Besuch bei Hof, dann um 21 Uhr das Abendessen. Um 23 Uhr ging er zu Bett. Von dieser Zeiteinteilung wich er nur in ganz dringenden Fällen ab. Niemand sah ihn je müßig, stets war er beschäftigt, hatte ein erstklassiges Gedächtnis und sprach acht bis neun Sprachen. Er verfasste ein umfangreiches medizinisches Lehrbuch, fünf dicke Bände Boerhaave-Kommentare[61], das lange in

Gebrauch stand. Als Präfekt der Hofbibliothek war er für die Bücherzensur zuständig. Die gesamte Universitätsreform, nicht nur die der Medizinischen Fakultät, trägt seine Handschrift, und er war die treibende Kraft beim Bau der neuen Aula. Die Auflösung des von ihm so sehr bekämpften Jesuitenordens erlebte er allerdings nicht mehr. Überflüssig zu sagen, dass er, dem Maria Theresias ganzes Vertrauen und Freundschaft galt, sich durch seine Tätigkeit nicht nur Freunde schuf.

Den Anlass zur Reformierung der Fakultät bot deren Ansuchen um Erneuerung ihrer Privilegien im Jahre 1747. Die Hofkanzlei hatte die gewünschte Urkunde bereits zur Unterschrift vorbereitet, doch pflegte die Herrscherin vor jeder Entscheidung die Unterlagen einzusehen und verlangte nun von der Fakultät eine Erklärung dafür, warum so viele Studenten im Ausland promovierten. Sie schaltete Van Swieten ein, um Abhilfe zu schaffen. Am 17. Jänner 1749 legte ihr dieser den einunddreißig Seiten langen *Plan pour la faculté de medicine* vor, den sie bereits drei Wochen später genehmigte (Patent über die Reform der medizinischen Fakultät vom 7. Februar 1749) und damit die Fakultät verstaatlichte, sie verlor jegliche Autonomie. Van Swieten wurde zum *Direktor und Präses* der Fakultät bestellt und behielt dieses Amt bis zu seinem Tode, er bekleidete aber keine Lehrkanzel und hielt selbst keine Vorlesungen. Von den ehemaligen Professoren fand nur der Anatomieprofessor Mannagetta-Lerchenau Gnade vor den allerhöchsten Augen und behielt seinen Posten. Die neuen Professoren wurden vom Staat berufen und gut besoldet. Lehrkanzeln für Botanik und Chemie wurden eingerichtet, ein neuer botanischer Garten gegründet, die praktischen medizinischen und chirurgischen Vorträge ins Bürgerspital verlegt. Van Swieten überwachte alle Prüfungen und stellte den Kandidaten gern zusätzliche Fragen, wofür er gefürchtet war. Die Prüfungstaxen wurden ebenfalls neu geregelt. Man kann sich vorstellen, dass die Fakultätsmitglieder die Änderungen nicht gerade mit Begeisterung aufnahmen und vergeblich dagegen protestierten. Als alleiniger »Chef« der Fakultät hatte Van Swieten auch in den Angelegenheiten der Chirurgen, Apotheker und Hebammen das letzte Wort.

Darüber hinaus betraf sein Wirken das gesamte österreichische Bildungswesen. 1757 war er die führende Kraft in der neu gegründeten *Kommission zur Behandlung der Studienangelegenheiten*, die 1760 zur *Hofstudienkommission* erhoben wurde. Ihr Ziel war die Verweltlichung aller bis dahin von der Kirche und da wiederum von den Jesuiten beeinflussten Unterrichtsanstalten und Fakultäten, diese sollten nun ausschließlich den Zwecken des Staates dienen. Forschung war nicht Zweck der maria-theresianischen Bildungsreform, der aufgeklärte Staat benötigte keine Gelehrten, sondern gute Staatsdiener.

Dass die medizinische Forschung trotzdem in Wien einen Platz fand, war überragenden Persönlichkeiten zu verdanken. Im Jahre 1754 berief Maria Theresia auf Van Swietens Veranlassung unter großzügigen Bedingungen dessen ehemaligen Mitschüler **Anton de Haen** (1704–1776) als Professor der praktischen Medizin nach Wien. Er wurde der erste Chef der Medizinischen Klinik, die nun am Wiener Bürgerspital eingerichtet und mit 12 Betten ausgestattet wurde. Hier unterrichtete De Haen, der ein begnadeter Lehrer war, wie in Leyden am Krankenbett. Die Kranken wurden genau beobachtet, ihr Fieber mit dem von Boerhaave erstmals in Leyden verwendeten Thermometer gemessen. Er ließ sich von den Schülern die vermutete Diagnose stets ins Ohr flüstern, um sie bei Fehlern nicht bloß zu stellen. Dann analysierte er selbst den Fall. Über jeden Fall wurde Buch geführt, über jedem Bett wurde eine Betttafel mit den wichtigsten Angaben angebracht. Nach der Klinik behandelte er gleichfalls im Beisein der Studenten die ambulanten Kranken. Zu den Sektionen der im Krankenhaus Verstorbenen und zu seinen Tierversuchen zog er die Studenten ebenfalls bei. De Haens Klinik und glänzender Vortrag zogen viele Studierende und junge Ärzte nach Wien, ihm vor allem verdankte die Wiener Medizin ihren Aufstieg. Und doch war er ein echtes Kind seiner Zeit, er glaubte an Wunder und Zauberei, an Besessene und dämonische Krankheiten.

Van Swieten erarbeitete 1770 neue Vorschriften für die Kontumazämter, die selbstverständlich unter dem Befehl des jeweiligen Militärkommandanten standen. Die Einschleppung epidemischer Krankheiten wurde noch immer als größte Gefahr für die Bevölkerung gesehen; erfahrungsgemäß war sie von Osten her, aus Russland oder der Türkei, zu erwarten. Nach dem Frieden von Passarowitz war 1719 die *k.k. Militärgrenze* als zweitausend Kilometer langer *Sanitätskordon* (= Isolationsgebiet) eingerichtet worden, der in den folgenden Jahren noch verlängert und verstärkt wurde. Vier- bis siebentausend Personen waren mit der Einhaltung der Kontumaz in den seit 1730 permanenten Quarantänestationen beschäftigt. Ihre Aufgabe war es, das Passieren der Grenze von Ost nach West im Epidemiefall zu verhindern oder zumindest zu erschweren und Reisende für bestimmte Zeit (je nach Gefahrenstufe zwischen drei und zweiundvierzig Tagen) anzuhalten, um ihre Gesundheit zu überwachen. Sogar Briefe wurden desinfiziert.

Trotz allem trat die Pest noch gelegentlich auf, so in Steyr im Jahre 1786. Eine Inschrift an einem Steinkreuz bei der St. Anna Kirche kündet davon: »*Hier ligt begraben R. P. Franziskus Sorer S. J., Rektor der Jesuiter C. U. Steyr, welcher in der Pest sein Geist aufgegeben hat. Dießer hat den pesthaften gedienet u. biettet alle um ein Gebett. Anno 1786.*« Sorer war damals nicht der einzige Pesttote, der bei der Kirche beigesetzt wurde. Als im ausgehenden 19. Jahrhundert dort ein Wohnhaus und ein Kalkofen erbaut wurden, kamen bei den Aushubarbeiten die Gebeine zum Vorschein.

Erst im Jahre 1858 wurde auf die Quarantäneanstalten und den Pestkordon verzichtet, denn gegen die Cholera hatte er sich nicht bewährt.

Vereinzelt tauchte die Pest später noch auf, in Wien zuletzt im Oktober 1898. Im Jahre 1897 folgten einige Ärzte, darunter **Hermann Franz Müller** (1866–1898), dem Ruf der Wiener Akademie der Wissenschaften, sich zum Studium der Pest nach Bombay zu begeben. Sie brachten Pestkulturen mit nach Wien, um ihre in Indien begonnenen Untersuchungen fortzusetzen. Das Material wurde in einem winzigen Raum aufbewahrt, in dem die Versuchstiere gehalten wurden. Deren Pfleger Franz Barisch steckte sich mit der Pest an und starb daran ebenso wie Müller und Albine Pecha, eine zweiundzwanzigjährige Krankenschwester.

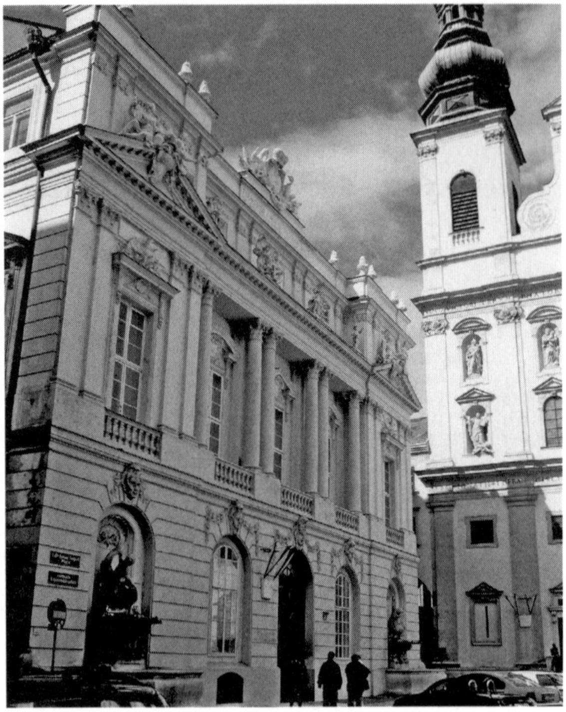

In der Neuen Aula der Wiener Universität war auch die Medizin untergebracht.

Um die gesundheitliche Versorgung der Bevölkerung möglichst rasch zu verbessern und die als veraltet und schädlich empfundene Volksmedizin zurückzudrängen, erließ die Kaiserin unter dem Einfluss van Swietens 1770 das *Sanitätshauptnormativ*, das 1773 ergänzt wurde. Es handelte sich dabei um eine Instruktion für alle in den Erblanden praktizierenden Ärzte. In jedem Kreis wurde ein Amtsarzt bestellt, Wundärzte und Chirurgen wurden von den Badern getrennt, deren Handwerk 1773 abgeschafft wurde. Die amtliche Totenbeschau wurde eingeführt und das Gesundheitswesen den staatlichen Behörden unterstellt. Alle österreichischen Wundärzte mussten sich von nun an einer Prüfung an einer inländischen Universität unterziehen, Wundarztgremien sollten in jedem Kreis oder Viertel eines Landes die medizinische Versorgung sicherstellen. Um die Viehkrankheiten in den Griff zu bekommen, wurde 1765 in Wien eine Lehrschule gegründet, die unter militärischer Kontrolle stand. 1808 erfolgte ihre Umbenennung in *k.u.k. Militär-Tierarznei-Institut und tierärztliche Hochschule*; die Studiendauer wurde mit einer Erhöhung auf acht Semester den universitären Verhältnissen angeglichen.

Die erste Wiener medizinische Schule

Neben De Haen brachte Van Swieten noch weitere bedeutende Lehrer der Medizin und Naturwissenschaften nach Wien und leitete damit den Aufschwung der Fakultät ein. Bis heute bekannt ist **Nicolaus Joseph Jacquin** (1787–1817), der wie van Swieten aus Leyden stammte. 1752 wurde er mit einer Forschungsreise nach West-Indien beauftragt, von der er mit fünfzig Kisten voller wissenschaftlichen Materials nach Wien zurückkehrte. 1768 wurde er Professor für Botanik und Chemie an der Wiener Universität. Seine botanischen Schriften umfassen fünfunddreißig Bände. Der Name *Swieteniana*, den er einer Stammpflanze des Mahagoniholzes gab, dürfte auf diese Zeit zurückgehen. Jacquin gestaltete nicht nur den Garten von Schönbrunn, sondern auch den damals fast vergessenen botanischen Garten am Rennweg völlig neu. Dort kann man seinen Grabstein neben dem Bambushain sehen.

Wie schon erwähnt, wurden an der Universität zwar schon seit längerer Zeit chirurgische Vorlesungen gehalten, von einer praktischen Ausbildung konnte jedoch keine Rede sein. Um das zu ändern, wurde 1761 der Wiener **Ferdinand Leber** (1727–1808), ein Wundarzt aus Breitenfurt, zum außerordentlichen Professor bestellt. Die Universität verlieh ihm auch die Würde eines Doktors der Chirurgie, womit er aber keineswegs die Rechte eines Medicus bekam. Es war vielmehr eine Art Ehrentitel, den vor ihm schon einige andere Wundärzte erhalten hatten. Die *periodische Kompression von Aneurysmen* (umschriebene Erweiterung einer Schlagader) geht auf ihn zurück. Neben der Spitalspraxis am Bürgerspital übte er neunzehn Jahre lang das Amt des Folterarztes aus.

Dabei erkannte er, »*dass ein wirklicher, mit starken, gefühllosen Nerven versehener Verbrecher den schmerzhaften Martern Trotz bot und sich schuldlos log, während Schuldlose, überwältigt von der Heftigkeit des Schmerzes, sich zu Verbrechen bekannten, die sie nie begangen hatten*«. Gemeinsam mit dem Staatswissenschaftler und Hofrat der Hofkanzlei Joseph Sonnenfels (1732–1817) erreichte er schließlich die Abschaffung der Folter in Österreich. Leber wurde später kaiserlicher Leibarzt.

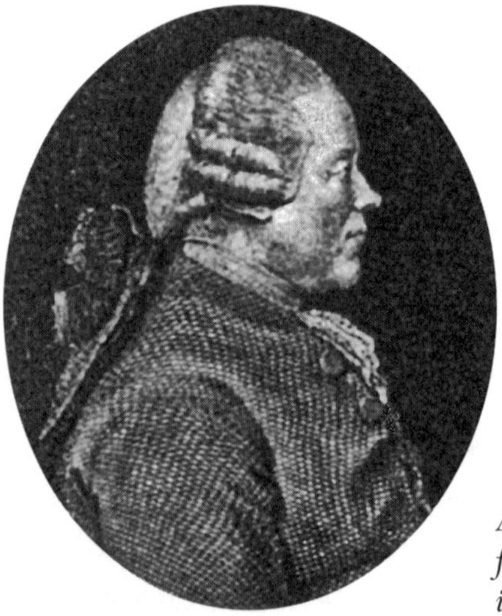

Anton Störck trat für die Pockenschutzimpfung ein.

Der Schwabe **Anton Störck** (1731–1803) war ebenfalls ein Schüler Van Swietens in der Hofbibliothek, wurde dann einer der Assistenten De Haens, später Arzt im *Bäckenhäusl* und schließlich Van Swietens Nachfolger als Chef des Medizinalwesens. Er trat für die *Blatternschutzimpfung* ein. Unter seiner Aufsicht wurden 1762 in Schloss Hetzendorf zum ersten Mal adelige Kinder vom Wundarzt Miller aus Atzgersdorf geimpft. Die *Variolation* mit Menschenpocken barg Gefahren: Die *Letalität* betrug ein Prozent – immer noch weniger als bei einer normalen Ansteckung, bei der sie elf Prozent ausmachte. Erst durch Jenners Erfindung der weit harmloseren *Kuhpockenimpfung* (Vaccination) 1782 ging das Impfrisiko zurück. Zu Beginn des 19. Jahrhunderts führte die Regierung in der Habsburgermonarchie die Pockenimpfung verpflichtend für alle Kinder ein, nachdem 1801 unter der Leitung Franks im Allgemeinen Krankenhaus eine kommissionell geprüfte Impfaktion stattgefunden hatte.

Der Schwabe und ehemalige Jesuit **Maximilian Stoll** (1742–1787) wurde De Haens Nachfolger. **Maximilian Locher** (gest. 1768) war ein Wegbereiter des Quecksilbersublimats bei der Behandlung der Syphilis. Der Luxemburger Johann Heinrich **Nepomuk Cran(t)z** (1722–1797) machte sich in der Geburtshilfe durch sein konservatives Verhalten, den möglichst geringen Einsatz von Zange oder anderen Interventionen, und die Vereinfachung des Instrumentariums verdient. Zum eigentlichen Begründer der Wiener geburtshilflichen Schule wurde etwas später **Lukas Johann Boer** (1751–1835).

Der ausgestopfte Mohr

Kulturhistorisch von Interesse ist der Anatom und Augenarzt **Josef Barth** (1745–1818), Lehrer der Augenheilkunde und Anatomie und ab 1791 kaiserlicher Leibaugenarzt. Er war Mitglied der Loge *Zur wahren Eintracht* und ein großer Kunstfreund und Sammler. Als er Kaiser Josef II. von einem Augenleiden heilte, stiftete dieser aus Dank die Mittel zur Einrichtung eines *Anatomischen Theaters*, eines amphitheaterartigen Hörsaals, im Universitätsgebäude (heute Akademie der Wissenschaften). Dort richtete Barth auch ein prachtvoll ausgestattetes Anatomisches Museum ein, für das er intensiv Präparate sammelte. Die Sammlung hieß *Anatomisch-pathologisches Cabinet der Universität* und enthielt unter anderem die Reste des *Barth'schen Riesen*, die man 1783 bei der Auflassung des Stefansfreythofs ausgegraben hatte. Der Mann, dessen Körpergröße auf ungefähr 2,40 Meter geschätzt wird, war ein gefangener Türke, der dem Fürsten Batthyány als Türsteher gedient hatte. Ferner befand sich in der Sammlung die ausgestopfte Haut eines zweijährigen Mädchens, welches an Elephantiasis gelitten hatte. Mit vielen anderen Objekten wurden diese bei einem Bombenangriff im Jahre 1945 zerstört.

Ausgestopfte Menschen waren zu Barths Zeiten nichts Neues, etliche befanden sich im k.k. Naturalienkabinett in der Hofburg (Augustinertrakt). Einer davon hieß zu Lebzeiten Angelo Soliman und war ein Logenbruder Barths, er wurde 1796 von einem von Barths Schülern präpariert. Laut einer empörten Eingabe von Solimans Tochter zog ihm der Abbé Simon Eberle, ebenfalls Freimaurer und Leiter des Naturalienkabinetts, höchstpersönlich die Haut ab, obwohl er ihn erwiesenermaßen zu Lebzeiten gekannt hatte. Aber vielleicht – möglich wäre es immerhin – hatte der dunkelhäutige Soliman seine Haut im Dienste der »aufgeklärten« Wissenschaft ja selbst gespendet: Aufklärung über Alles! Er *»war in stehender Stellung mit zurück gerücktem rechten Fuße und vorgestreckter linker Hand dargestellt, mit einem Federgürtel um die Lenden und einer Federkrone auf dem Haupte, die beide aus rothen, weißen und blauen, abwechselnd aneinander gereihten Straußfedern zusammengesetzt waren. Arme und Beine waren mit einer Schnur weißer Glasperlen geziert und eine breite, aus gelblichweißen Münz-Porcellanschnecken* (Cypraea moneta) *zierlich geflochtene Halskette hing tief bis an die Brust herab«.*

1798 schenkte Königin Marie Caroline von Neapel der Sammlung ein namenloses ausgestopftes Negermädchen von sechs Jahren, das in einem Kasten sitzend ausgestellt wurde. 1801 kam Pietro Michaele Angiola, Mulatte und Tierwärter in der kaiserlichen Menagerie zu Schönbrunn, auf einem Kamel reitend dazu. 1808 übergab Frater Narciss, der leitende Krankenpfleger des Spitals der Barmherzigen Brüder in der Leopoldstadt, den im achtunddreißigsten Lebensjahr verstorbenen Afrikaner Joseph Hammer dem Naturalienkabinett. Er wurde zwar ebenfalls noch ausgestopft, aber nicht mehr ausgestellt. Karl Schreibers, der Nachfolger Eberles, entfernte bei seinem Amtsantritt im Jahr 1806 alle ausgestopften Afrikaner einschließlich Soliman aus der Dauerausstellung des Naturalienkabinetts und ließ sie ins Magazin unters Dach bringen. An den am Ort verbliebenen Fußgestellen aller vier Präparate brachte er Gedenksprüche an. Beim Brand des Augustinertrakts im Jahre 1848 sind die Objekte verbrannt. In den modernen »Körperwelten« ist die abstoßende Idee der Menschenpräparation zu Showzwecken jedoch wieder auferstanden.

Napoleons Leibarzt als Pate der Perkussion

Der schon genannte **Joseph Leopold Auenbrugger** (1722–1809) war ein Gastwirtssohn aus Graz. Beim Abklopfen der Patienten fielen ihm – analog zu den Geräuschen beim Abklopfen der väterlichen Weinfässer – schon 1754 Schallunterschiede auf, die ihn zu langjährigen Beobachtungen veranlassten. Er führte zahlreiche Versuche an Leichen durch, wobei er deren Brusthöhlen mit Wasser füllte, um den Unterschied des Klopfschalls bei den verschiedenen Graden der Füllung zu hören und daraus seine Schlüsse zu ziehen. Die Ergebnisse seiner Arbeit veröffentlichte er 1761 auf nur 95 Seiten in lateinischer Sprache (*Inventum novum ex percussione thoracis humani ut signo abstrusos interni pectoris morbos detegendi*), obwohl er sich der bevorstehenden Ablehnung seiner »Erfindung« durch seine Kollegen bereits bewusst war: »*Ich übergebe Dir, geneigter Leser, ein neues, von mir erfundenes Zeichen zur Entdeckung der Brustkrankheiten. … Wohl habe ich es vorausgesehen, daß ich mit der Veröffentlichung meiner Erfindung auf nichts weniger als unbedeutende Klippen stoßen werde. Denn nie hat es noch Männern, die in Wissenschaft und Kunst durch ihre Erfindungen neues Licht oder Vervollkommnung brachten, an dem Gefolge der düsteren Genossen des Neides, der Mißgunst, des Hasses, der hämischen Verkleinerung, ja selbst der Verleumdung gefehlt.*« Auenbrugger forderte die Ärzte auf, die Perkussion als gleich wichtig neben die Untersuchung von Atmung und Puls zu stellen. »*Denn ein widernatürlicher Ton der Brust ist einmal in jeder Krankheit ein sicheres Zeichen des Vorhandenseins größerer Gefahr.*« Auenbrugger gab genau an, wie die Untersuchung zu erfolgen hätte und bei welchen Krankheiten ein unnatürlicher Ton in der Brust vorkäme; das waren vor allem die entzündlichen Brustkrankheiten. Die absolute Dämpfung der bei Rippenfellentzündung mit Flüssigkeit gefüllten Brusthöhle erschien ihm am eindrucksvollsten. Die Zunahme des unnatürlichen Tones hänge »*von der krankhaften Materie ab, die sich nach und nach an der entzündeten Stelle ablagert*«. Wird dieses Krankheits-

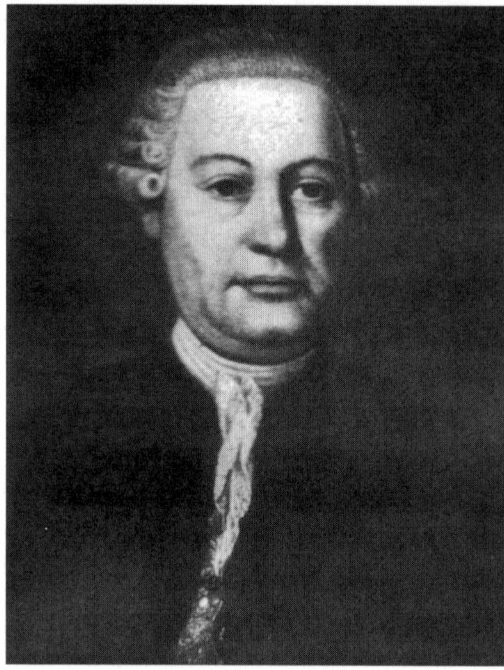

Lange Zeit zu wenig ernst genommen:
Joseph Leopold Auenbruggers Perkussionsmethode.

produkt einer »*Auflösung, Verarbeitung und Ausscheidung*« unterzogen, gesundet der Patient und der normale Ton stellt sich wieder ein.

Interessant sind Auenbruggers Beschreibungen der Tuberkulose, von der man damals weder Namen noch richtige Ursache kannte. Da die Krankheit häufig bei Soldaten auftrat, betrachtete er sie als Folge von Heimweh (Nostalgie). Dass zu seiner Zeit der Militärdienst endlich zeitlich begrenzt wurde, hielt er für die richtige Prophylaxe. Über die »Staublunge« als Berufskrankheit bestimmter Handwerker machte er sich ebenfalls bereits Gedanken: »*So habe ich zum Beispiel häufig unter Schneidern, Müllern und dergleichen, die von Geburt aus mit schwachen Lungen begabt waren, Phthisiker gefunden, die auch das Zeichen eines gedämpften Schalles darboten. Erstere müssen beim Auftrennen der Nähte alter Kleider den feinen Wollstaub einatmen; letztere und andere mehrere die stauberfüllte Luft ihrer Werkstätten einziehen* …«.

Auenbrugger war nicht der Einzige, der sich mit der pathologischen Anatomie auseinandersetzte. 1761, im selben Jahre seiner Veröffentlichung, erschien in Venedig das umwälzende Werk des fast achtzigjährigen Professors Giovanni Morgagni (1682–1771), *De sedibus, et causis morborum per anatomen indagatis libri quinque.* Der Band enthielt über siebenhundert Fälle von krankhaften Veränderungen, die der Verfasser in ein System gebracht hatte. Das war eine große Leistung, doch nun musste vom Befund am Seziertisch, von der Diagnose am Toten, der Weg zur Diagnose am Lebenden gegangen werden, um dem Arzt für die Praxis anwendbare Diagnoseregeln zur Verfügung zu stellen. Auenbrugger tat eben das, er sagte den Ärzten genau, bei welchen Krankheiten der Lunge und des Herzes seine Perkussionsmethode Klarheit bringen konnte, er sagte aber ebenso offen, bei welchen seine Methode keine brauchbaren Ergebnisse lieferte. Doch die medizinische Welt war noch nicht bereit, ihm zu folgen; er wurde mit Hohn, Neid und Missgunst verfolgt, bis er das Spital verließ und sich nur mehr seiner Privatpraxis widmete.

Von Zeit zu Zeit nahm er daneben schriftlich zu medizinischen Problemen Stellung und gewährt uns damit interessante Einblicke in die damalige Zeit: Anlässlich der *Faulfieberepidemie* (Fleckfieber, vermutlich handelte es sich aber um Typhus, den man damals nicht genau davon unterscheiden konnte) im Jahre 1771 verfasste er ein Flugblatt zur Aufklärung der Bevölkerung und ließ es den Zeitungen beilegen. Einige Jahre später veröffentlichte er ein Werk über die Geisteskrankheit *Mania* bei Männern, worin er zur Beruhigung heiße Breiapplikationen am Unterleib empfahl.

Von Auenbruggers späteren Arbeiten betrifft eine die Ruhrepidemie des Jahres 1779: »*Diese Ruhr fing gegen die Sommersonnenwende an und grassierte in dem Heu-, August- und Herbstmonate* (Anm.: Juli bis September) *heftig. Kein Alter (nur die Säuglinge ausgenommen), kein Temperament, kein Geschlecht blieb von dieser gefährlichen Seuche sicher, doch wurden besonders Vollsäftige und Blutreiche von diesem Übel hartnäckiger, sehr empfindlich und oft tödlich hergenommen.*« Seine Behandlung bestand in der Verabreichung einer »einhüllenden« Emulsion von Mandelöl im Anfangsstadium, im zweiten Stadium verordnete er Aderlass und Einläufe, daneben eine Diät aus Suppe und dünnem Grießbrei. Bei schweren Allgemeinerscheinungen ließ er einen aus Senfmehl und Kampfer bereiteten, Blasen ziehenden Brei auf die Bauchhaut legen, also eine »ableitende« Behandlung, wie sie von altersher so gern geübt wurde. Ferner gab er den Kranken eine Abkochung von arabischem Gummi und Kampfer zu trinken. *»Durch diese Heilmethode habe ich viele vom Tode gerettet«*, versicherte er. Vor der Verabreichung von Opium, damals von vielen Ärzten empfohlen, warnte er nachdrücklich. Andere Arbeiten Auenbruggers handeln *Von der stillen Wut oder dem Triebe zum Selbstmorde,* der Selbstmordgefahr bei Depressiven, und vom *nordischen Katarrh,* wie man damals die Grippe nannte, die im Frühjahr 1782 epidemisch grassierte.

Nun zurück zur Perkussion. Sie brauchte lange, bis sie zum Allgemeingut der Ärzte wurde. Vielleicht war die Methode nicht sensationell genug, eine zu einfache und gar nicht geheimnisvolle Sache, die jeder durch Übung lernen konnte. Einen freundlichen Kritiker fand Auenbrugger in dem großen Schweizer Arzt und Dichter **Albrecht von Haller**, der bald nach dem Erscheinen von *Inventum novum* in den *Göttingischen gelehrten Anzeigen* darüber referierte und dabei die Meinung aussprach, dass die Methode *»aller Aufmerksamkeit würdig sei: denn alle derartigen Vorschläge verdienen zwar nicht auf der Stelle angenommen, aber mit aller Achtung angehört zu werden«*. Noch positiver äußerte sich der Leipziger Professor Ludwig, der die Erfindung mit einer »lichtstrahlenden Fackel« verglich und ihr eine große Zukunft unter den diagnostischen Zeichen voraussagte. In Wien lehnte man die neue Erfindung vorerst ab. Für De Haen existierte sie nicht und der einflussreiche Van Swieten überging sie, obwohl es sich bei Auenbrugger um einen seiner Schüler handelte. Nur Professor Stoll, der mit Auenbrugger am Spanischen Spital gearbeitet hatte und die Methode gut kannte, wandte sie dort an und empfahl sie den Studenten, aber ohne überschwängliche Begeisterung: *»... Es ist dafür dieses Zeichen, allein betrachtet, nicht hin-*

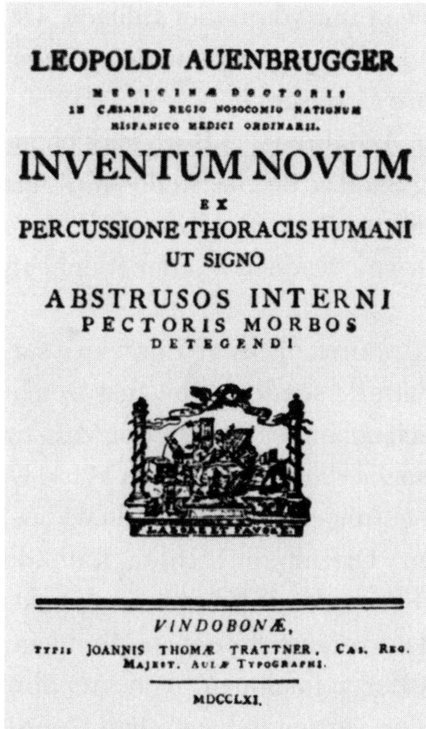
LEOPOLDI AUENBRUGGER
MEDICINÆ DOCTORIS
IN CÆSAREO REGIO NOSOCOMIO NATIONUM
HISPANICO MEDICI ORDINARII.
INVENTUM NOVUM
EX
PERCUSSIONE THORACIS HUMANI
UT SIGNO
ABSTRUSOS INTERNI
PECTORIS MORBOS
DETEGENDI

VINDOBONÆ,
TYPIS JOANNIS THOMÆ TRATTNER, CAS. REG.
MAJEST. AULÆ TYPOGRAPHI.
MDCCLXI.

Auenbruggers Büchlein über seine Erfindung.

länglich, aber auch nicht zu verachten, indem es oft in Verbindung mit anderen zweifelhaften Zeichen den Ausschlag gibt. Auch läßt sich daraus bestimmen, in welcher Brusthälfte das Übel sitzt.« Als Stoll starb und Johann Peter Frank das Spital übernahm, war dort von Perkussion bald keine Rede mehr.

Im Jahre 1808 erlebte der alte Auenbrugger doch noch ihren Durchbruch. **Jean-Nicolas Corvisart des Marets** (1755–1821), Napoleons Leibarzt, hatte von der Perkussion durch ein Buch Stolls erfahren und sie an seiner Klinik in großem Umfang ausprobiert, was ihn von ihrem Vorzug überzeugte. 1808 ließ er eine französische Übersetzung von Auenbruggers *Inventum novum* erscheinen und fügte dieser einen Kommentar hinzu, indem er einschlägige Fälle beschrieb. Dies rückte die Methode nun endlich ins richtige Licht, denn Corvisart war hochberühmt. Selbst Napoleon war von seiner ruhigen Art und sicheren Diagnostik fasziniert und soll gesagt haben: »*Ich glaube nicht an die Medizin, ich glaube aber an Corvisart.*«

Erst 1843 erschien Auenbruggers Buch endlich in deutscher Sprache mit einer Einleitung Skodas, der feststellt, »*daß Auenbrugger mit dem vollsten Rechte den Ruhm verdient, als der Gründer der neuen Diagnostik angesehen zu werden*«. Endlich war der Prophet im Vaterlande anerkannt.

Auenbrugger wurde durch die lange Zurückweisung seiner Erfindung übrigens nicht verbittert, sondern ein ausgezeichneter und äußerst beliebter Arzt, der sich nebenher intensiv der Musik widmete. In seinem Haus neben der Kapuzinerkirche am Neuen Markt wurde viel musiziert, Klavier gespielt und gesungen, Joseph Haydn widmete seinen Töchtern sechs Klaviersonaten. Die ältere Tochter, Katharina, blieb nach der Heirat im Haus der Eltern, das zu einem Mittelpunkt der Wiener Gesellschaft wurde. Sonntags veranstaltete man Matineen, an denen die hervorragendsten Künstler teilnahmen. Von Auenbrugger stammt das Libretto der von Salieri vertonten komischen Oper *Der Rauchfangkehrer*, die damals viel Beachtung fand. Mozart schrieb an seinen Vater darüber im Dezember 1783: »*Nach Ihrem Schreiben zu urteilen, glauben Sie, es sei eine welsche Opera. Nein, es ist ein deutsches und obendrein elendes Originalstück, welches den Herrn Doktor Auenbrugger in Wien zum Verfasser hat.*« Das war undankbar, denn Auenbrugger zählte zu Mozarts Gönnern.

Medizinische Außenseiter

Die Wiener Medizinische Fakultät zog zu Van Swietens Zeit endlich wieder Studenten aus dem gesamten deutschen Raum an. Drei davon sind durch ihre damals spektakulären Ideen bis heute bekannt. Alle drei wurden sie von Wien enttäuscht und alle drei gingen später nach Paris. Damit erschöpfen sich ihre Gemeinsamkeiten.

Samuel Hahnemann (1755–1843) schrieb in seiner Biografie: »*... dem grossen praktischen Genie, dem Leibartz von Quarin verdanke ich, was Arzt an mir genannt werden kann ...*« Als er 1777 aus Leipzig als Medizinstudent nach Wien kam, war De Haen zu seinem Leidwesen bereits tot. Daher wandte er sich an den Leiter des Krankenhauses der Barmherzigen Brüder, Joseph Quarin (siehe S. 144f.). Dieser erkannte Hahnemanns Begabung und nahm ihn zu seinen Patienten mit, wovon der junge Mann sehr profitierte. Wichtig für ihn waren daneben die toxikologischen Untersuchungen Störcks: Dessen Versuche hatten ergeben, dass *Stramonium* (Stechapfel) nicht nur Wahnsinn und Krämpfe verursachen, sondern auch heilen kann. Als Hahnemann nach zwei Jahren Wien verließ, hatte er bereits begonnen, die Wirksamkeit der damals üblichen Heilmittel anzuzweifeln. Ihm fiel auf, dass Kranke sehr sensibel auf Reize reagierten. Er arbeitete mit *Verdünnungen* von Giften und bemerkte bald, dass ihre Wirkung in einem reziproken Verhältnis zur Verdünnung steht (Gedanke der Potenzierung). In einer Zeit, in der mehr oder weniger konzentrierte Pharmaka verabreicht wurden, rüttelte seine Methode der hohen Verdünnungen an den Grundfesten der herkömmlichen Medizin. Er polarisierte die Ärzteschaft, man sagte: »*Hahnemann wäre ein großer Chemiker geworden, wenn er sich nicht dazu entschieden hätte, ein großer Quacksalber zu werden.*« In Österreich fand er rasch Anhänger unter der Ärzteschaft, vor allem bei den Militärärzten, darunter der Stabsarzt und Chirurg **Matthias Marenzeller** (siehe S. 198).

Der aus der Nähe von Pforzheim stammende **Franz Josef Gall** (1758–1828) kam ebenfalls zum Studium nach Wien und übte anschließend hier die ärztliche Praxis aus. Die Frage, die er sich stellte, war schon von Lavater und Goethe gestellt worden und lautete: Kann man aus dem Äußeren eines Menschen auf dessen Charaktereigenschaften und Fähigkeiten schließen? Seine Antwort war die *Gehirn- und Schädellehre* (Phrenologie), die er seit 1796 in Privatvorlesungen vortrug. Seine Lehre war einfach, schien aber gegen die Grundsätze von Religion und Moral zu verstoßen, daher untersagte ihm die Behörde 1802 die Fortsetzung sei-

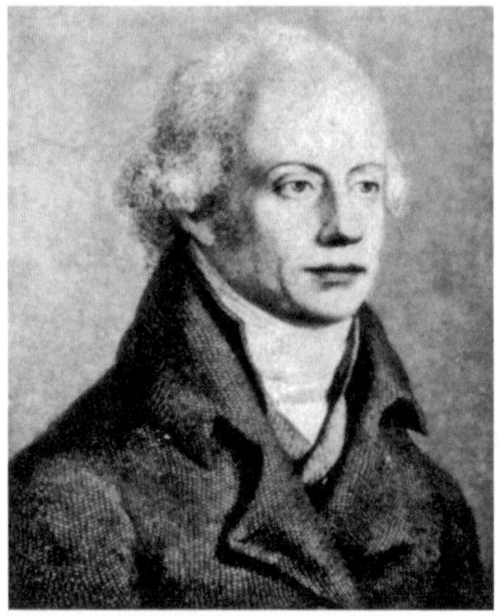

Der Phrenologe Franz Joseph Gall.

ner Vorlesungen. Verdrossen kehrte Gall Österreich den Rücken, er war bis zuletzt von sich und seiner Lehre überzeugt. Seine Schüler richteten allerlei Unfug an, indem sie die Schädel berühmter Menschen, z. B. Joseph Haydns, stahlen und untersuchten. Die Phrenologen beurteilten Menschen nach Schädelform und Mimik und gaben oft Werturteile ab, die dem Betreffenden schaden konnten, selbst über kriminelle Neigungen. Sie glaubten die Zukunft des Einzelnen aufgrund äußerer Merkmale voraussagen zu können und bestimmten häufig über Berufswahl und Laufbahn, indem sie für den potenziellen Arbeitgeber Gutachten erstell-

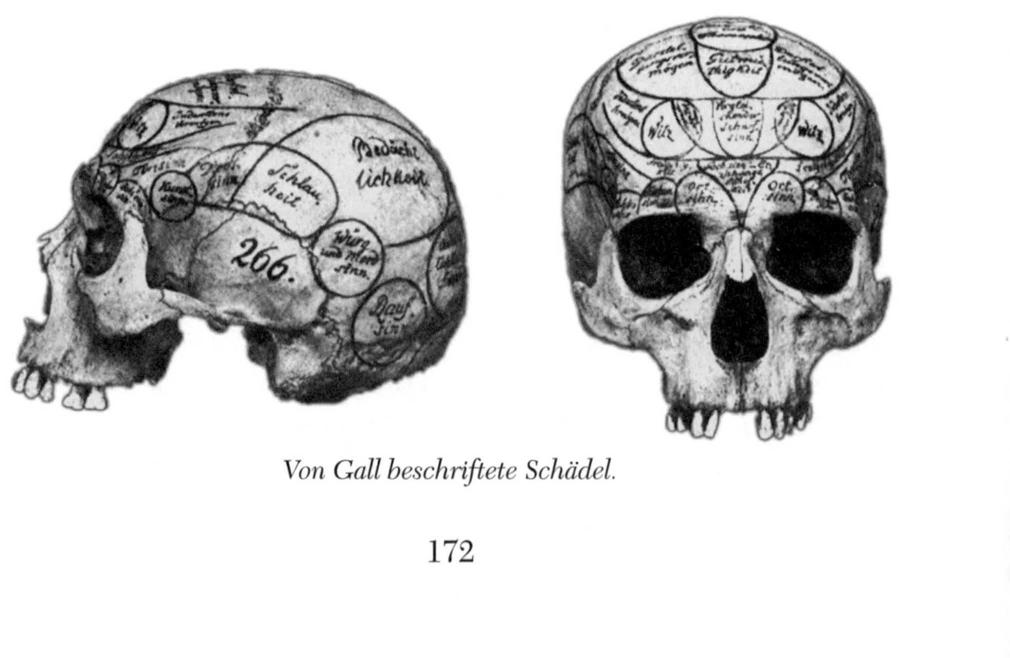

Von Gall beschriftete Schädel.

ten. Später dehnte man die Untersuchungen auf die Gehirne Verstorbener aus, die man sorgfältig konservierte, wie zum Beispiel die Gehirne Einsteins und Lenins. Wie gefährlich solche Wege waren, zeigte sich in seiner ganzen Tragweite erst im Dritten Reich.

Franz Anton Mesmer (1734–1815) war der Dritte im Bunde dieser ungewöhnlichen Arztpersönlichkeiten, er kam vom Bodensee. Er war zwar ein Schüler Van Swietens, beschäftigte sich aber bald mit dem Einfluss der Planeten auf das menschliche Nervensystem. Wie die Planeten so sollten Magnete ebenfalls durch ihre natürlichen Strahlen eine (heilsame) Wirkung auf den Organismus haben, er nannte diese den *Animalischen* (auch *tierischen*) *Magnetismus* und veröffentlichte seine Thesen 1775 im »*Sendschreiben an einen auswärtigen Arzt über die Magnetkur*«. Die Wiener Medizinische Fakultät überzeugte er damit nicht, wohl aber viele seiner Patienten. Er setzte bei seinen mystisch gestalteten Sitzungen Musik als Teil der Therapie ein. Mesmer war bald sehr gefragt und verdiente viel Geld, was wieder viele Neider auf den Plan rief. Sie nahmen seine erfolglose Behandlung der blinden Musikerin Maria Theresia Paradis zum Vorwand, um ihn zu diffamieren. Die Kaiserin berief 1777 eine Expertenkommission zum Fall Paradis ein (Störck war darunter) und diese kam zum Schluss, dass Mesmers Heilmethode Betrug war. Enttäuscht wandte auch er Wien den Rücken, um anderswo besser gewürdigt zu werden.

Mesmer hatte zweifelsohne Erfolg, denn seine Methode war letztlich nichts als eine Fortsetzung des uralten Gedankens der Übertragung von bioenergetischen Kräften, wie dies auch beim Handauflegen geschieht. Seine Bedeutung liegt darin, dass er auf verschiedene Bereiche der Psychologie großen Einfluss hatte und Gedanken der *Psychoanalyse* ebenso vorwegnahm wie Hypnose, Suggestions- und Musiktherapie. Auf Mesmers Spuren wandelten noch andere Ärzte, darunter der Tiroler **Josef Ennemoser** (1787–1854), ehemaliger Geheimschreiber und Freund des Freiheitshelden Andreas Hofer.

Lorenzo da Ponte brachte den Mesmerismus in *Cosi fan tutte* auf die Opernbühne: Das als Doktor verkleidete Stubenmädchen Despina heilt die vorgeblich vergifteten Liebhaber mit einem großen Magneten. Mozarts *Bastien und Bastienne* wurde übrigens 1768 in Mesmers Garten auf der Landstraße zum ersten Mal gespielt. Er besuchte Mesmer mehrmals in dessen Landschlösschen in Rannersdorf, der Rothmühle. Natürlich kannte er die »Jungfer Paradis« recht gut.

Mesmer und Auenbrugger war nicht die einzigen Ärzte aus Mozarts engerem Bekanntenkreis. Der Salzburger Landschaftsmedicus und erzbischöfliche Leibarzt **Silvester Barisani** (1719–1810) gehörte ebenfalls dazu. Seine Frau war eine Tochter des erzbischöflichen Leibmedicus Peter Anton (1691–1766). Das Ehepaar hatte elf Kinder, die mit Wolfgang und seiner Schwester befreundet waren. Einer der Söhne, Sigmund Sylvester Barisani, studierte in Wien Medizin und promovierte im Jahre 1780. Anschließend arbeitete er im Allgemeinen Krankenhaus, wo er 1787 Primararzt wurde. Er zog sich dort eine tödliche Infektion zu. Mit ihm verlor Mozart nicht nur einen treuen Freund, sondern gleichzeitig seinen medizinischen Berater.

»... der möge sein Jud, Türk, Heid, Katholik«

Mesmer verglich die Methoden **Johann Joseph Gaßners** (1727–1779) mit seinen eigenen und fand sie im Grunde ziemlich ähnlich. Gaßner, ein Vorarlberger aus dem Klostertal, hatte bei den Jesuiten in Innsbruck studiert und war ein berüchtigter Exorzist und Wunderheiler. Er war von seinen Kuren überzeugt, da er sich damit selber von ständigen Kopfschmerzen befreit und »frisch und gesund« gemacht hatte. Seiner Überzeugung nach waren böse Geister an den meisten Krankheiten schuld, daher verlegte er sich auf Teufelsbeschwörungen im Namen Christi durch Segenssprüche und Gebete. Augenzeugen berichten, dass er dabei den Kranken fest anblickte, ihm eine Hand, in der er ein Kreuz hielt, auf die Stirn und die andere ins Genick drückte und ihn dann fest schüttelte, wobei er die Beschwörungsformel sprach.

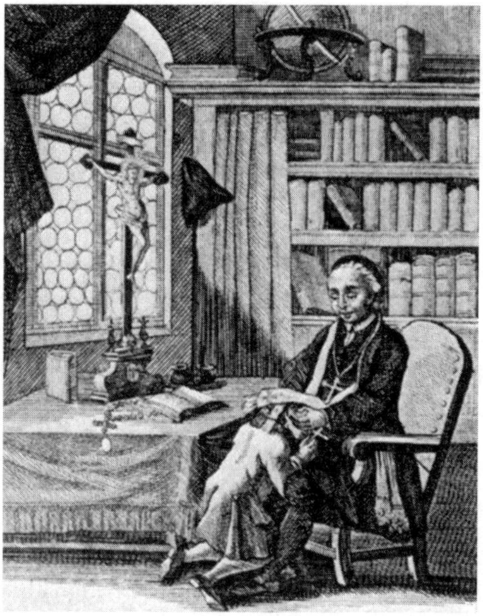

Der Heiler Johann Joseph Gaßner war für seine spektakulären Kuren bekannt.

Bei den Kuren ging es zuweilen sehr lustig zu. »*Die seltsamen Gebärden, Zuckungen, Stellungen u.s.w., welche die Patienten machten, die Blähungen, die nicht ohne Geräusch abgingen, die Liedlein, die sie trällerten und sangen, gefielen dem Wundertäter und dem Haufen der Zuschauer so herzlich, erschütterten oft so angenehm ihre Zwerchfelle, daß er sie mehrmals wiederholen, vermehren, abändern und noch lächerlicher werden ließ, ja daß er die ganze Operation der Neugierde zu Gefallen von neuem wiederholte. Die Kapelle, wo sie meistens vorgenommen wurden, wurde oft so sehr vom lauten schallenden Gelächter erfüllt, daß man sie eher für ein Komödienhaus oder für die Bude eines Zahnbrechers hätte halten sollen, wo einem die lustigste Farce vorgestellt würde.*« Gaßner beschränkte sich bei seiner Tätigkeit bald nicht mehr auf sein Gemeindegebiet, die Pfarrei Klösterle, sondern reiste ohne Erlaubnis des Bischofs als Wunderheiler bis nach Konstanz. Wenn auch das Volk von ihm begeistert war, der Bischof war es nicht und hielt Gaßner für einen Scharlatan. Er schickte ihn in seine Pfarrei am Arlberg zurück.

Gaßner glaubte an Hexenritte und an Zusammenkünfte der Zauberer mit dem Teufel. Er meinte, Gott lasse den Leib der schlimmsten Sünder peinigen, damit deren Seele gerettet würde. Arzneien benötigte er nicht für seine Heilungen, denn ein starker, bedingungsloser Glaube genüge. Wer fest auf Jesus vertraue, *»der möge sein Jude, Türk, Heid, Katholik, evangelisch, kalvinisch«*, dem könne geholfen werden.

1774 wurde Gaßner vom leichtgläubigen blinden Bischof Fugger von Regensburg nach Ellwangen gerufen, wo er riesigen Zulauf aus allen katholischen, deutschsprachigen Ländern inklusive Böhmens erhielt. In Amberg, Sulzbach und Regensburg erregte er durch exorzistische Heilungen großes Aufsehen und veranlasste dadurch evangelische und katholische Gelehrte zu Untersuchungen. Obwohl sich vier Ingolstädter Professoren für Gaßners Wirken aussprachen, verbot ihm die Wiener Regierung im Herbst 1775 die exorzistische Tätigkeit. Der bayrische Kurfürst Maximilian Joseph untersagte ihm ebenfalls jegliches Auftreten in seinem Territorium. Die Erzbischöfe von Prag und Salzburg erklärten sich gegen ihn, und verschiedene Regierungen verboten den Verkauf seiner Schriften. Nachdem auch der Papst Gaßners Wirken 1776 verworfen hatte, wies der Fürstbischof von Regensburg seinem Hofkaplan und geistlichen Rat Gaßner die Dechantenstelle in Pondorf (Landkreis Eichstätt) zu, wo dieser bald in Vergessenheit geriet.

Josephinismus und Medizin

Maria Theresias Sohn **Kaiser Josef II.** (1765 –1790) beriet und unterstützte die Mutter und setzte ihre Maßnahmen nach seiner Thronbesteigung fort, was endlich zur Überwindung des mittelalterlichen Geistes in der Medizin und zur Trennung der Armen- von der Krankenfürsorge führte. 1773 war der Jesuitenorden aufgelöst worden und das Gedankengut der Gegenreformation machte endgültig der von England ausgehenden Aufklärung Platz. Dabei spielten die Freimaurer eine bedeutende Rolle. 1781 wurde die berühmte Loge *Zur Wahren Eintracht* gegründet, die sich nach dem Eintritt des Juristen und Naturwissenschaftlers Ignaz von Born (bald Meister vom Stuhl) und dem Professor für *Polizey- und Kameralwissenschaften* Sonnenfels, einem der Berater des Kaisers, schnell zur Wiener Elite-Loge entwickelte. Zu den 226 Brüdern dieser Loge zählten die Mediziner Johann Peter Frank, Johann Nepomuk Hunczowsky und Joseph Barth. Weitere prominente Mitglieder waren Joseph Haydn, die Literaten Aloys Blumauer und Joseph Ratschky, der Jurist und Sekretär des Hofburgtheaters Johann Baptist Alxinger (Xilander) und der Feldmarschall-Lieutenant und Dichter Cornelius von Ayrenhoff. Sie alle unterstützten Josephinismus und Aufklärung und trugen durch zahlreiche Veröffentlichungen zu deren Verbreitung und Interpretation bei. Mozart war häufig Gast in dieser Loge und wurde von Born zum Gesellen befördert, obwohl er Mitglied der Loge *Zur Wohltätigkeit* war. Unter Kaiser Leopold II. (1790–1792) waren die Freimaurer bereits dem polizeilichen Spitzelwesen ausgesetzt, viele Mitglieder blieben aber weiterhin aktiv. Kaiser Franz II. (1792–1835) verbot 1801 allen Staatsbeamten, einer Loge beizutreten. Das Gedankengut der Aufklärung wurde aus Furcht vor einer möglichen Revolution nach französischem Vorbild hinfort unterdrückt. Dies sollte sich auch in der Medizin bemerkbar machen, die Erste Wiener Medizinische Schule ging ihrem Ende zu. Doch noch war Kaiser Josef II. am Leben und widmete sich seinen Reformen.

Der aufgeklärte Gedanke, das ganze Leben der (dummen) Untertanen von oben durch (kluge) Vorschriften zu lenken, alles für die Lebenden und nichts für die Toten zu tun, fand bei der Bevölkerung wenig Zustimmung. Hatte man Josef II. zur Krankenfürsorge gerade noch applaudiert, so empfand man seine Bestattungsvorschriften und die Schließung der Friedhöfe und Grüfte als unerwünschten Eingriff ins Privatleben. Man konnte nun nicht mehr täglich zu den Gräbern der lieben Verstorbenen gehen, weil sie zu weit entfernt lagen. Natürlich hatte der Kaiser recht mit seinen Maßnahmen, denn die Bestattungen im eng verbauten Gebiet und in Kirchen bargen ein enormes hygienisches Risiko, was aber nur die Gebildeten verstanden. Die Kirche protestierte vergeblich gegen die Aufhebung der alten Friedhöfe, weil die Stadtpfarren dadurch die Begräbnisgebühren verloren. Als Josef aber noch Sparsärge, Schachtgräber und die Anzahl der Kerzen beim Begräbnis vorschrieb, um die seiner Meinung nach unnötigen Ausgaben für *»a schöne Leich«* einzuschränken, ging ein Aufschrei der Entrüstung durch das Volk: Die Leichen sollten unbekleidet in einen Leinensack genäht auf den Friedhof gebracht und beim Begräbnis in einen Sarg mit aufklappbarem Boden gelegt werden, aus dem man sie in ein Schachtgrab fallen ließ und mit ungelöschtem Kalk überstreute. Nach sechs Monaten musste Josef II. diese Vorschrift in eine Kann-Bestimmung umwandeln.

In Wien gab es nun innerhalb des Linienwalls keine Friedhöfe mehr, die der Vororte blieben bestehen und zusätzlich wurden fünf neue angelegt: der St. Marxer, Hundsturmer, Schmelzer, Matzleinsdorfer und Währinger Friedhof, die späteren Kommunalfriedhöfe. Sie sind mit Ausnahme des ersten und der jüdischen Abteilung des letzten längst verschwunden. Im Jahr 1863 beschloss der Wiener Gemeinderat, das Grabstättenmonopol der Kirche aufzuheben und einen neuen großen interkonfessionellen Zentralfriedhof auf Gemeindekosten zu errichten.

Kaiser Josef II. führte an der Medizinischen Fakultät die deutsche statt der lateinischen Unterrichtssprache ein, enthob die Fakultäten der althergebrachten Gehorsamspflicht dem Papst gegenüber und machte das Studium Protestanten und Juden zugänglich. Das löste allerdings nicht das Problem des Ärztemangels, vor allem bei der Armee. Die Soldaten wurden meist von Feldscherern, die oft nicht einmal handwerklich ausgebildet, sondern nur angelernt waren, mangelhaft versorgt. Das hatte schon Maria Theresia gewusst, als sie im Jahre 1770 von Störck im *Gumpendorfer Militärspital* (heute Worellstraße 5) eine Sanitätsschule des Heeres errichten ließ. Dort wurde in einem halbjährigen Kurs den Regimentschirurgen die Behandlung der inneren Krankheiten beigebracht. Für eine gute Ausbildung reichte das nicht, es gab obendrein viel zu wenig Plätze. In einem 1774 erschienenen Unterrichtsbuch für Unterwundärzte heißt es: *»Unsere Wundärzte werden leider größtenteils beim Barbierbecken gebildet. Drei Jahre stehen sie bei den Barbieren und Badern in der Lehre. Nach Verlauf dieser Zeit werden sie Gesellen und*

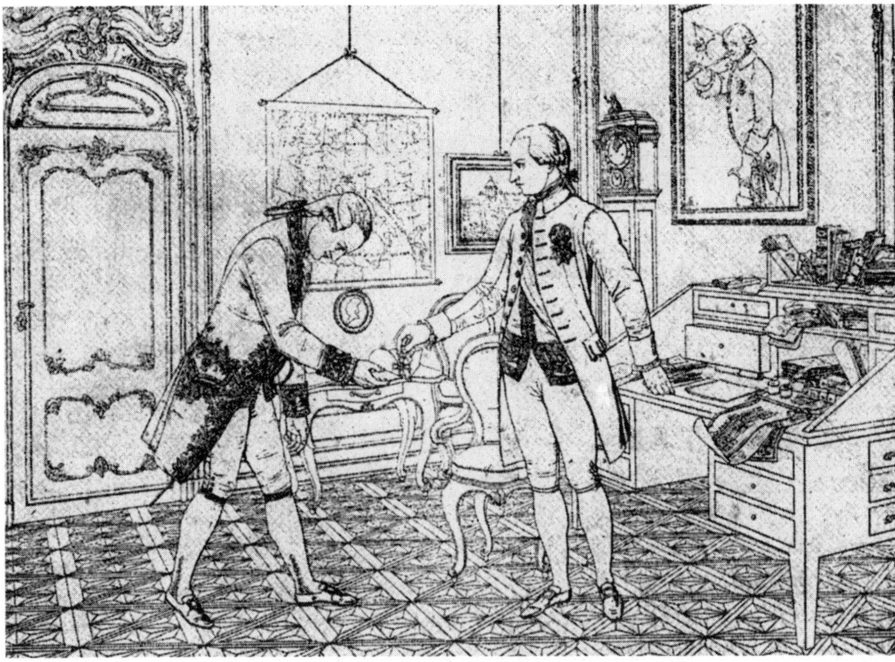

Brambilla bei Josef II.

haben weiter nichts gelernt als den Bart putzen, Pflaster streichen und Aderlassen; das letztere oft handwerksmäßig. Viele können nicht einmal lesen und wenn sie auch dieses können, so wissen sie oft ebenso wenig wie ihr Lehrer, was sie lesen sollen.«

Alessandro Brambilla (1728–1800) hatte Chirurgie an der Universität und am *Ospedale San Matteo* in Pavia studiert und ausgeübt, bevor er als Unterchirurg in die Armee eintrat. Schon 1753 wurde er auf Grund seiner Fähigkeiten als Chirurg zur deutschen *Arzieren-Leibgarde* nach Wien versetzt und 1764 zum Leib- und Protomedicus Erzherzog Josefs (= Kaiser Josef II. ab 1765) ernannt, der ihm volles Vertrauen schenkte. Nach Regierungsantritt machte er ihn zum Generalstabsarzt. Als der wegen seiner chirurgischen Fähigkeiten hochgelobte Brambilla übrigens den bekannten Musiker Joseph Haydn an seinem Nasenpolypen operierte, misslang dieser nicht ganz einfache Eingriff gründlich: Haydn war zwar nicht den Polypen, wohl aber ein Stück seines Nasenbeins los.

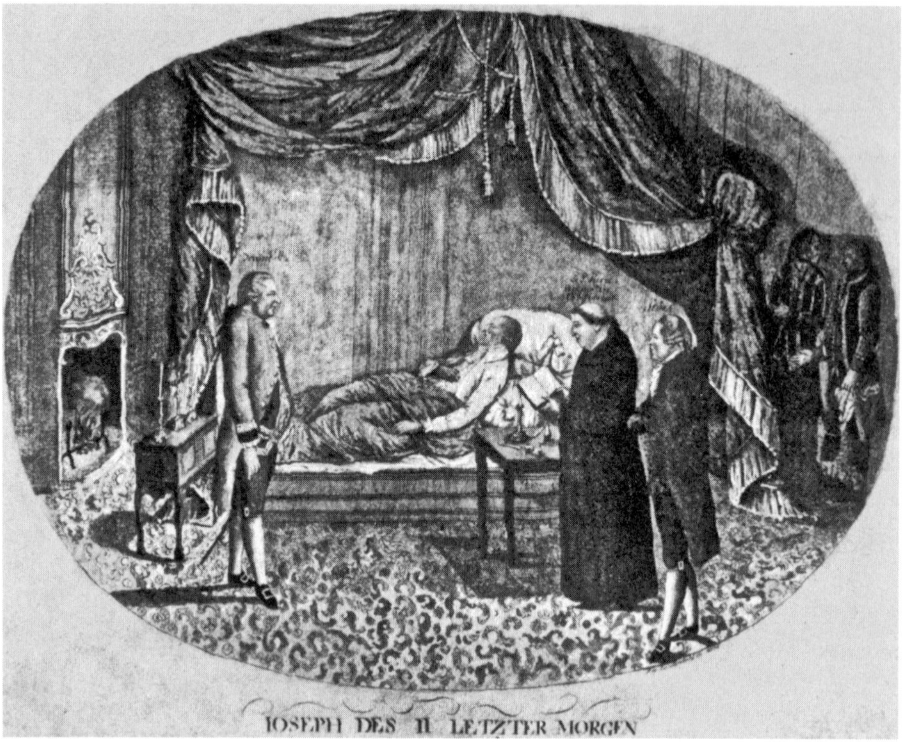

Brambilla und Stoerck am Sterbebett Kaiser Josefs II. (Stich bei Löschenkohl).

1779 wurde Brambilla mit der Leitung des gesamten Militärsanitätswesens betraut, um die nötigen Reformen in Angriff zu nehmen. Josef II. wünschte, es sollte in Zukunft nur mehr eine einzige Gattung von Sanitätspersonen beim Heer geben, die *Medico-Chirurgen*, und sie sollten eine höhere Ausbildung in allen Zweigen der medizinisch-chirurgischen Wissenschaft erhalten. Auf den Gedanken, die Ausbildung der Chirurgen gleich der Fakultät als neue Aufgabe zu übertragen, kam der Kaiser nicht, und versäumte damit eine historische Chance. Erst 1872 erfolgte diese Vereinigung, als der *Doctor medicinae universae* der Wiener Universität zum einzigen medizinischen Grad wurde.

Schon 1781 wertete Brambilla die Gumpendorfer Lehranstalt auf: Er sorgte für tüchtige Lehrer (Johann Hunczovsky, Gabriel Gabriely, Wilhelm Böcking, Joseph Jakob Plenck, Heinrich Streit) und verlängerte den nun für alle Feldwundärzte verpflichtenden Kurs auf zwei Jahre. Bald erwies sich die Schule als zu klein und zu entlegen, so dass sich der Kaiser auf Anraten Brambillas entschloss, in der Nähe des 1784 eröffneten *Allgemeinen Krankenhauses* ein neues Gebäude samt einem dazugehörigen Garnisonsspital für die *Medizinisch-Chirurgische Josephs-Akademie*, kurz **Josephinum** genannt, errichten zu lassen.

Am 7. November 1785 hielt Brambilla im neu erbauten Gebäude die Eröffnungsansprache vor Generälen, Feldmarschällen und ans Josephinum berufenen Professoren. Sämtliche Mitglieder der Medizinischen Fakultät waren anwesend, erhofften sich doch Brambilla und sein Herr irgendwann in der Zukunft eine Verschmelzung der beiden Lehranstalten. Beide Schulen verhielten sich aber fortan eher wie feindliche und eifersüchtige Schwestern, woran gerade Brambilla nicht ganz unschuldig war. Er hatte nämlich bei der Eröffnungsansprache Worte gewählt, die bei den eingeladenen Vertretern der Fakultät gar nicht gut ankamen: »*Es geschieht mehrmal, dass man bey einem vorhandenen Steine in der Blase, oder bey einer Brust-, Bauch- oder Herzbeutelwassersucht eine Menge Arzneymittel ohne den geringsten guten Erfolg brauchet, woraus die Unkräftig- und Unzuverlässigkeit der innerlichen Heilkunst genugsam erhellet; aber die geschickte Hand eines Wundarztes kann diese schädlichen harten oder flüssigen Körper herausziehen, wodurch die zerrüttete Gesundheit des Kranken ungemein verbessert oder ganz hergestellt wird. Eben so kann der Wundarzt, wenn ein Patient die Bräune hat, wo er wegen der stark entzündeten Luftröhre jeden Augenblick Gefahr läuft, zu ersticken, durch einen Einschnitt in die Luftröhre der Luft einen freien Aus- und Zugang verschaffen, und den Leidenden retten.*« Die Ärzte empfanden seine Worte als Herabsetzung ihrer Kunst und fühlten sich in ihrer Würde tief beleidigt, als er nach langen und hochgelehrten Ausführungen fortfuhr: »*Hatte ich nicht gute Ursachen dazu, zu sagen, daß der Schöpfer den Menschen schon gleich bey seiner Erschaffung dem Wundarzt gleichsam übergeben habe, um ihn in seinem ganzen Wesen und nach allen seinen Theilen gesund zu erhalten? Habe ich nicht mit Beweißthümern, die nichts weniger als*

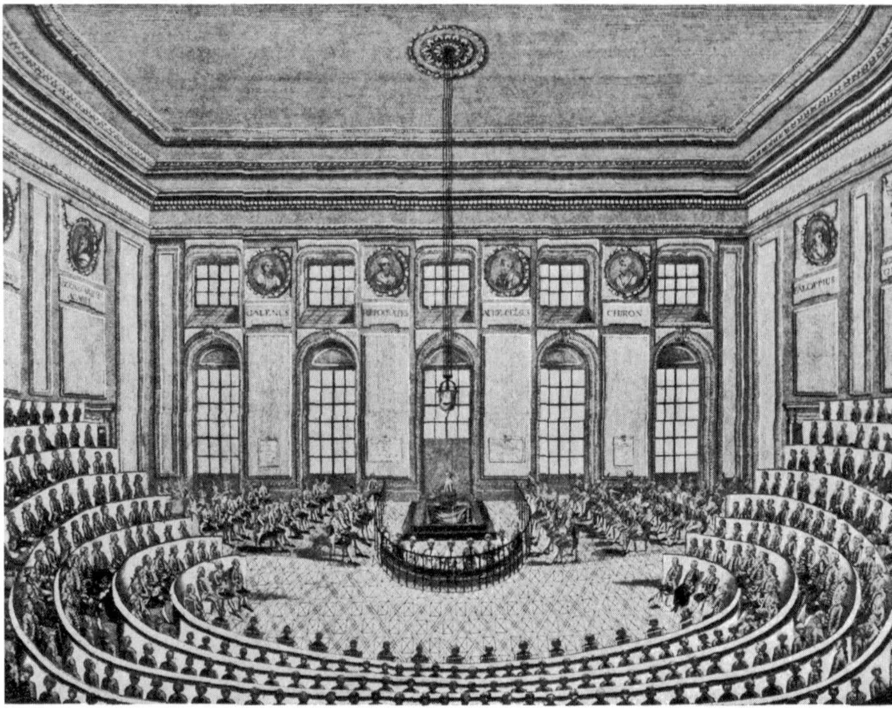

Die Eröffnungssitzung des Josephinums (Stich bei Löschenkohl).

zweydeutig sind, dargethan, daß die Chirurgie in vielen Stücken vor der innerlichen Heilkunst den Vorzug habe?« Solcher Hochmut kam nicht gut an, die geschockten Doktoren sahen schon, *»wie der Doctortitel den Wiener Wundärzten den Kopf schwindelig machen würde«*. Natürlich fürchteten sie um ihren gesellschaftlichen Vorrang (und ihre Einnahmen). Da Medizin und Chirurgie 1784 zur freien Kunst erklärt worden waren, stand ihnen dieser ohnehin nicht mehr zu. Ärzte und Chirurgen waren nunmehr gleichberechtigt.

Um die alle zwei Jahre einberufenen dreißig bewährten Feldchirurgen nach zwei Jahren zu gut ausgebildeten *Doktoren der Chirurgie* zu machen, scheute man keine Mühe: Das zur Akademie erhobene Josephinum wurde erstklassig ausgestattet, sündteure anatomische und geburtshilfliche Wachspräparate aus Italien – eines davon die berühmte

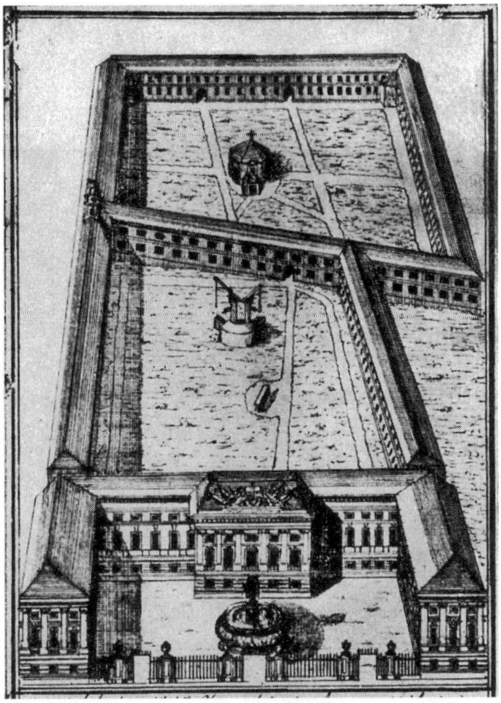

Die k.k. Josephinische Militärakademie (Stich um 1800).

Schwangere Venus – und modernste chirurgische Instrumente wurden angeschafft, die tüchtigen Professoren aus Gumpendorf und noch tüchtigere neue berufen, darunter der Prosektor Anton Beinl. Zu seinen Aufgaben zählte die Führung des »kleinen« sechsmonatigen Kurses für junge Männer, die erst Feldärzte werden wollten. 1804 entstand im Josephinum das *Operationsinstitut*, eine Einrichtung, die später von der Universität mit Erfolg kopiert wurde. Trotz aller Bemühungen wurde die neue Akademie den an sie gestellten Erwartungen jedoch nicht gerecht. Verantwortlich dafür waren mehrere Faktoren: Durch die Franzosenkriege wuchs der Bedarf an Feldärzten, die Kapazität reichte nicht aus. Die Ausbildung war einseitig und chaotisch, ihre Qualität ließ zu wünschen übrig. Die vorgesehenen zwei Jahre Studium erwiesen sich als zu wenig, es wurde stufenweise bis 1822 auf fünf Jahre verlängert.

An der Akademie wurde sogar geforscht. Ein gewisser **Philipp Bozzini** (1773–1809) erfand 1806 einen durch eine Kerze beleuchteten Apparat, mit dem es möglich war, Körperhöhlen zu untersuchen. Das Gerät wurde zuerst an Leichen, dann an Lebenden zur *Rektoskopie* ausprobiert. Bevor der Erfinder es noch weiterentwickeln konnte, starb er und sein Werk geriet in Vergessenheit. Fünfzig Jahre später nahm der französische Arzt Desormeaux die Erfindung auf und entwickelte sie weiter. Konstruktionszeichnungen des Bozzinischen Geräts befinden sich im Endoskopiemuseum des Josephinums. Ein anderer Versuch hingegen machte die Akademie zum Gespött unter Ärzten und Militärpersonen. Es handelte sich um ein therapeutisches Massenexperiment mit homöopathischen Mitteln, durch deren Einsatz das Heer kräftige Einsparungen zu erzielen hoffte. Als die kranken Soldaten aber davon erfuhren, baten sie *»kniefällig, dem Schwindler* (gemeint ist Marenzeller, siehe S. 198) *nicht ausgeliefert zu werden; sie seien doch auch Menschen und hätten ein Recht auf ärztliche Behandlung«*. Außer viel Ärger brachte der Versuch nur die Erkenntnis: *»Man habe sehen können, was die Natur vermag.«*. Die Folgen für die Homöopathie waren katastrophal.

Zum Heil und Trost der Kranken

Im Großarmenhaus hatte stets ein Durcheinander von Säuglingen, Kindern, Müttern, alten Leuten, Kranken und Invaliden geherrscht, das nun durch verschiedene Fürsorgeeinrichtungen und Spezialabteilungen entflochten werden sollte. Als eine solche war das **Allgemeine Krankenhaus** vom Kaiser geplant, es sollte nur mehr die armen Kranken aufnehmen. Er selbst bestimmte die Direktiven und kümmerte sich persönlich um deren Durchführung.

Am 16. August 1784 waren die nötigen Umbauten am alten Großarmenhaus vollendet (der einzige Neubau war der Narrenturm, die Gebäude um die Höfe acht und neun entstanden erst 1834 auf dem Grund des ehemaligen Mariazeller Gottesackers) und das Krankenhaus

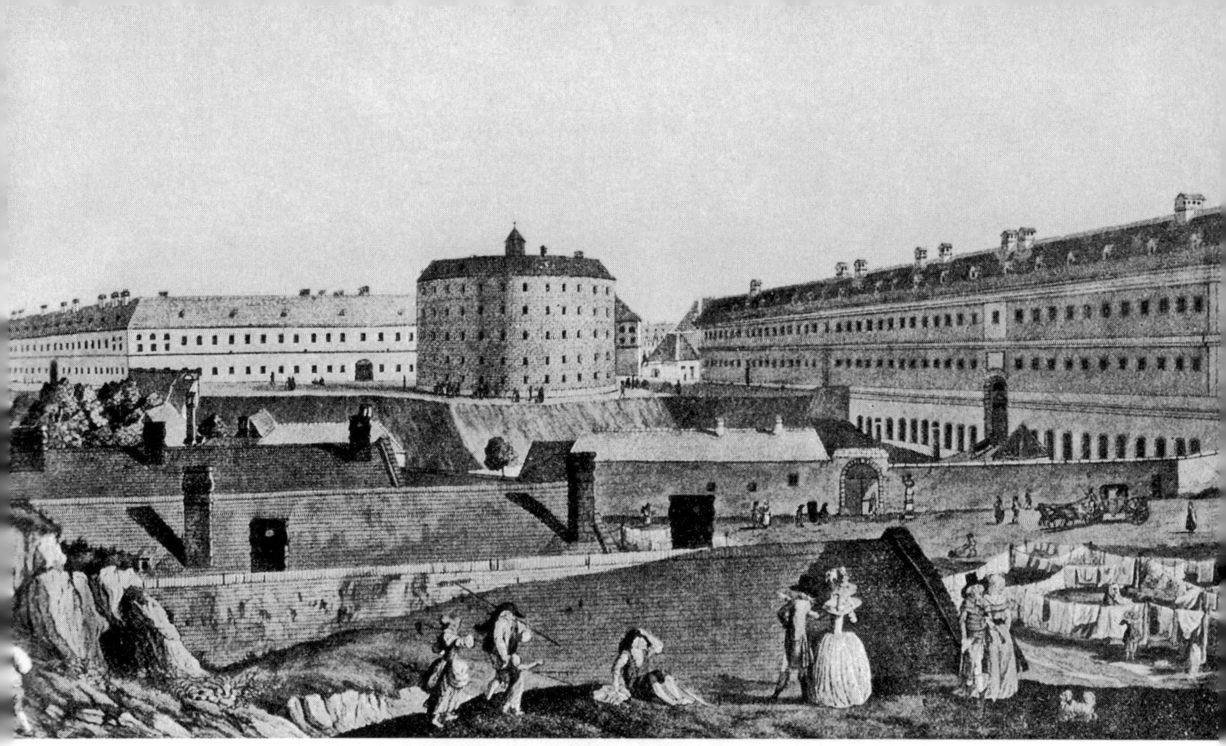

Militärspital, Narrenturm und Allgemeines Krankenhaus.

konnte der Öffentlichkeit übergeben werden. Es gab 111 geräumige Krankenzimmer mit großen Fenstern, in jedem Raum waren etwa zwanzig Betten aufgestellt, jeweils eines für einen Kranken – damals noch keineswegs eine Selbstverständlichkeit! Gute Belüftung und Reinlichkeit konnten Ansteckungen im Spital (Hospitalismus) zwar nicht verhindern, aber wenigstens etwas verringern. Dennoch starben 1786 an der Klinik nicht nur Patienten, sondern auch etliche Mediziner an Typhus, darunter der Sohn des Direktors Johann Peter Frank. Die medizinische und die chirurgische Klinik befanden sich bis zur Zeit Josef Skodas (siehe S. 213f.) im *Stöckl*, dem späteren Direktionsgebäude, sie dienten der Forschung und verfügten über einen eigenen Hörsaal, ein Studierzimmer mit Bibliothek, einen kleinen Operationsraum und je zwei mit jeweils sechs Betten versehene Krankenzimmer, eines für Männer und eines für Frauen. Der schon mehrfach erwähnte Schwabe **Maximilian Stoll** setzte hier den praktischen Unterricht am Krankenbett so fort, wie er es von De Haen am Bürgerspital gelernt hatte.

In den weitläufigen Trakten gab es vier medizinische und zwei chirurgische Abteilungen, ferner eine Station für Geschlechtskranke.

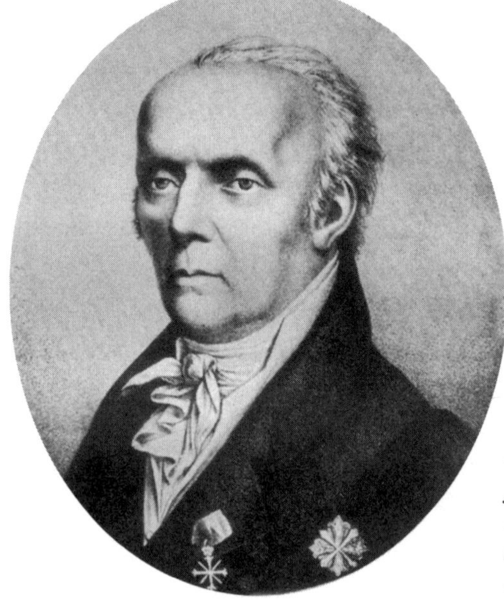

Der Deutsche Johann Peter Frank – ein verkanntes Genie.

Erstaunlicherweise kam man mit recht wenig Personal aus: 1784 zählte man zwanzig Ärzte und Chirurgen, dazu hundertvierzig Wärterinnen und Wärter, die für ungefähr zweitausend Betten zuständig waren.

Wohlhabende Patienten wurden gegen Bezahlung in den besseren der vier Klassen untergebracht. Die Armen wurden nach Vorlage eines Armutszeugnisses unentgeltlich aufgenommen. Mittellose Dienstboten und Handwerksburschen gab es mehr als genug in Wien. Starb ein Patient, so kümmerte sich das Krankenhaus um seine Beerdigung – ein Grund, weshalb sich Alte, die den Tod nahe fühlten, dorthin bringen ließen, um den Angehörigen Kosten zu sparen. Im ersten Hof wurde die Armenambulanz eingerichtet, eine Einrichtung, deren Vorläufer ins 17. Jahrhundert zurückreichen und deren Notwendigkeit selbst heute noch gegeben ist.

Nach dem Tod Stolls und wenig später Kaiser Josefs II. erlahmte die Begeisterung der Verantwortlichen, es gab viele Beschwerden und man dachte ernstlich an eine Schließung der Anstalt. Da wurde 1795 mit dem Deutschen **Johann Peter Frank** (1745–1821), der bis dahin Generaldirektor des Medizinalwesens in der Lombardei gewesen war, ein ausgezeichneter Organisator und Wissenschaftler als Direktor des Krankenhauses und zum Nachfolger Stolls an der Klinik berufen, es ging wieder aufwärts. Frank war »*ein Mann von ansehnlicher Größe, würdevoller Haltung, hoher, stark gewölbter Stirn, scharfem Blick. In seinem ganzen Wesen sprachen sich Ruhe und Sicherheit aus. Er war eine Ehrfurcht gebietende Erscheinung, wenn er am Krankenbette, über die in dichten Kreisen ihn umstehenden Ärzte hervorragend, mit vornehmer Kälte und hoher Würde in fließendem Latein die Krankheit erklärte …*«. Frank veranlasste den Bau einer eigenen *Prosektur*, die Anstellung eines Prosektors und den Aufbau eines pathologisch-anatomischen Museums. Von diesem pathologischen Institut nahm später mit Karl Rokitansky (siehe S. 213) die *Zweite Medizinische Schule* ihren Ausgang.

Mehr als das Spital lag Frank das gesamte Sanitätswesen am Herzen, über so ziemlich alle sozialmedizinischen und hygienischen Fragen äußerte er sich in seinem sechsbändiges Werk: *System einer vollständigen medicinischen Polizey*. Er war überzeugt, man könne Krankheit und Armut an der Wurzel packen und durch entsprechende Maßnahmen weitgehend verhindern. Das Volk sollte (auch gegen seinen Willen) zur

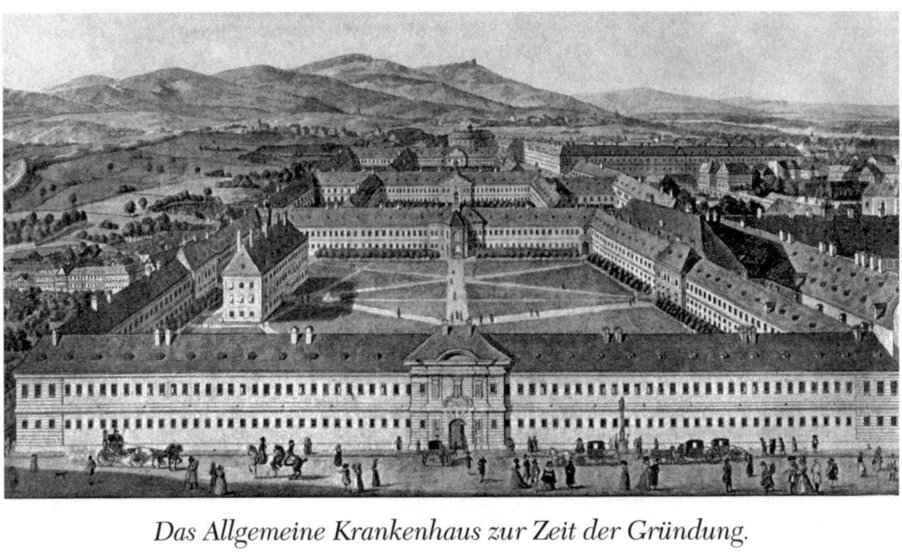

Das Allgemeine Krankenhaus zur Zeit der Gründung.

Gesundheit erzogen werden – ein für die Aufklärung typischer Gedanke, der im inzwischen wieder reaktionären Wien nicht auf Wohlwollen stieß. Intrigen und Anfeindungen machten Frank das Leben schwer und schließlich verließ er 1804 Wien in Richtung Russland, um Leibarzt Zar Alexanders I. (1777–1825) zu werden. Obwohl sich später noch Napoleon um ihn bemühte: »*Wir können einen Mann wie Sie brauchen!*«, verbrachte er seinen Lebensabend in Wien.

Das **Wiener Gebärhaus,** das mit dem Allgemeinen Krankenhaus vereinigt wurde, war ursprünglich als Schutzanstalt für ledige Mütter gedacht. Es verstand sich als wichtiger Beitrag gegen Kindstod und Kindsmord, aber bald herrschten dort menschenunwürdige Zustände. Zahlende Frauen sollten ihre Kinder auf Wunsch anonym gebären und dem Findelhaus übergeben können. Bald zeigte sich aber, dass nur die Armen kamen, die gratis aufzunehmen waren. Als Gegenleistung verlangte man von ihnen, sich den Ärzten und Studenten als Anschauungs- und Forschungsmaterial zur Verfügung zu stellen. Darüber hinaus erwartete man von ihnen Reinigungs- und Ammendienste im Findelhaus. Alljährlich begaben sich etwa achttausend Frauen ins Gebärhaus; Ärzte und Hebammen verfügten somit über viel Übung, was zum guten Ruf der Wiener Geburtshilfe beitrug – obwohl viele Frauen bei der Geburt starben. Warum das so war, sollte 1847 ein junger Ungar namens Semmelweis (siehe S. 216ff.) entdecken.

Über das **Wiener Findelhaus** gegenüber der Gebäranstalt berichtet der Gynäkologe **Ernst Wertheim** (1864–1920) in seinem Buch *Versuch einer medizinischen Topographie von Wien* nichts Gutes: »*In unserem Findelhaus sterben überdies so wie fast allenthalben an solchen Orten unendlich Viele, und auch die Wenigen deren bessere Natur lange genug der zerstörenden trotzte, werden endlich schwach und kränklich entlassen, und reifen gleichfalls, nur etwas langsamer ihrer Auflösung entgegen.*« Deutlicher gesagt: Von den Findelkindern überlebten nur wenige, was solchen Anstalten die Bezeichnung »offene Särge« eintrug. Die enorm hohe Säuglingssterblichkeit führte man auf *Miasmen* (schlechte Luft) infolge der körperlichen Absonderungen der Wöchnerinnen zu-

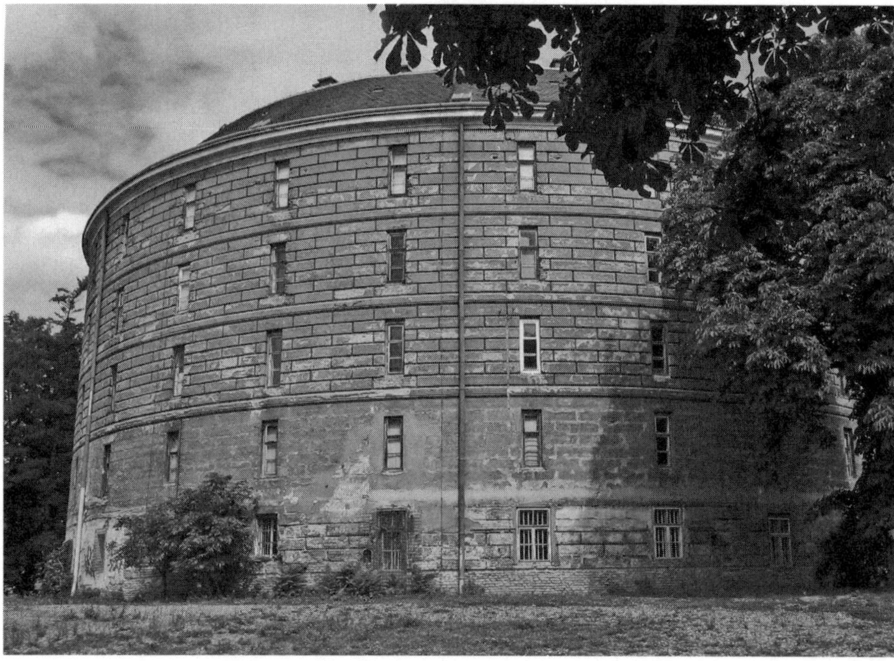

Der Narrenturm im Allgemeinen Krankenhaus.

rück. Im Jahre 1802 wurde das Impfinstitut dem Findelhaus angeschlossen, die *Impflymphe* wurde von den Findelkindern gewonnen. Das Findelhaus bestand 126 Jahre lang, eine Dreiviertelmillion Kinder wurden in diesem Zeitraum der Anstalt übergeben, von denen die Hälfte unehelich geboren waren. Erst um die Mitte des 19. Jahrhunderts kam es wegen der Findelkinder zu öffentlichen Diskussionen, die zu einer gründlichen Reorganisation führten. 1864 wurden Gebärhaus und Findelhaus zu einer Landesanstalt umgewandelt; ab nun mussten die Frauen ihr »Heimrecht« nachweisen, wenn sie um Aufnahme baten. Das war das Ende der Anonymität, dafür wurden aber ab sofort die Väter in die Pflicht genommen.

Der runde **Narrenturm** war der einzige Neubau des Allgemeinen Krankenhauses und bestimmt für die »*unglücklichen Opfer des Wahnwitzes*«. Früher waren die Geisteskranken im alten *Irrengefängnis am Salzgries* untergebracht gewesen, dann im Spanischen Spital und im

St. Marxer Bürgerspital, was schon eine Verbesserung ihrer Lage bedeutet hatte. Der Turm war ein weiterer »Fortschritt«: In den fünf Stockwerken gab es 139 *Narrenbehältniße*, wo die Kranken zu ihrem eigenen Schutz einzeln untergebracht waren und noch bis 1839 angekettet werden konnten, wenn sie tobten. Dem Personal war jede üble Behandlung der Insassen untersagt, gegen Trinkgeld gestattete es aber gern Schaulustigen den Eintritt in den Turm. Direktor Frank unterband diese Art von Unterhaltung und ließ einen Garten für die Kranken anlegen. Von einer Behandlung im modernen Sinn konnte aber noch keine Rede sein. Da die Ärzte bei den Autopsien der Geisteskranken nichts Ungewöhnliches feststellen konnten, setzten sie sich noch lange nicht ernsthaft mit deren Krankheitsbildern auseinander. Ab 1866 wurden keine neuen Patienten mehr im Turm untergebracht, 1869 die letzten Kranken in die modernere Anstalt *Am Brünnlfeld* verlegt. Heute befindet sich das Pathologisch-anatomische Museum im Narrenturm.

Der Bildhauer und die Geister

In den Eingangsbüchern des Narrenturms wird für 1772 ein »*Messerschmied*« geführt. Es könnte sich dabei um den berühmten und für seine Sonderlichkeit bekannten Bildhauer **Franz Xaver Messerschmidt** (1736–1783) handeln, gesichert ist es nicht. Seine Zeitgenossen hielten ihn jedenfalls für unzurechnungsfähig und geistesgestört. Er stammte aus einer bayrischen Bildhauerfamilie namens Straub und lernte sein Handwerk zuerst bei einem Onkel in München und dann einem anderen in Graz, Philipp Jakob Straub. Nach dem Studium an der Wiener Akademie der bildenden Künste bekam er rasch Aufträge, die ihn bei Hof bekannt machten. Aus dieser Zeit stammen seine Statuen Maria Theresias und ihres Gemahls. Nach der Rückkehr von einer Reise nach Italien schuf er unter anderem die Bleibüsten der beiden Ärzte Van Swieten und Mesmer, der ihn bei dieser Gelegenheit mit dem *tierischen Magnetismus* vertraut machte. 1769 wurde er Mitglied der Akademie der bildenden

Künste und Substitutsprofessor. Bereits damals begann er an seiner »merkwürdigen« Krankheit zu leiden.

1771 kaufte er ein Haus in der Ungargasse, wo er eine Werkstatt einrichtete und Lehrlinge und Gehilfen ausbildete. Mit einem verband ihn möglicherweise eine zärtliche (platonische) Beziehung. Dass Messerschmidts Gönner wegfielen – die verwitwete Kaiserin interessierte sich nicht mehr für Kunst und Van Swieten starb 1772 – mag neben seinem »merkwürdigen« Benehmen mit zu seinem Abstieg beigetragen haben. Gut bezahlte Aufträge blieben aus, das Geld wurde knapp, die Gesundheit war dahin. Messerschmidt brach zusammen und begann an Verfolgungswahn zu leiden. Er sah in allen Bekannten plötzlich Feinde. Niemand suchte mehr seine Nähe, aber böse Geister machten ihm sein Leben zur Hölle, sie stellten ihm in Gestalt seiner Mitmenschen nach und fügten ihm heftige Schmerzen zu (Polyneuropathie infolge einer Bleivergiftung?). Besonders ein Geist quälte ihn so unerträglich, dass er die Schmerzen nicht mehr ertragen konnte und sich wehrte – nur mit Mühe entkam einer seiner Studenten dem grundlosen Anschlag auf sein Leben. Dies dürfte zu Messerschmidts Aufenthalt im Narrenturm geführt haben. Sein Zustand besserte sich dort offenbar wieder, so dass man ihn entließ; er begann wieder zu arbeiten. Die Professorenstelle erhielt er nicht mehr, denn man wollte ihm nun keine Studenten mehr anvertrauen. Die ihm angebotene Pension schlug er aus, packte seine Sachen und verließ Wien.

Nach einigen Versuchen in Bayern Fuß zu fassen, übersiedelte er nach Pressburg zu Verwandten, wo er ohne Auftrag eine Reihe sonderbarer Köpfe schuf, von der Nachwelt *Charakterköpfe* und *Schnabelköpfe* genannt. Einige Charakterköpfe befinden sich im Barockmuseum im Unteren Belvedere, wo auch Maria Theresias Statue und die Büste Van Swietens zu sehen sind. Der Berliner Friedrich Nicolai durfte Messerschmidt in Pressburg bei der Arbeit zusehen und berichtet, dass der Bildhauer nach seinem eigenen Kopf als Modell vor einem Spiegel arbeitete. Alle halben Minuten zog er genau die Grimasse, die er darstellen wollte, und die in einer Beziehung zum jeweils schmerzenden Körper-

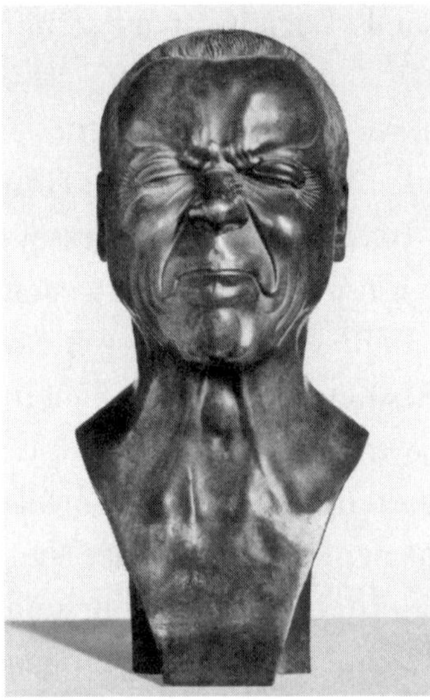

Messerschmidts »Köpfe« als Eigentherapie.

teil stand. Messerschmidt hatte für sich ein System von vierundsechzig Proportionsbeziehungen entwickelt, mit dem er den Geistern trotzen konnte. In den *Köpfen* überlieferte er sie der Nachwelt: Alles in der Welt wird durch Proportionen regiert, der Geist der Proportionen (er hat ihn mehrmals als Schnabelkopf dargestellt) ist der Feind, gegen den er um das Geheimnis des Systems kämpft. Messerschmidt verkaufte trotz hoher Geldangebote keinen einzigen der Köpfe, denn er benötigte sie selbst. Sie umgaben ihn und halfen ihm, die Quälgeister abzuschrecken und zu bannen, so dass ihm seine Schaffenskraft erhalten blieb. Im Alltag verhielt er sich unauffällig, er war zwar in der ganzen Stadt als Sonderling bekannt, doch zweifelte niemand an seinem Verstand. Er starb im Alter von 47 Jahren an einer Lungenentzündung.

Die Chirurgenschulen

Die von Maria Theresia und Josef II. gegründeten Anstalten, die *Lyzeen* für das *Medizinisch-chirurgische Studium*, versorgten fast ein Jahrhundert lang die Landbevölkerung mit tüchtigen Ärzten. Sie wurden in den Hauptstädten jener Kronländer eingerichtet, in welchen keine Universitäten bestanden, wie in Linz, Klagenfurt, Olmütz, oder wo zwar eine Universität vorhanden war, aber ohne medizinische Fakultät, wie in Lemberg, Graz, Innsbruck und (später) Salzburg. Diese Lehranstalten verfügten über ein anatomisches Museum und eine medizinische, chirurgische und geburtshilfliche Klinik mit je einem Assistenten im betreffenden Stadtspital. Die Lehrer führten den Titel Professor, die Studienzeit war anfänglich mit zwei, dann mit drei Jahren festgelegt.

Die Chirurgen waren gegenüber den an der Universität promovierten Ärzten noch lange in der Überzahl: So gab es zum Beispiel im Jahre 1830 in Niederösterreich (ohne Wien) nur 63 Universitätsmediziner, denen 519 Wundärzte gegenüberstanden. Im Jahre 1847 gab es in ganz Österreich neben 886 Doktoren der Medizin 1824 Wundärzte. Als die Chirurgenschulen 1873 geschlossen wurden, ging die Zahl der Wundärzte wegen Nachwuchsmangels allmählich zurück. 1925 zählte man in Österreich gegenüber 7730 Doktoren nur mehr dreißig Wundärzte und 1935 waren es gar nur mehr vier. Im Dezember 1937 starb mit dem siebenundachtzigjährigen Hans Winter in Ried im Innkreis der letzte österreichische Wundarzt.

Die Entstehung der einzelnen Chirurgenschulen in den Kronländern verlief recht unterschiedlich. Die 1585 gegründete Universität von **Graz** hatte wegen des Widerstandes der Jesuiten niemals über eine medizinische Fakultät verfügt. Nachdem der Wundarzt und Hebammenlehrer **Anton Buck** (gest. 1786) schon ab 1759 Gesellen und Lehrlinge der Bader- und Barbiererzunft in der *Zergliederungskunst* unterwiesen hatte, wurde ihm anlässlich eines Ansuchens um Gehaltserhöhung 1771 von Kaiserin Maria Theresia genehmigt, *»die Anfangsgründe der Chirurgie zu docieren«*. Der ab 1777 für Wundärzte verpflichtende Anatomieunterricht wurde von **Josef Wimmer** (1742–1824) gehalten, anfänglich in der Totenkammer des St. Georgen-Friedhofs in der Murvorstadt. Aus diesen Anfängen ging 1782 die *Medizinisch-chirurgische Lehranstalt* hervor. Auf Wimmers Antrag durften ab 1784 Wundchirurgen in Graz geprüft werden. 1786 bis 1808 war er Vorstand der Chirurgie und Geburtshilfe. 1788 übersiedelte die Anatomie ins neu eröffnete Grazer Allgemeine Krankenhaus, wo eine moderne Anatomiekammer zur Verfügung stand. **Franz Xaver Saul** wurde unter Wimmer Prosektor und folgte ihm dann 1808 als Vorstand der Chirurgie und Geburtshilfe nach; ab 1810 war Saul Vorstand des neu errichteten Lehrstuhls für Anatomie. Damals wurde ein Pathologisches Museum eingerichtet, in dem ebenfalls Obduktionen stattfanden. 1811 bis 1826 gab es durchschnittlich vierzig bis sechzig Schüler in zwei Jahrgängen. 1833 wurden verpflichtende Sezierübungen eingeführt. Die Gesamtzahl der Wundarzneistudenten betrug in den Folgejahren einhundert bis einhundertfünfzig Hörer aus drei Jahrgängen. Zur medizinischen Fakultät wurde das Institut erst 1863 umgestaltet, obwohl die Universität schon 1827 wieder eröffnet worden war.

In **Innsbruck** hatte es zwar seit 1674 eine medizinische Fakultät gegeben, an der einige bedeutende Gelehrte unterrichtet hatten, doch wurde sie zusammen mit der gesamten Universität 1782 in ein Lyzeum umgewandelt, an dem ein niederes medizinisch-chirurgisches Studium angeboten wurde. Nach der Wiedereröffnung der Universität im Jahr 1792 erfolgte 1810 ihre neuerliche Aufhebung, womit das medizinische Studium ganz abgeschafft wurde. 1816 richtete man wiederum ein Lyzeum mit einer medizinischen Abteilung ein. Der letzte Inhaber der Anatomielehrkanzel war **Karl Dantscher** (1846–1882), ein Studienkollege Josef Hyrtls (siehe S. 218ff.), der ein glänzender Lehrer war und eine umfangreiche anatomische Sammlung aufbaute. Er machte sich um die Wiedererrichtung der Fakultät verdient und wurde bei deren zweiter Wiedereröffnung im Jahre 1869 Dekan.

An der 1622 eröffneten Universität des Erzbistums **Salzburg** gab es zwar keine medizinische Fakultät, wohl aber wurden gelegentlich medizinische Vorlesungen angeboten (Colla und Steffanuzzi) und 1761 ein Medizinkollegium (Murrer von Ystein) eingerichtet, aus Mangel an Hörern konnte sich nichts daraus entwickeln. Der Erzbischof spielte in Salzburg eine ähnliche Rolle wie Kaiser Josef II. in Österreich und auch ihm brachte der aufgeklärte Absolutismus wenig Liebe von Seiten des Volkes ein. Die Medizin war noch sehr konservativ ausgerichtet, doch ließ er immerhin eine eigene Medizinalbehörde errichten. Sie hatte die Dienstordnungen für *Wundärzte sowie Geburtshelfer und -helferinnen* zu erlassen und ihre Prüfungen abzunehmen. Bis 1803 konnte die Zahl der Geburtshelferinnen von zwei auf neunundsiebzig angehoben werden, sie standen unter strenger Aufsicht. Gleichzeitig wurde energisch

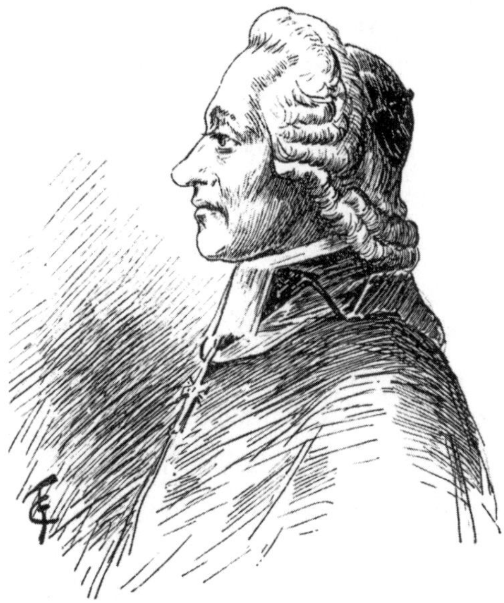

Erzbischof Hieronymus Colloredo – ein Förderer Mozarts – reformierte die Medizin in Salzburg.

gegen die Aktivitäten von »*Quacksalbern, Bruchschneidern, Hufschmieden, Giftverkäufern, alten Weibern und Schindern*« vorgegangen. Physici wurden nun mit der Leitung von Sanitätsdistrikten betraut und vom Staat bezahlt. An der Spitze der Behörde stand als Protomedicus Colloredos Leibarzt **Johann Jakob Hartenkeil** (1761–1808). Neben seinen umfangreichen Pflichten fand er noch Zeit, allwöchentlich eine *Medizinisch-chirurgische Zeitung* herauszugeben, um die »*menschliche Barbarey und Charlatanerie auf immer zu verdrängen*«. Sie ist heute noch lesenswert.

Selbstverständlich war Hartenkeil auch für die Aufsicht über das 1695 von Fürsterzbischof Johann Ernest Graf Thun (1687–1709) gestiftete St. Johanns-Spital der Barmherzigen Brüder zuständig, an dem er für die Einrichtung einer chirurgischen Abteilung neben der medizinischen sorgte. Schließlich gründete Hartenkeil eine *Medizinisch-chirurgische Schule*, die er leitete und deren Umwandlung in eine Medizinische Fakultät er 1804 beim neuen Landesherrn Kurfürst Ferdinand (III.) von Toskana (1769–1824) durchsetzte. Am 2. Juli 1804 wurde das Gründungsdekret unterzeichnet, sechs Lehrstühle wurden eingerichtet. Das

Studium der Medizin dauerte acht, das der Chirurgie nur sechs Semester. In Salzburg erfolgte die Ausbildung von Medici und Chirurgen zum Unterschied von Wien also bereits damals an ein- und derselben Bildungsanstalt. Es war ihr kein langes Leben beschieden, denn durch den Pressburger Frieden verlor Salzburg 1805 seine Selbstständigkeit. Kaiser Franz I. verfügte 1807 die Auflösung der Fakultät, bis 1810 blieb ein *Großes chirurgisches Studium* bestehen. Ihm folgte bis 1871 ein *Medizinisch-chirurgisches Lyzeum*, an dem etliche Professoren unterrichteten, die später in Wien berühmt wurden.

Nach 1819 galten in Salzburg die österreichischen Sanitätsdirektiven. Im Jahre 1820 gab es neunzehn meist in Wien promovierte Ärzte, davon zwölf in der Stadt und sieben auf dem Land; 67 meist an der Medizinisch-Chirurgischen Lehranstalt in Salzburg ausgebildete Chirurgen, davon 59 auf dem Land; und sechs Apotheker, davon zwei auf dem Land.

Für **Linz** verfügte Maria Theresia im Jahre 1774, dass die »*dasigen fleißigen Schüler* (Anm.: des Gymnasiums in Linz) *zur Medizin so zubereitet werden sollen, daß sie allenfalls die gradus in zwei oder drei Jahren auf den Universitäten zu nehmen imstande sein könnten*«. In den Jahren 1784 bis 1808 wurden am Linzer Lyzeum chirurgische Vorlesungen gehalten. Die in den Jahren 1871 und 1890 erfolgten Bestrebungen zur Errichtung einer medizinischen Hochschule scheiterten.

In **Klagenfurt** wurde seit 1774 im Zuge der theresianischen Studienreform am Lyzeum ebenfalls ein *Medizinisch-chirurgisches Studium* angeboten. Bekannt wurde dessen Absolvent **Lorenz Chrysant Vest** (auch Föst) (1776–1840). Er war der Sohn des Protomedicus von Kärnten und studierte in Wien. Dem Übereifer der damaligen Polizei, die überall Jakobiner witterte, verdankte er 1799 seine Verhaftung und seine »*Abstellung als gemeiner Soldat auf lebenslang*«. So machte er unfreiwillig die Schlacht von Magnano und die Belagerung Mailands mit, bis seine Schwester 1800 seine Freistellung erreichte. Er absolvierte danach die Klagenfurter Chirurgenschule und wurde 1804 deren Professor für theoretische und praktische Medizin und Primararzt am Krankenhaus. Sein *Manuale botanicum* zeigt sein großes Interesse für die Pflanzenkunde.

Stagnation und Cholera

Die Ära Metternich

Nach dem langsamen Ausklingen der großen Epoche der Wiener Medizin wurde es still, zusammen mit dem Geist der Aufklärung verstummte der Wille zum Fortschritt. Alte Wertvorstellungen gewannen wieder an Bedeutung, Neues wurde kritisch betrachtet und meist abgelehnt. Für den Kranken selbst hatte der ganze wissenschaftliche Aufbruch ohnedies nicht viel gebracht, ihm waren Diskurs und gelehrte Diagnose gleichgültig, er wollte geheilt werden – von wem und wie, das war ihm nicht so wichtig. Kaiser Franz II. (1792–1835) empfahl den Professoren: »*Halten Sie sich an das Positive! Ehren Sie das Alte. Ich will keine Grübeleien.*« Der Niederösterreicher **Andreas Joseph Stifft** (1760–1836) bekleidete nun als Protomedicus der Erblande das oberste Amt im Sanitätswesen. Als Leibarzt des Kaisers besaß er dessen uneingeschränktes Vertrauen. An der Universität führte er einige sinnvolle Neuerungen durch; Chemie, Botanik, Pharmazie, Gerichtsmedizin und Augenheilkunde wurden zu obligaten Fächern, das Studium wurde auf fünf Jahre verlängert und ein *Operateur-Institut* nach dem Vorbild des Josephinums eingerichtet. 1812 gründete er die erste *Augenklinik* der Welt am Allgemeinen Krankenhaus und setzte sich stets nachdrücklich für die Einführung der Kuhpockenimpfung ein. Die Fakultät, die von altersher dafür gesorgt hatte, dass die Wiener Ärzte einen selbstbewussten Stand bildeten, sank als Vereinigung zu völliger Bedeutungslosigkeit herab. Man sagte Stifft nach, dass er Talente nicht aufkommen ließ. Er sowie Metternichs enger Mitarbeiter Gentz sind in dem *Warschau* betitelten Gedicht von Franz Grillparzer gemeint:

Dort tönt kein Wort durch späherwache Lüfte,
Scheu kriecht das Denken in sich selbst zurück,
Die Brust vernieten krumgebogne Stiffte,
Und gentzlich stumpf, gilt dort für ganzes Glück.

Stifft war der Hauptverantwortliche für die Vertreibung Franks, dem er in einer Anklageschrift sogar Amts- und Majestätsbeleidigung vorwarf und dessen Lehrtätigkeit er kritisierte. Einige Jahre danach machte er dem Anatomen Rust das Leben schwer. Den schon genannten Homöopathen **Matthias Marenzeller** (1765–1854), den er nach den Versuchen am Josephinum für einen Scharlatan hielt, ließ er ans Prager Invalidenhaus abschieben, das dadurch ganz gegen seine Absicht zur ersten homöopathischen Heil- und Versuchsanstalt der Welt wurde. Marenzeller eröffnete eine Praxis und sandte über einhundert Berichte von Krankenheilungen nach Wien. Stifft ließ daraufhin die Homöopathie durch Metternich verbieten. Das Verbot musste allerdings bald gelockert werden, da Feldmarschall Karl Philipp von Schwarzenberg zu Marenzellers Patienten zählte und nun Hahnemann in Leipzig aufsuchte. Dem alten Mann konnte allerdings keine Kur der Welt mehr helfen. Als sich Marenzeller pensionieren ließ, kam er nach Wien zurück und zählte bald viele einflussreiche Leute zu seinen Patienten – unter ihnen die Gattin Metternichs.

Als der walzertaumelige Biedermeiermensch durch das Gerücht der nahenden **Cholera** aufgeschreckt wurde, glaubte er noch an die Wirkung von Pestabsperrungen, doch wurde er bald eines Besseren belehrt. Die Seuche war von russischen Truppen von der indischen Grenze nach Galizien eingeschleppt worden und trat von dort in Windeseile ihren Siegeszug nach dem Westen an. 1830 erreichte sie Niederösterreich und 1831 Wien, wo sie das gesamte öffentliche Leben zum Stillstand brachte, zwei Jahre lang wütete und in der Folge auch die restlichen Länder nicht verschonte. Nur Tirol konnte durch einen Sanitätskordon davor bewahrt werden. Die von der städtischen Mittel- und Oberschicht bewohnte Wiener Altstadt war besonders betroffen, da sie tief und nahe an Donau und Wienfluss lag, wo Trink- und Abwassersysteme nicht ausreichend voneinander getrennt waren und sich der Erreger daher besonders gut verbreiten konnte. Insgesamt fielen der Seuche bei ihrem ersten Auftreten in Wien zweitausend Menschen zum Opfer, anfänglich vor allem infolge mangelnder Pflege. Der alte Kaiser Franz II. ließ daraufhin durch angesehene Mediziner erklären, die Cholera sei durch bloße Berührung nicht ansteckend und besuchte selbst die Choleraspitäler. Auf den Rat eines Ministers, sich und seine Familie nach Salzburg in Sicherheit zu bringen, antwortete er: *»Meine Untertanen haben schon so viele Leiden mit mir geteilt; ich will dieses Leiden auch mit ihnen teilen!«* Das machte Mut, Erkrankte wurden ab sofort besser von den Ärzten und den eigenen Angehörigen versorgt. In den folgenden Jahrzehnten kam es immer wieder zu neuerlichen Ausbrüchen der Seuche, man schätzt, dass in der gesamten Monarchie eine Viertel Million Menschen daran starben.

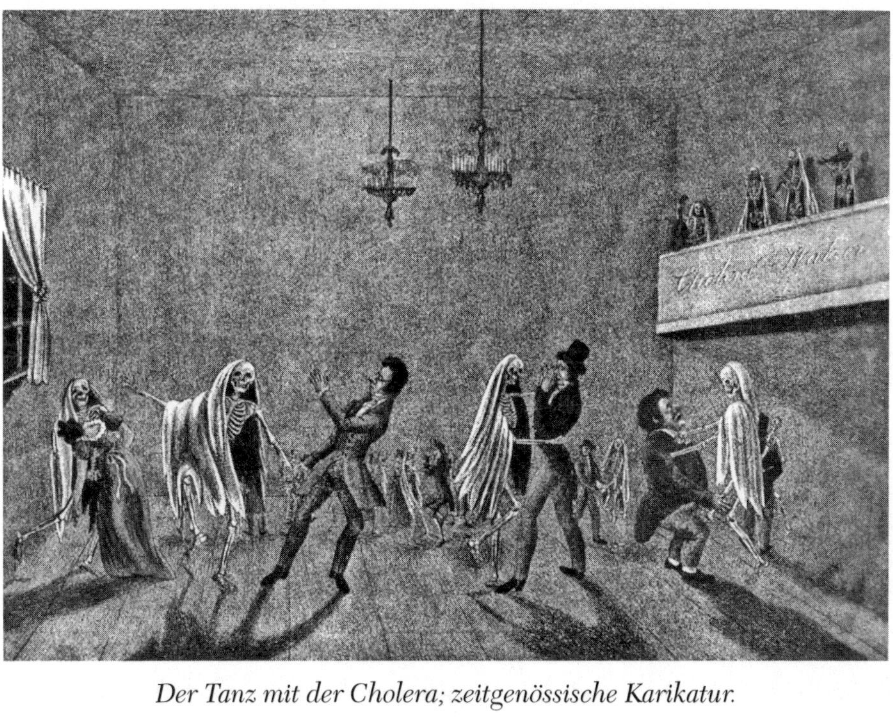

Der Tanz mit der Cholera; zeitgenössische Karikatur.

Lange hielt man – wie früher bei der Pest – schlechte Dünste (Miasmen) für den Verursacher der Cholera, was nicht der Fall ist, wie John Snow schon 1854 in London erkannte. Sie wird durch das Bakterium *Vibrio cholerae*[62] ausgelöst, dessen *Toxin* (Choleratoxin) zu starkem, reiswasserartigem Durchfall mit enormem Flüssigkeitsverlust führt. Obwohl die meisten Infektionen asymptomatisch verlaufen (etwa 85 Prozent), beträgt die *Letalität* bei Ausbruch der Krankheit unbehandelt zwischen zwanzig und siebzig Prozent. Die Cholera schlägt so schnell zu, dass ein morgens noch kerngesunder Mensch am Abend bereits im Sterben liegen kann. »*Esst Kranenbeer* (= Wacholderbeeren) *und Bibernel* (= Pimpernelle), *So sterb't's ned so schnell*«, reimte man, aber die alten Hausmittel griffen bei der neuen Krankheit ebenso wenig wie seinerzeit bei der Pest. Die wichtigste Behandlungsmaßnahme ist der ausreichende Ersatz von Flüssigkeit, Zucker und Salzen. Den Ärzten fehlte aber noch jegliche Erfahrung mit der neuen Krankheit und viele mussten zu den Krankenbesuchen erst durch allerhöchste Anordnung gezwungen werden. Viel Erfolg hatten sie nicht.

Die Homöopathie erwies sich in diesem Fall als überlegen, weil sie für Flüssigkeitszufuhr sorgte. Der Priester und Arzt Johann Emanuel Veith, der seinen Bruder mit ihrer Hilfe von einem Magenleiden geheilt hatte, wandte sie während der Epidemie mit Erfolg an. Von der Kanzel des Stefansdoms herab verkündete er laut, dass von seinen 125 Patienten nur drei verstorben seien, und nannte die Homöopathie »Retterin vor der Seuche«. Als die Cholera 1836 zum zweiten Mal auftauchte, behandelte man im Gumpendorfer Spital der Barmherzigen Schwestern die Erkrankten ebenfalls homöopathisch und mit weit besserem Erfolg als anderswo mit den Methoden der Schulmedizin. Das noch immer für die Homöopathie geltende Behandlungsverbot wurde daher von Kaiser Ferdinand I. (1835–1848) aufgehoben.

Bis zum Ende des 19. Jahrhunderts bekam man die Cholera in Europa in den Griff, nachdem überall die Trinkwassersituation, nicht zuletzt durch Erziehung der Bevölkerung zum Abkochen des Trinkwassers[63], verbessert und das Abwasserproblem in Angriff genommen

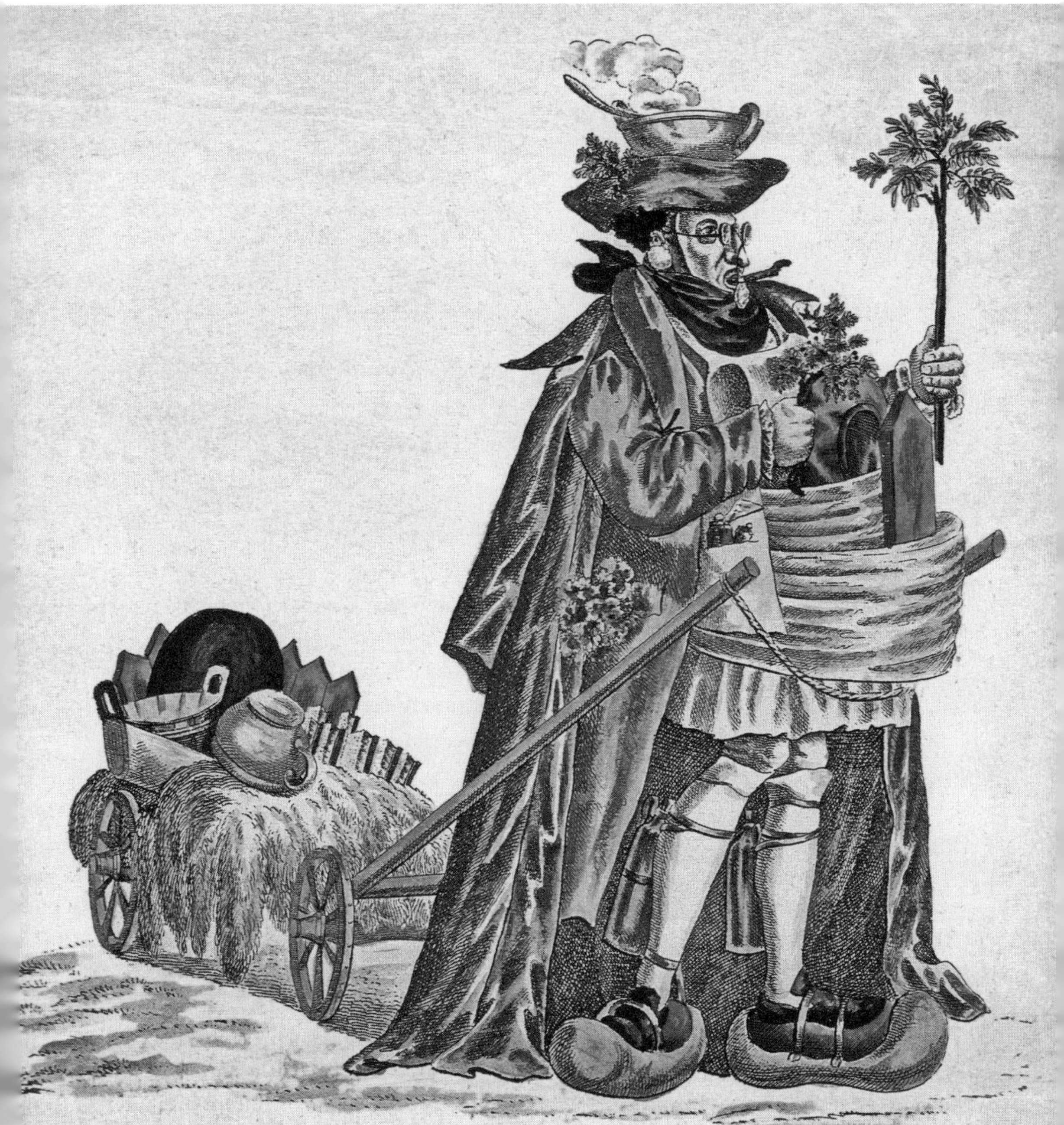

Die Karikatur zeigt, mit welchen Mitteln man sich gegen Cholera zu schützen versuchte.

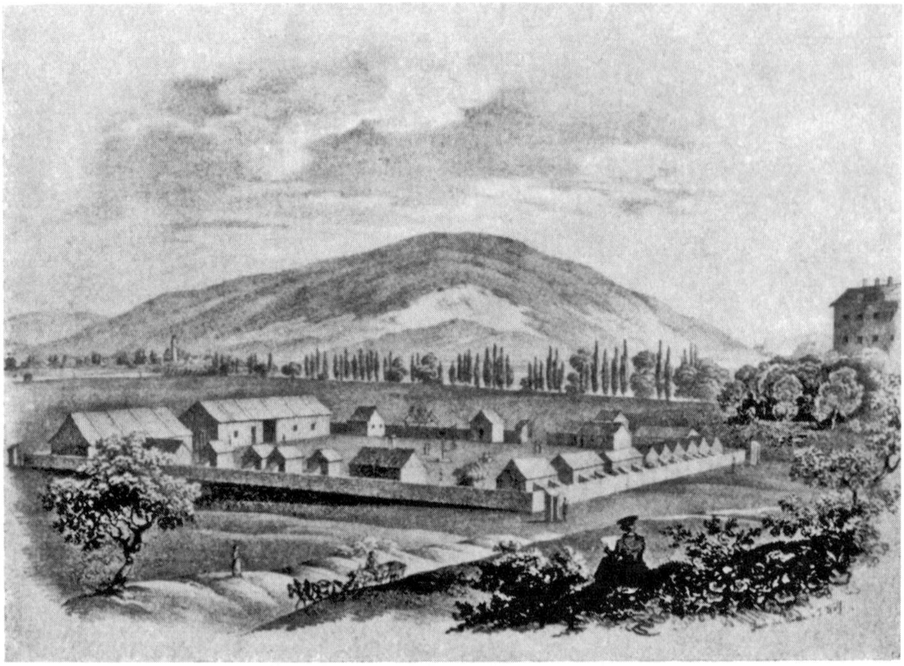

Die Kontumazstationen (hier Schlosshof bei Wien) verhinderten nicht die Verbreitung der Cholera.

worden war. Dazu waren hohe Investitionen nötig, die baulichen Veränderungen verschlangen Unsummen und veränderten das Gesicht ganzer Städte.

In Wien gelangten damals sämtliche Abwässer unmittelbar in den Wienfluss, der noch nicht reguliert war und entlang seines Verlaufs zahlreiche Tümpel bildete – geradezu ideale Voraussetzungen für die Vermehrung gefährlicher Keime vor allem in der warmen Jahreszeit. Der Bau von Kanälen war schon vor 1830 geplant worden, nun wurde er rasch in Angriff genommen. 1831 bis 1834 wurde der erste, der rechte *Cholerakanal* gebaut und danach der linke. Fünftausend Arbeitskräfte waren damit beschäftigt, was übrigens die damals herrschende Arbeitslosigkeit ganz wesentlich verringerte. Bei länger anhaltenden Regenfällen gingen diese Kanäle allerdings über und das Wasser strömte wieder in den Wienfluss, erst die Flussregulierungen ab 1894 lösten das Problem.

Um 1830 gab es zwar schon einige Wasserleitungen, sie reichten aber keineswegs für die rasant zunehmende Bevölkerung aus, die sich meist nach wie vor aus Hausbrunnen und herumfahrenden Wasserwagen versorgte. Im Jahre 1835 widmete Kaiser Ferdinand I. die ihm zugedachten Krönungsgeschenke dem Bau einer flächendeckenden Wasserleitung. Diese konnte 1841 in Betrieb genommen werden, wurde aber erst 1846 fertig gestellt. Das durch Schotterboden filtrierte Wasser wurde unweit der Nußdorfer Linie mittels Saugkanälen dem Donaukanal entnommen, die später verlängert und durch ein Filtrationsbecken ergänzt wurden. Die Wasserqualität verschlechterte sich aber trotz dieser Maßnahme zusehends und 1873 bereitete eine weitere Cholera-Epidemie der Weltausstellung ein abruptes Ende. Jahrelang hatte man bereits an einer Hochquellenwasserleitung vom Schneeberg nach Wien gebaut, sie wurde zwar Ende Oktober 1873 am Schwarzenbergplatz feierlich eröffnet, es dauerte aber noch eine Weile, bis alle Wiener mit gesundem Wasser versorgt werden konnten. Die Gefahr der großen Cholera-Epidemien war damit für Wien gebannt.

Die Revolution von 1848

Lange hatte es bereits unter der Bevölkerung gegärt, bis im Jahr 1848 die Unzufriedenheit unter Intellektuellen und Studenten ihren Höhepunkt erreichte. Sie forderten Presse- und Redefreiheit, Lehr- und Lernfreiheit. Im Landhaus hielt der Mediziner Adolf Fischhof (1816–1893) seine revolutionäre Rede. Vom Balkon der *Domus antiqua*, dem alten *Pedellhaus* in der Sonnenfelsgasse 19, wurde die *Studentenpetition* verlesen. Die *Neue Aula* (Ignaz-Seipel-Platz) wurde zum Hauptquartier der von der *Akademischen Legion* getragenen Freiheitsbewegung. Es handelte sich dabei um das 1756 in Anwesenheit der Kaiserin Maria Theresia feierlich eröffnete und schön geschmückte Hauptgebäude der Universität, das vorwiegend der juridischen und medizinischen Fakultät diente. Im Erdgeschoß waren das anatomische Theater, der Hörsaal für

Chirurgie, der Prüfungssaal und das chemische Laboratorium der medizinischen Fakultät untergebracht. Vom Keller führte ein Leichenaufzug ins anatomische Theater. An warmen Tagen soll sich der Leichengeruch immer unangenehm bemerkbar gemacht haben.

Im Oktober 1848 besetzte das Militär das Gebäude. Die anatomische Sammlung, mehr als zweitausend Präparate, kam durch die Truppen des Fürsten Windischgrätz in große Gefahr. *»Mein sorgsam gehüteter Weingeist-Vorrath labte kriegerische Kehlen«*, erzählt der berühmte Anatom Josef Hyrtl. Damit nicht noch der Spiritus aus den Präparaten den Soldaten zum Opfer fiel, verlegte man die Sammlung rasch ins Josephinum in der Währinger Straße. Die Niederschlagung der Revolution brachte das Aus für den Universitätsbetrieb inmitten der Stadt, die politisch unruhige Studentenschaft sollte an einem militärisch leichter zu kontrollie-

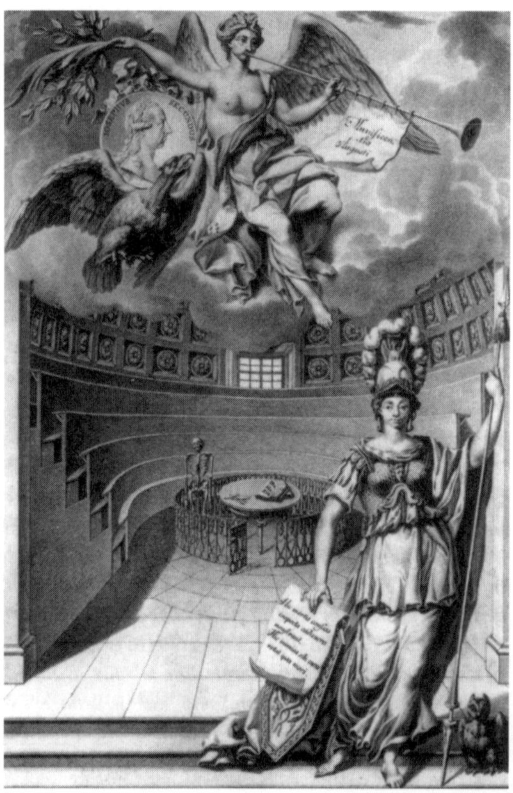

Das anatomische Theater in Wien.

renden Platz konzentriert werden. Das Aulagebäude wurde vorübergehend zur Kaserne degradiert, 1857 wurde es Sitz der *Kaiserlichen Akademie der Wissenschaften*. Das Pedellhaus diente nun der Universität als Amtsgebäude, nur noch Promotionen fanden in der Aula statt (zum Beispiel Sigmund Freud 1881), bis 1884 das neue Universitätsgebäude am Schottenring bezogen werden konnte.

Adelige Wohltäter

Die Revolution war eine vom Bürgertum getragene Bewegung, die sich nur am Rande mit den sozialen Anliegen der Unterschicht auseinandersetzte. Den Revolutionären war Wohltätigkeit kein Anliegen, sie blieb noch lange engagierten Einzelpersonen überlassen, unter denen sich auch zahlreiche adelige Damen befanden.

Die Familie Batthyány war im heutigen Burgenland, das damals noch zu Ungarn gehörte, reich begütert. **Franziska Batthyány** (geb. Széchenyi, 1783–1861) verdankt Pinkafeld sein Pflegeheim. Seinerzeit lebte sie mit ihrem Mann Nikolaus in der warmen Jahreszeit gern in ihrem Pinkafelder Schloss. Etliche Mitglieder des *Wiener Romantikerkreises* um Clemens Maria Hofbauer, Zacharias Werner, Roman Zängerle, Johann Emanuel Veith, Eduard Steinle und Leopold Kuppelwieser, besuchten sie dort und verbrachten angenehme Tage mit dem Paar. Nach ihres Gatten Tod gründete die Gräfin ein Nonnenkloster der Barmherzigen Schwestern mit Schule, Waisenhaus und Spital. 1854 trat sie selbst als Novizin ein und widmete sich der Alten- und Krankenpflege, 1860 legte sie das Gelübde ab. Während der NS-Zeit diente das Haus als Lazarett für Verwundete. Die Pflege von Alten und Kranken konnte später fortgesetzt werden. Bis heute kümmern sich dort Barmherzige Schwestern um ihre Pflegebefohlenen.

Viele erbauliche Geschichten ranken sich um den »Engel vom Wilhelminenberg«, **Wilhelmine Maria Montleart** (geb. Arnold, 1827–1895). Der Halbbruder König Karl Alberts von Sardinien-Piemont, Fürst

Moritz Montleart (1807–1887), vermählte sich in zweiter Ehe mit der wesentlich jüngeren Frau. Nach dem Tod seines Vaters im Schloss auf dem Gallitzinberg ersteigerte er dessen Besitz und schenkte ihn ihr. Sein Ansuchen, den Berg nach seiner Frau umzubenennen, wurde von der Stadt abgelehnt. Da brachte er an allen Zugängen das Schild *Wilhelminenberg* an, und allmählich nannte ihn jeder so. Nach seinem Tod verteilte die Witwe fast das gesamte Erbe und behielt nur ihren persönlichen Besitz und den Ertrag des Wilhelminenbergs. Sie erwies den Armen von Ottakring unzählige Wohltaten und war für ihre Großzügigkeit bekannt. Noch heute haben wir ihr zu danken: Im Jahre 1888, anlässlich des Regierungsjubiläums Kaiser Franz Josefs, widmete sie der Gemeinde Ottakring 300 000 Kronen zum Bau eines Spitals. Das **Wilhelminenspital** (Ecke Flötzersteig/Montleartstraße) trägt ihren Namen. Im Jahre 1891 wurde die Anstalt mit einem Belegraum von 142 Betten eröffnet und vom Wiener Krankenanstaltenfonds übernommen. Es wurde im Laufe der Jahre durch diverse Stiftungen immer mehr erweitert, ein Kinderspital wurde ebenfalls errichtet. Zwischen 1910 und 1913 entstand nach Plänen von Otto Wagner der *Lupuspavillon* zur Bekämpfung der Hauttuberkulose. Heute verfügt das Spital über mehr als 1100 Betten in mehreren Pavillons und über zahlreiche Ambulanzen.

Wohltätigkeit war für **Pauline Metternich** (geb. Sándor, 1836–1921) ebenfalls kein leeres Wort. Sie war die Nichte und Ehefrau von Richard Klemens Fürst Metternich. Die Einnahmen ihrer eigenen rauschenden Feste und der von ihr protegierten Wohltätigkeitsveranstaltungen und Sammlungen kamen nicht zuletzt der **Poliklinik** zugute, die ohne ihre Unterstützung gar nicht hätte existieren können. Zwölf junge Dozenten verschiedener Fachrichtungen hatten sie 1872 auf eigene Kosten in der Wipplingerstraße 29 gegründet, nachdem sie lange im Café Griensteidl darüber diskutiert hatten, wie schlecht es um die ärztliche Betreuung der Armen in der Großstadt bestellt war. Im Eingangsbereich der Poliklinik stand daher auf einer Tafel zu lesen: *Nur für Unbemittelte und vollkommen unentgeltlich.* Solche Unbemittelte gab es viele, denn schon im ersten Jahr wurden zwölftausend Kranke kostenlos behandelt. Vier Jah-

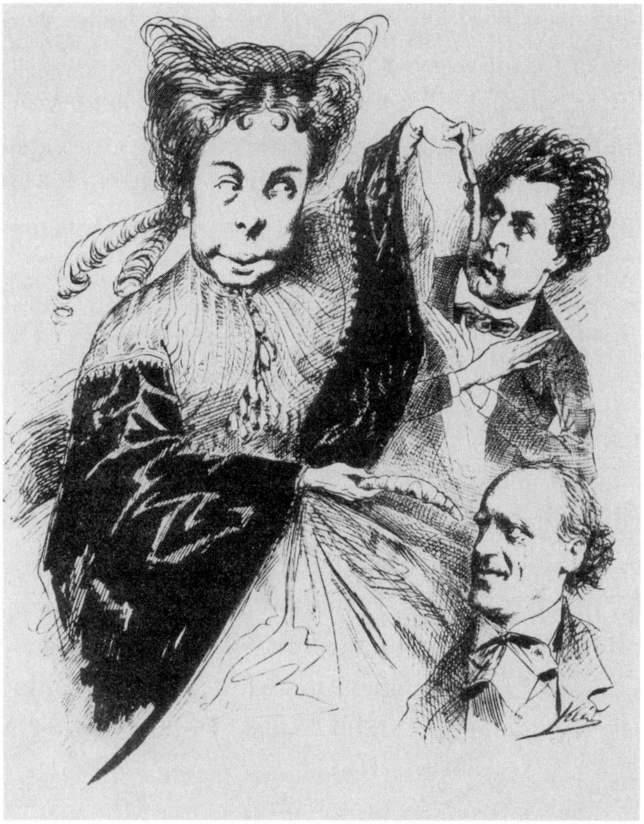

Die »Wohltätigkeitsfürstin« Pauline Metternich.

re später war die Klinik bereits so gewachsen, dass ein Verein zur Sicherung der Finanzen gegründet werden musste. Und da war es die »Wohltätigkeitsfürstin«, die für den Geldfluss sorgte. 1875 zog die Poliklinik in die Oppolzergasse 4, 1880 in die Schwarzspanierstraße 5 und 1892 in die Mariannengasse 10. Auf dem Areal der ehemaligen Anstalt entsteht derzeit ein neuer *Life Science-Campus*.

Die Poliklinik war nicht nur für die Armen, sondern auch für die Studenten eine segensreiche Einrichtung, denn sie konnten hier – zum Unterschied von den Kliniken am Allgemeinen Krankenhaus – leichte Erkrankungen verfolgen und die Ursachen erkennen lernen. Die Poliklinik wurde zu einem Lehr- und Studienspital auf sozialmedizinischer

Basis. Anton Frisch gründete hier die erste urologische Ambulanz, und Johann Schnitzler eröffnete eine laryngologische Abteilung, an der er sich ausführlich mit Sprachheilkunde und der Behandlung von Stimmstörungen befasste. Sein Sohn, der weltberühmte Dramatiker **Arthur Schnitzler** (1862–1931), arbeitete bis 1893 als Assistent bei seinem Vater und beschäftigte sich mit der Hypnosetherapie von Stimmstörungen.

Eine Ärztedynastie aus Baden

Es gibt Familien, denen Österreich bis heute etliche berühmte Ärzte zu verdanken hat, eine davon ist die Familie **Mannagetta** aus Wilhelmsburg: Johann Wilhelm, Balthasar und Franz Xaver waren alle drei Professoren an der Medizinischen Fakultät.

In Baden etablierte sich ebenfalls eine solche Ärztedynastie, die Familie **Rollett**: **Georg Anton Rollett** (1778–1842) begann als Bader in Piesting, kam 1801 nach Baden und wirkte dort vierzig Jahre lang als Wundarzt. Er sammelte buchstäblich alles: Tiere, Pflanzen, Mineralien, Kunstgegenstände wie Handarbeiten, Kupferstiche, Bilder, archäologische, ethnologische und technische Objekte, Münzen, Autografen, Bücher. Seine umfangreichen Sammlungen erweiterte sein Sohn, der Mediziner **Karl Rollett** (1805–1869) noch um viele Stücke und schenkte sie 1867 der Stadt Baden mit der *»Bedingnis«*, dass diese Sammlung stets den Namen *Museum Rollett* führen solle (Weikersdorfer Platz). Darin befinden sich unter anderem ein Herbarium mit mehr als vierzehntausend Pflanzenarten und die Schädel- und Büstensammlung des Phrenologen Gall. Ein Neffe Georg Anton Rolletts namens **Emil Rollett** wurde einer der gesuchtesten Ärzte Wiens und einer der Gründer der Poliklinik, wo er als Internist arbeitete und sich besonders mit der Pathologie und Therapie der beweglichen Niere befasste.

Die bedeutendste Arztpersönlichkeit der Familie aber war Karls Sohn **Alexander Rollett** (1834–1903), der seine Laufbahn in Wien begann und nach der Umwandlung der Grazer medizinisch-chirurgischen Lehranstalt in eine Medizinische Fakultät im Jahre 1863 als Professor für Physiologie und Histologie dorthin berufen wurde. Er leitete das Institut vierzig Jahre lang, war einige Male Dekan und Rektor, daneben noch Präsident der Steiermärkischen Ärztekammer. Rollet war so etwas wie die Seele der Fakultät, der Felsen im Sturm, und ein ausgezeichneter Lehrer. Natürlich war er von den Gall'schen Schädeln fasziniert, zwischen denen er sich von Kind an daheim bewegt hatte, und schrieb eine Studie über die Kontakte Galls zu Goethe. Für das Frauenstudium begeisterte er sich nicht: Seine Tochter Oktavia (siehe S. 247) hatte zum Unterschied von seinem Sohn, dem Journalisten Edwin Rollett, die Begeisterung für die Medizin von Vater, Großvater und Urgroßvater geerbt und wollte unbedingt studieren, womit er gar nicht einverstanden war. Erst nach langwierigen und inständigen Bitten, denen sich sein Assistent Pregl anschloss, gestattete er es. Ihre Promotion im Jahre 1905 erlebte er nicht mehr.

Bauernbadeln und Salzprinzen

Die als heilkräftig geltenden Mineralquellen waren schon seit frühester Zeit bekannt. Die Römer nutzten die Quellen von Baden, die Warmquelle von Carnuntum (Deutsch-Altenburg), die Schwefelquelle oberhalb Vindobonas (Unter-Meidling) und die Quellen im Burgenland. Nach dem Abzug der Römer werden heilkräftige Quellen und Badekuren lange nicht mehr erwähnt. Sogar von den Thermalquellen von **Baden** heißt es, sie hätten erst wieder neu entdeckt werden müssen: Die aussätzigen Rüden eines Ritters von Rohr liefen täglich in den dichtesten Wald und kamen von Tag zu Tag in besserem Zustand, aber nach Schwefel stinkend zurück. Die neugierig gewordenen Knechte des Ritters gingen den Hunden nach und sahen, wie diese in den dampfenden Quellen badeten. So lernten die Menschen von den Hunden die Heilkraft des Thermalwassers kennen. Zur Zeit der Babenberger wurden die Badner Quellen jedenfalls benutzt und das Eisenbad **Pyrawarth** führt seine Tradition bis auf Markgraf Leopold III. (1075–1136) zurück. Die Thermen von Tobelbad waren bereits im 13. Jahrhundert bekannt. Die erste Nachricht von einem Badebetrieb in **Gastein** stammt von 1350, aber ein gewisser Diepold von Gastein führte bereits im Jahre 1327 eine Kanne im Wappen. Badeanstalten mit kaltem Wasser – es wurde oft künstlich erwärmt – werden erst seit dem 14. Jahrhundert öfter erwähnt, viele von ihnen bestanden Jahrhunderte lang, wie zum Beispiel das Ofenlochbad in **Innsbruck**, das sein Wasser aus der Heilstockquelle im Höttinger Graben bezog. Das Kirschentaler Bad in Hötting war ebenfalls schon im 14. Jahrhundert bekannt. Zahlreiche kleine *Bauernbadeln* gehen ebenfalls bis ins 15. Jahrhundert zurück, fast alle waren nur von lokaler Bedeutung. Einige hielten sich ziemlich lange, wie das *Bad in der Fusch.* Die ersten dort Heilung Suchenden waren wahrscheinlich Bauern aus dem stark versumpften Oberpinzgau, wo das *Wechselfieber* (Malaria) häufig auftrat. Die Anwendung der althergebrachten Bäder erlebte im 16. Jahrhundert einen Niedergang. An ihre Stelle traten Waschungen aus *Augenbründln* und vor allem Trinkkuren aus Heilquellen. Im Osten Österreichs war die Grenzlage der Bäder für ihre Entwicklung von Nachteil, so musste sich nach dem Türkenjahr 1529 die Medizinische Fakultät für den Wiederaufbau von **Deutsch-Altenburg** durch ein Gutachten einsetzen.

Im 18. Jahrhundert spielten Bäder keine große Rolle, obwohl 1777 der Geburtshelfer **Johann Heinrich Nepomuk Cran(t)z** das erste österreichische Bäderbuch *Die Gesundbrunnen der österreichischen Monarchie* schrieb. Er ließ nur mehr chemische und medizinische Merkmale für die Bewertung der Heilquellen gelten, verzeichnete aber für Niederösterreich noch immer ein Mehrfaches der heute anerkannten Heilquellen. Die große Zeit der Heilbäder brach erst im 19. Jahrhundert an, nachdem Van Swieten hier ebenfalls den Anstoß gegeben hatte. Das *Kuren* wurde zum gesellschaftlichen Ereignis, die vornehmen Kurorte wurden ausgebaut. Wassertrinken und Baden wurde mit Unterhaltung und Bewegung in frischer Luft verbunden. Der Badeort selbst und sein ganzes Milieu wurden zum Heilfaktor. Den Beginn machte Baden mit der Anlage seines Kurparks im Jahre 1792.

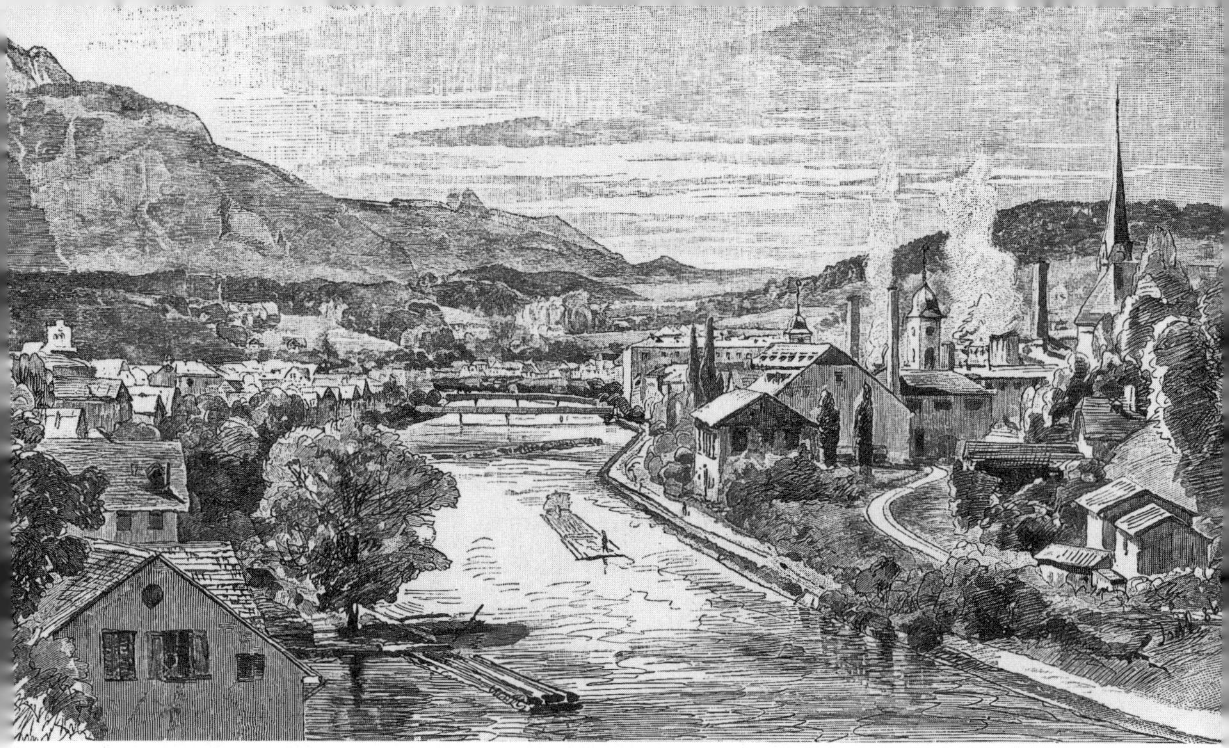

Ischl um 1880.

Als Ersatz für die weit entfernten Nordseebäder sollten die neuen Solebäder dienen. Als **Franz de Paula Wirer-Rettenbach** (1771–1844) 1821 **Ischl** kennen lernte, errichtete er dort das erste Solebad in Österreich und die dazu gehörigen Anlagen: Dampf- und Schwimmbäder, Spazierwege, öffentliche Gärten, eine Kinderbewahranstalt, eine Spinnschule, ein Spital für Fremde. Wirer wurde bald darauf Leibarzt von Kaiser Franz II. Als einer der kaiserlichen Brüder durch Besuch der Ischler Badeanstalt von einem ernsthaften Leiden befreit wurde, verbreitete sich der Ruhm des Kurorts rasch. Die bis dahin kinderlose Erzherzogin Sophie kurte ebenfalls in Ischl und wurde nach den ihr verordneten Salzbädern endlich schwanger. Deshalb nannte man den späteren Kaiser Franz Josef und seinen Bruder Maximilian scherzhaft »die Salzprinzen«.

Um Wien herum gab es eine Menge kleiner Schwefelquellen, die heute fast alle verschwunden sind. Eine davon befand sich bei der St. Michaelskirche in **Heiligenstadt**. Im ausgehenden 18. Jahrhundert entstand die Kuranlage des Heiligenstädter Bades genau dort, wo sich heute der Park befindet. Im Biedermeier wurde sie von den Wienern gern besucht, denn sie verfügte über eine gewisse Eleganz. Im Jahr 1802 erschien Ludwig van Beethoven auf Anraten seines Hausarztes in dem Kurbad. Er wohnte in einem nahe gelegenen Bauernhaus in der Probusgasse, das heute noch steht: Als er die Erfolglosigkeit der Kur erkannte, verfasste er dort sein *Heiligenstädter Testament*. Das Ende des Bades brachte die Donauregulierung im Jahre 1875, in deren Folge der Grundwasserspiegel um drei Meter sank und die Quelle zuerst versandete, dann verschlammte und schließlich ganz versiegte.

Wilhelm Winternitz (1834–1917) habilitierte sich als Erster auf dem Gebiet der Hydrotherapie. Er gründete in **Kaltenleutgeben**, wo schon seit drei Jahrzehnten die Kaltwasserheilanstalt des Wundarztes Johann Emmel bestand, eine zweite, die bald von der vornehmen Welt besucht wurde. Beide arbeiteten nach den Methoden Prießnitz'. Der Pfarrer Johann Sebastian Kneipp (1821–1897) ist nämlich gar nicht der Erfinder der Wasserkuren. Es war ein von den Ärzten angefeindeter »Wunderheiler«, ein schlesischer Bauer namens **Vinzenz Prießnitz** (1799–1851), der Schwellungen und Fieber mit Kaltwasseranwendungen behandelte. Vor allem letzteres stand damals im Widerspruch zu den Regeln der Schulmedizin. Ein Gerichtsverfahren gegen ihn endete mit einem Freispruch, 1831 erhielt er die Genehmigung zur Führung seiner Kaltwasserheilanstalt in Gräfenberg, die sich bald regen Zulaufs erfreute. Im Wiener Türkenschanzpark befindet sich ein Brunnen mit seiner Gedenktafel.

1896 gab es in Niederösterreich vier Kurorte, Baden, Vöslau, Deutsch-Altenburg, Pyrawarth; ferner neunzehn Kaltwasserheilanstalten, davon sieben in Wien. Nach dem Zerfall der Monarchie wurde Tatzmannsdorf im Burgenland mit seinen Quellen und Mooren zum Ersatz für das mit Böhmen verlorene Franzensbad.

Der wissenschaftliche Aufbruch

Der Paradigmenwechsel

Nach der Stagnation der Medizin, die mit der Beschneidung der Freiheit von Forschung und Lehre im Vormärz einhergegangen war, brachte die Berufung des Deutschböhmen **Karl Rokitansky** (1804–1878) zum außerordentlichen Professor für Pathologische Anatomie den Umschwung. Zusammen mit dem Internisten Skoda und dem Dermatologen Hebra gründete er die **Jüngere oder Zweite Wiener Medizinische Schule** und leitete einen Paradigmenwechsel – eine Änderung des Blickwinkels – ein, der die *naturphilosophisch* orientierte Medizin hin zur modernen, *naturwissenschaftlich* orientierten Medizin führte. Mit der Spezialisierung der Medizin, mit der Entwicklung neuer Disziplinen, erreichten Wiener Mediziner Weltruf.

Rokitansky brach zunächst mit der Gewohnheit, dass die behandelnden Ärzte die Obduktionen selbst vornahmen, sondern führte alle selber durch oder überwachte sie zumindest und gewann so Einblick in achtzigtausend Leichenöffnungen. In den Jahren 1842 bis 1846 erschien sein *Handbuch der pathologischen Anatomie* in drei Bänden, dem 1855 sein *Lehrbuch der allgemeinen Pathologie und pathologischen Anatomie* folgte. Er bot dem Arzt neue Diagnose- und Therapiemöglichkeiten, indem er Krankheiten anhand von Gewebsveränderungen, wie er sie bei den Sektionen vorgefunden hatte, zu erkennen lehrte.

Der Böhme **Josef Skoda** (1805–1881) verbesserte die Perkussionsmethode Auenbruggers und die seit 1818 bekannte Auskultationsmethode (Abhorchen des Kranken mit dem Stethoskop). 1846 übernahm er

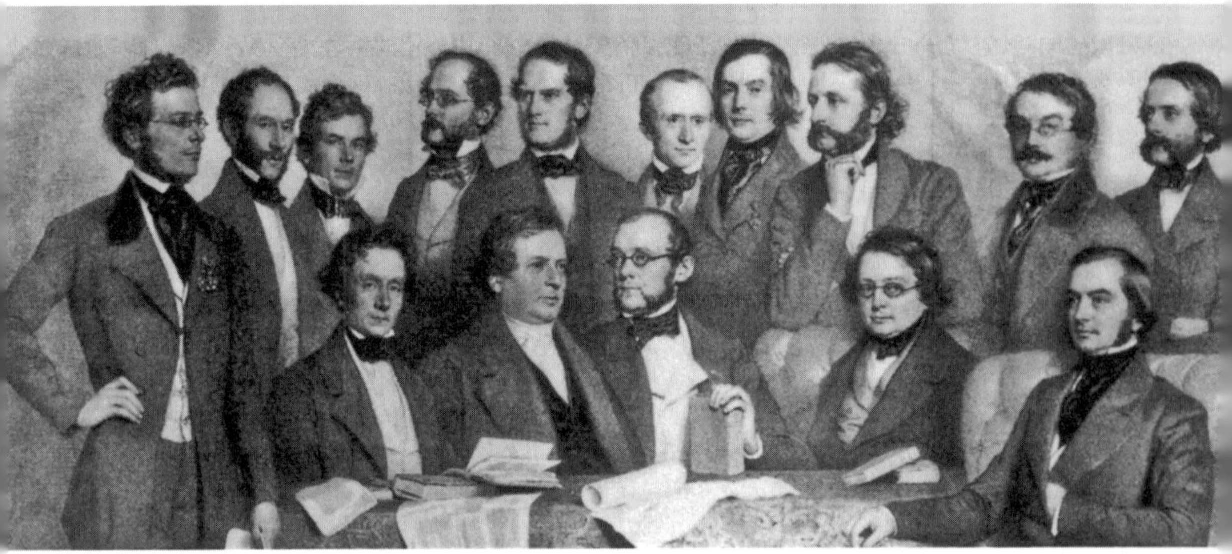

Professorenkollegium 1853: Vorne in der Mitte sitzt Rokitansky, daneben (mit Brille) Skoda, zwischen ihnen stehen Brücke und Oppolzer, links und rechts außen Hyrtl und Hebra.

die Leitung der medizinischen Klinik. Sein Assistent an der ihm 1818 unterstellten Abteilung für Hautkranke war **Ferdinand Hebra** (1816–1880), dessen *Lehrbuch der Hautkrankheiten* zum Standardwerk für die Dermatologen von ganz Europa wurde.

Die Spezialisten

Es würde den Rahmen dieses Buches sprengen, auf alle verdienten Persönlichkeiten der Zweiten Medizinischen Schule näher einzugehen, daher seien hier nur einige kurz angeführt. **Ernst Wilhelm Brücke** (1819–1892) war ein Wegbereiter der modernen Physiologie. Der aus Scheibbs stammende **Franz Schuh** (1804–1865) von der Medizinisch-chirurgischen Anstalt in Salzburg übernahm 1843 die neu gegründete II. chirurgische Klinik. Er war es, der am 27. Februar 1847 die erste Operation im Ätherrausch auf dem Kontinent ausführte, nachdem er die

Methode zuerst an Hunden ausprobiert hatte. Das neue Verfahren war soeben erst in Boston öffentlich vorgeführt worden. Schuh sorgte dafür, dass es seinen Kollegen bekannt wurde. Einen durch Skodas Diagnosemethoden festgestellten Erguss im Brustraum entfernte er erstmals durch Punktion.

Zu erwähnen ist auch der Laryngologe **Ludwig Türck** (1810–1868). Ob er oder **Johann Nepomuk Czermak** (1828–1873) der Erfinder des Kehlkopfspiegels war, bleibt für immer eine Streitfrage. Im neuen Fach der Kinderheilkunde nahm **Ludwig W. Mauthner** (1806–1858) in dem von ihm gegründeten *St. Anna Kinderspital* den Kampf gegen die katastrophal hohe Säuglings- und Kindersterblichkeit auf. Das Gebiet der Geschlechtskrankheiten fand in **Hermann Zeißl** (1817–1884) und **Isidor Neumann** (1823–1906) fähige Betreuer. Neben Skoda gab es noch einen zweiten großen Internisten: **Johann Oppolzer** (1808–1871), der ein großartiger Diagnostiker war. Er starb an Flecktyphus.

Frauenmord aus Ärztehand

Bei der Aufnahme in die Gebärklinik spielten sich oft erschütternde Szenen ab: Schwangere warfen sich auf die Knie und bettelten unter Tränen, auf die Zweite geburtshilfliche Abteilung des Allgemeinen Krankenhauses gelegt zu werden, in der die Hebammen ihre Schülerinnen ausbildeten. In der Ersten Abteilung, wo die Ärzte ihre Studenten unterrichteten, starben nämlich zehnmal so viele Mütter am Kindbettfieber.

Die Ärzte wollten den Grund dafür finden und untersuchten ihre Patientinnen gründlicher als je zuvor mit dem Ergebnis, dass noch mehr von ihnen dem Kindbettfieber erlagen. Man muss sich das richtig vorstellen: Der Arzt kam und untersuchte eine Frau, dann die nächste und die nächste, nahm bei Notfällen aus seiner hinteren Rocktasche die Zange heraus und setzte sie ein, steckte sie zurück und ging zur nächsten Gebärenden. Und weiter und weiter. Am nächsten Tag fieberte der ganze Saal. Bei jeder dritten kletterte das Fieber hoch hinauf, der Bauch war aufgetrieben, und es dauerte nicht lang, bis ihr Bett leer war. Bei der Autopsie fanden sich dann innere Entzündungen, darunter solche des Bauch- und Brustfells, und Abszesse – es war immer das gleiche Bild. Die Ärzte wischten sich erschüttert die Hände an irgendeinem herumliegenden Tuch ab und kehrten von den Leichen zu den Frauen zurück, um sie noch gründlicher zu untersuchen. Natürlich machten sie sich Gedanken über die Ursache des Massensterbens, es musste sich wohl um eine chronische Epidemie handeln, bei der atmosphärische und psychische Faktoren eine Rolle spielten. Unbegreiflich war nur, weshalb diese auf der benachbarten Hebammenstation nicht grassierte und die Sterbefälle sich dort in »natürlichen« Grenzen unter zwei Prozent hielten.

So war die Situation, als ein junger, aus Budapest stammender Arzt namens **Ignaz Semmelweis** (1818–1865) nach seiner Promotion als Assistent an die erste geburtshilfliche Abteilung unter Professor Klein kam. Bald fand der sensible junge Mann keine Ruhe mehr. Tag und Nacht grübelte er über mögliche Gründe nach, ließ keine noch so unwahrscheinliche Möglichkeit aus und schloss eine nach der anderen dieser Überlegungen wieder aus. Bald begann er daran zu zweifeln, dass es sich beim Kindbettfieber um eine besondere Fieberart ähnlich dem typhösen oder rheumatischen Fieber handelte. Ein schreckliches Ereignis sollte ihm weiterhelfen: Eines Tages lag die Leiche seines Freundes, des Gerichtsmediziners **Jakob Kolletschka** (1803–1847), der während einer Sektion eine kleine Verletzung erlitten hatte, auf dem Seziertisch. Beim Lesen des Sektionsprotokolls fiel Semmelweis

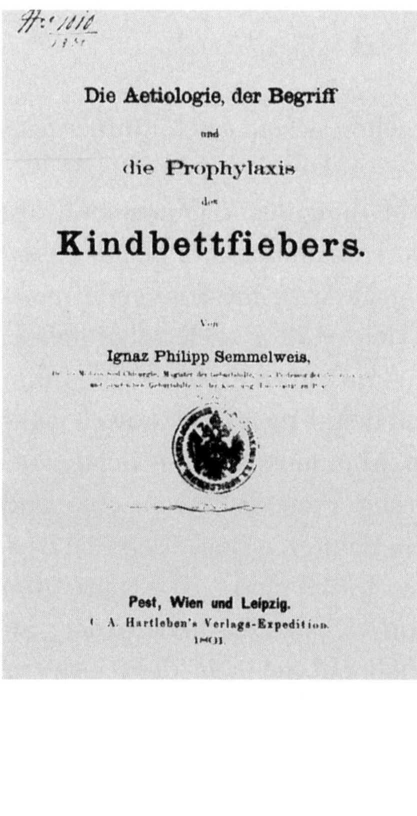

Die Aetiologie, der Begriff

und

die Prophylaxis

des

Kindbettfiebers.

Von

Ignaz Philipp Semmelweis,

Pest, Wien und Leipzig.

C. A. Hartleben's Verlags-Expedition.

die Ähnlichkeit mit denen der unzähligen *Puerperalleichen* (puerpera = Wöchnerin, Gebärende) auf. Die Todesursache musste also eine *Sepsis* (= Blutvergiftung) sein! Es waren die Mediziner selbst, die den Todeskeim auf die Frauen übertrugen! Und zwar offenbar von den Leichen, mit denen die Hebammen ja nichts zu schaffen hatten. Das war also die Kehrseite der berühmten pathologischen Anatomie. »*Kindbettfieber wird durch Kadaverteile verursacht, die den Händen des Arztes anhaften, wenn er vor der Geburt stehende Frauen untersucht. Daher ist von äußerster Wichtigkeit, daß er seine Hände vor einer Visite gründlich säubert, wofür ich eine Chlorlösung empfehle.*«

Nun sollte man glauben, die Ärzte in Wien und in der ganzen Welt wären über die Entdeckung überglücklich gewesen und hätten sofort die Konsequenzen daraus gezogen. So war es aber nicht, das Selbstwertgefühl der Ärzte ließ das nicht zu. Nur gegen größte Widerstände gelang es Semmelweis, seine Wiener Kollegen und Studenten davon zu überzeugen, sich vor Betreten eines Kreißsaals die Hände zu desinfizieren. Denn solange der Nachweis des Infektionsstoffes selbst nicht gelingen konnte, blieb die Wissenschaft den letzten Beweis für die völlig neue Erklärung schuldig. Erst eine Generation später sollten ihn Robert Koch (1843–1910) und Louis Pasteur (1822–1895) liefern. Die Durchsetzung der *Antisepsis* ist mit dem Namen des Engländers Joseph Lister (1827–1912) verbunden. Die dabei verwendete *Karbolsäure* (Hydroxybenzol) hatte allerdings recht unangenehme Nebenwirkungen, was mit ein Grund für den Widerstand vieler Ärzte war.

Nachdem die Händedesinfektion nach Sektionen verpflichtend geworden war, sank die Sterblichkeitsrate an der Ersten Gebärklinik auf 2,3 Prozent. Dann erkrankten noch einmal zwölf Wöchnerinnen auf einen Schlag an Kindbettfieber. Semmelweis vermutete richtig, dass eine Ansteckung auch von lebenden Personen ausgehen konnte. Und wieder war die Hebammenstation im Vorteil, denn die Hebammen nahmen keine vaginalen Untersuchungen vor. Nun mussten die Ärzte ihre Hände vor jeder Untersuchung ebenfalls desinfizieren, worauf die Sterblichkeitsrate auf 1,3 Prozent sank. Semmelweis hatte sich inzwischen aber

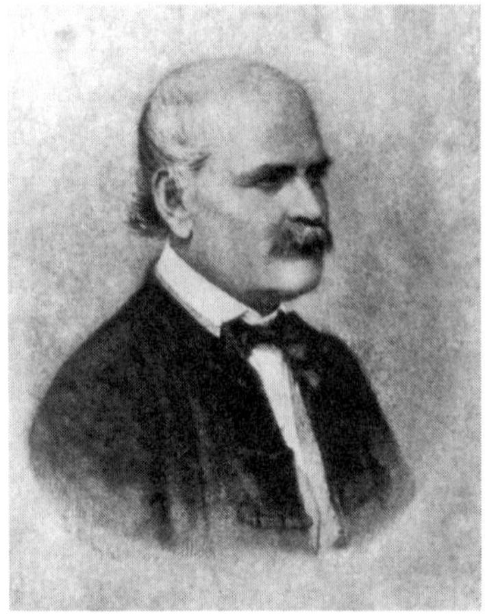

Ignaz Semmelweis, der Retter der Mütter.

etliche Feinde in der Klinik gemacht und fühlte sich 1849 infolge einer Intrige veranlasst, diese zu verlassen.

1855 wurde er Professor für Geburtshilfe an der Universität in Pest, die heute seinen Namen trägt. Seine Ergebnisse und Erfahrungen fasste er in dem Buch *Die Ätiologie, der Begriff und die Prophylaxe des Kindbettfiebers* zusammen, das 1861 erschien. 1862 drohte er in zwei offenen Briefen an die Ärzteschaft, die geburtshelfenden Ärzte öffentlich als Mörder anzuprangern, da sie seine Hygienevorschriften immer noch nicht einhielten. Er litt psychisch so sehr unter dieser Ignoranz, dass er von drei Ärztekollegen im Juli 1865 ohne Diagnose in die Irrenanstalt Döbling eingeliefert wurde. Zwei Wochen danach starb er, vermutlich an einer Blutvergiftung. Einweisung und Tod erfolgten unter so geheimnisvollen Umständen, dass etliche Fragen bis heute offen blieben. Kränze flocht dem »Retter der Mütter« erst die Nachwelt.

Josef Hyrtl, der Anatom aus Eisenstadt

Seit Jahrhunderten ist die Familie Eszterházy im Burgenland ansässig und hat dort ihre Spuren hinterlassen. Einige davon gehören zur Medizingeschichte. So gründete Fürst Paul Anton 1759 das Klosterspital der

Barmherzigen Brüder an der zur Bergkirche führenden Landstraße in Eisenstadt-Oberberg. Die Bekanntschaft Joseph Haydns mit den Barmherzigen Brüdern in Wien brachte diesen 1761 nach Eisenstadt ins fürstliche Orchester. Da spielte ein hervorragender Oboist namens Jakob Hyrtl, dessen Sohn Josef ein hochberühmter Anatom werden sollte.

Josef Hyrtl wurde im Dezember 1810 in Eisenstadt geboren. Nach Auflösung der fürstlichen Kapelle im Jahre 1813 übersiedelte die Familie nach Wien, wo Vater Jakob Oboist im Orchester des Carltheaters wurde. Von Wohlhabenheit konnte keine Rede sein, daher war es ein Glücksfall, dass Josef bei den Sängerknaben aufgenommen wurde und im Konvikt eine gute Ausbildung bekam. Bald zeigte sich, dass seine Neigung nicht der Musik, sondern der Medizin galt. Er studierte mit solcher Besessenheit, dass er dadurch einmal in große Schwierigkeiten geriet:

»Ich hatte eine Kindesleiche nach Hause getragen, um meinen ersten Einspritzungsversuch zu machen. Ich setzte sie, da meine Kammer nicht heizbar war, in einem Küchentopf in den Ofen, wo meine Mutter das Mittagmahl kochte. Als Zeit zum Anrichten war, ergriff sie das unrechte Geschirr, aus welchem ihr ein hartgesottenes Menschengesicht entgegenstarrte. Ein Schrei, eine Ohnmacht folgte, Topf und Kind lagen auf dem Boden. Ich raffte letzteres auf, um es unter meinem Mantel (es war Winterszeit) eiligst und bestürtzt in die Universität zurückzutragen. Auf der Schlagbrücke angelangt, tat ich auf dem Glatteis einen schweren Fall. Ein Polizeimann half mir auf und entdeckte, als der Wind den Mantel lüftete, meine heimliche Bürde. Festgenommen, auf das Kommissariat geschleppt und einstweilen in festen Gewahrsam gesteckt. Gegen Abend Verhör, Verteidigung als wahrscheinlich angenommen, aber Unschuld am Kindesmord nicht hinlänglich bewiesen. Ich berief mich auf den Anatomiediener Kaspar, bei welchem ich das Corpus delicti um zwei Gulden gekauft. Unter Bedeckung zweier Vertrauter (Anm.: Polizisten in Zivil) *zu ihm geführt. Kaspar total betrunken. Hierauf zu Professor Mayer, welcher eben mit der Anatomie eines zweiten steirischen Kapauns beschäftigt war. Dieser erkannte an dem Roten Bandl der Nabelschnur, daß das Kind aus dem Findelhaus stammte, hielt mir eine kurze Verteidigungsre-*

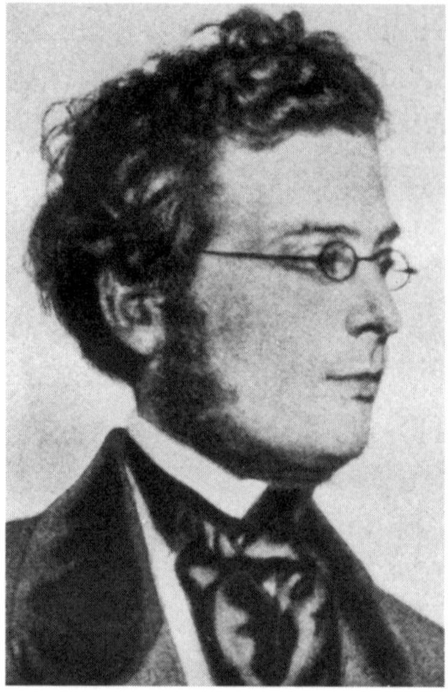

Josef Hyrtl – ein Mediziner von Weltruhm.

de und lange Strafpredigt in geeigneter Weise, lud mich und die beiden Aguatzils zum Nachtmahl ein, und so wurde aus dem vielbewegten Tage noch ein fröhlicher Abend.«

Noch als Student wurde Hyrtl wegen seines überragenden Könnens Prosektor und im Jahre 1835 wurde er promoviert. Seine Karriere stieß auf keine Schwierigkeiten. 1837 erhielt er die Lehrkanzel für Anatomie und Physiologie an der Universität Prag, wo er außerordentlich beliebt war. Nach dem Tod Professor Berres' wurde er 1845 nach Wien berufen, gelockt durch das später nicht erfüllte Versprechen, die Anatomische Anstalt nach eigenem Programm umgestalten zu dürfen.

Unter ihm erhielt die Wiener Anatomie Weltgeltung. Mit der Einführung der topografischen Anatomie[64] als Lehrfach legte er den Grundstein für deren enge Verbindung mit den praktischen medizinischen Fächern. Im Jahre 1848 erlebte er einen schweren Verlust: Die vordringenden Kroaten unter Jellacic plünderten und zerstörten seine Wohnung in der Jägerzeile (heute Praterstraße), alle seine Bücher, fünftausend Präparate, Manuskripte und Zeichnungen. Die wissenschaftliche Arbeit vieler Jahre, die Organe aller möglichen Tiere, deren Blutgefäße er durch Farbeinspritzungen klargelegt hatte, die Sammlung von Gehörorganen, alles war dahin. Vermutlich erschütterte ihn dies viel mehr als die Niederschlagung der Revolution, mit deren Gedanken er sympathisiert hatte. In den folgenden Jahren machte er aber den Verlust wieder wett.

Die Anatomie war zu Hyrtls Zeiten in der alten Gewehrfabrik (Ecke Schwarzspanier- und Währinger Straße) untergebracht. Ein Mediziner jener Zeit berichtet: »*An einem Oktobermorgen des Jahres 1861 trat ich in den wohl elenden Hörsaal der Anatomie in der k.k. Gewehrfabrik vor dem Schottentor ein. Mühsam erlangte ich einen Sitzplatz. Eine wogende Menge … waren erwartungsvoll versammelt. Plötzlich donnernder Applaus, mitunter lang anhaltende Rufe: Hyrtl! Hyrtl! Bravo! – ich hatte gleiches zuvor nie vernommen. Hyrtl war da, wahrhaftig eine imponierende Erscheinung, mit dem Antlitz eines römischen Imperators, der Haltung des erfolgreichen Mannes. Ruhig blickte er in die Menge – eine Handbewegung, und wie mit einem Schlage trat Ruhe ein. Dann hielt Josef Hyrtl, der Vielverehrte, die Eröffnungsrede. Alles, was ich über ihn vernommen, wurde ein schwächlich Wort beim Anblick dieses Menschen durch die Gewalt seiner Rede. Mit einer leicht umflorten, schönen, bis in den entferntesten Saalwinkel deutlich vernehmbaren Stimme von höchster Modulationsfähigkeit, erschütternd, hinreißend, spricht er. Fasziniert und – andächtig zugleich lauschen die Hörer seinen Worten. Wir Jüngsten aber, denen der Tenor der Ansprache gilt, ergreift heilige Begeisterung für unser künftiges Studium, für den hohen Beruf des Arztes.*« Heldenverehrung pur.

Schon 1846 hatte Hyrtl in Prag sein *Lehrbuch der Anatomie des Menschen* veröffentlicht, es erschien in vielen Auflagen und Übersetzungen und diente Generationen von Ärzten zum Studium. Im Jahre 1853 folgte in Wien sein besonders für die chirurgische Praxis vorgesehenes *Handbuch der topographischen Anatomie* und 1860 sein *Handbuch der Zergliederungskunst* mit Anweisungen zur Herstellung von anatomischen Präparaten, in deren Vorwort er sagt: »*Das Alpha und Omega der medizinischen Wissenschaft ist die Anatomie. Was dazwischen liegt, gehört der Klinik.*« 1864 wurde der inzwischen international berühmte Hyrtl zum

Rektor der Universität gewählt, seine Rektoratsrede erregte Aufsehen und vielfach Widerspruch. Aber er hatte schon vorher Gegner gehabt, denn seine Spottlust richtete sich oft genug gegen die Kollegen, wovon unzählige Anekdoten berichten.

Hyrtl verdiente durch den Verkauf seiner Präparate ausgezeichnet, Museen und Sammler in aller Welt rissen sich darum. Er begründete die moderne Korrosionstechnik: Bestimmte Substanzen werden unterschiedlich eingefärbt und in die Gefäße und Hohlräume der Organe eingespritzt. Nach dem Aushärten wird das umliegende Gewebe entfernt. Diese Technik ist geeignet, die Organe im kleinsten Detail darzustellen.

Da Hyrtl kinderlos war, ließ er sein großes Vermögen armen Kindern zukommen. Die *Josef Hyrtl Waisenhausstiftung* wird heute von der Niederösterreichischen Landesregierung verwaltet, die Gebäude in Mödling dienen noch immer schulischen Zwecken. Er war bedürfnislos, als er 1874 wegen des versprochenen, aber nicht verwirklichten Neubaus enttäuscht vom Institut schied, zog er von der Wohnung in der Währinger Straße 201 nach Perchtoldsdorf, um im verfallenen Turm der Burg gegenüber seiner Wohnung weiterzuarbeiten. Er beschäftigte sich in seinem Garten oder machte Spaziergänge, immer nachlässig gekleidet. Als er im Wirtshaus einmal nur eine Semmel zu einem Glas Wein verzehrte, ließen dem *»armen Mann«* Zecher vom Nachbartisch ein Essen kommen. Als er gegangen war, stellte der Wirt ihnen *»im Auftrag des Herrn Hofrats«* dafür fünf Flaschen Wein hin. Hyrtl bekam schon zu Lebzeiten ein Denkmal im Arkadenhof der Universität gesetzt. Als ihm seine Haushälterin an einem Julimorgen des Jahres 1894 Kaffee bringen wollte, fand sie ihn tot vor.

Hyrtls vergleichend-anatomische Sammlung von tausenden Skeletten, Injektions- und Korrosionspräparaten aller Organe von Mensch und Tier ist leider nur mehr in Bruchteilen erhalten. Seine Bibliothek befindet sich im Bezirksmuseum Mödling. In seinem Besitz befand sich ein Schädel, den sein Bruder, der Kupferstecher Jakob Hyrtl, vom Totengräber Radschopf von St. Marx erhalten hatte und von dem behauptet wird, er sei ein Überrest Mozarts[65].

Wenn die Ärzte nun in der Lage waren, durch genaue Kenntnis der pathologischen Anatomie und die neuen Diagnosemethoden Krankheiten besser zu erkennen, so konnten sie diese noch lange nicht zweckmäßig bekämpfen. Noch immer standen sie machtlos am Krankenbett, diskutierten den Fall und ließen der Natur ihren Lauf. *»Die Diagnose ist alles«*, hieß es, zumindest stellte sich ihre Richtigkeit nach dem Ableben des Patienten heraus. Je nach Charakter reagierten die Ärzte unterschiedlich auf diese Situation, manche entwickelten tiefes Mitgefühl, andere flüchteten in Kälte als Selbstschutz. Der Ausdruck *therapeutischer Nihilismus* bezeichnete eine prinzipielle Abneigung gegen die Verschreibung von Medikamenten aus Angst, damit die Tradition der Quacksalber fortzuführen. Diese Einstellung erlebte in Wien um 1870 ihren Höhepunkt und wirkte noch lange nach. In ihrer extremen Form machte sie den Patienten zum Objekt und führte zur Gleichgültigkeit gegenüber seinem Leben. So konnte es geschehen, dass Sterbende der Reihe nach von über siebzig Studenten abgehorcht wurden und wussten, dass diese dabei schon auf das bald zu erwartende Ergebnis ihrer Sektion gespannt waren.

Doch bald sollte es anders werden, sollten Antisepsis (Keimreduktion) bzw. Asepsis (Keimfreiheit) und Äthernarkose zumindest den chirurgischen Fächern neue und bessere Bedingungen bieten, wenn auch wirkungsvolle Medikamente wie Sulfonamide und Penicillin noch länger auf sich warten ließen.

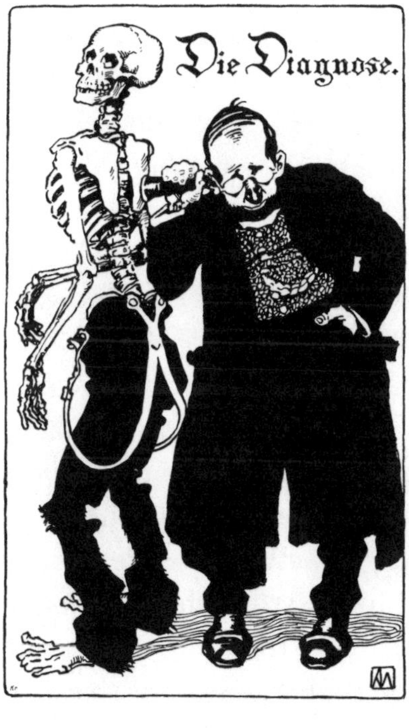

Die Diagnose (zeitgenössische Karikatur aus der Zeitschrift »Muskete«).

Theodor Billroth, der Pastorensohn aus Rügen

Er war als »messerscheu« bekannt, als er noch an der chirurgischen Universitätsklinik von Zürich tätig war, und fast hätte man ihn 1867 nach Schuhs Tod deshalb nicht nach Wien berufen. Der norddeutsche Pastorensohn **Theodor Billroth** (1829–1894) wurde trotzdem zu einem der größten Chirurgen der Welt. Sein anfängliches Zögern war auf das alte Problem der Chirurgie, die Wundeiterung, zurückzuführen. Er entdeckte 1874 die *Streptokokken* als deren Erreger[66]. Mit seinen Versuchen eröffnete er der Medizin ein neues Forschungsgebiet, die *Bakteriologie*, wofür sich Robert Koch ausdrücklich bei ihm bedankte. Um der neuen Antiseptik und dem neuen Verbandswesen gerecht zu werden, schickte Billroth seinen Assistenten Wölfler zu seinem Chirurgen-Kollegen Lister nach Edinburgh. Dieser bedeckte Wunden mit in Karbolsäure getränkten Verbänden (Listerscher Verband). Dass Karbol nicht sehr angenehm war, wurde schon erwähnt: *»Abgesehen davon, dass meine Assistenten wie ich stets braune und wunde Hände hatten, so dass wir ausser bei Operationen fast nie ohne Handschuhe sein konnten, ... entstand im Theater um mich eine peinliche Bewegung, weil man glaubte, es ströme Gas aus.«* Billroth entwickelte in der Folge einen wasserdichten Verband, den *Billroth-Batist*.

Vor der Erfindung der Äthernarkose war bei Operationen stets Eile angesagt gewesen, das handwerkliche Geschick des Chirurgen und langjährige Übung standen im Vordergrund. Nun aber konnte langsam gearbeitet werden, damit stand der Weg zu neuen und kühnen Eingriffen offen. Bald gab es kein Organ mehr, das nicht mit dem Messer angegangen werden konnte, keinen noch so gewaltigen Eingriff, den man nicht wagen konnte. Billroth setzte die *Mischnarkose* ein (Äther und Chloroform) und führte 1881 die erste erfolgreiche *Magenresektion* durch. Er war *»freudig erstaunt über den so überaus glatten Verlauf«*, die Patientin genas in erstaunlich kurzer Zeit. Vier Monate später starb sie zu seinem Leidwesen *»an einem rezidivierenden Gallertkrebse, welcher mit großer Wahrscheinlichkeit von den Lymphdrüsen ausgegangen war«*.

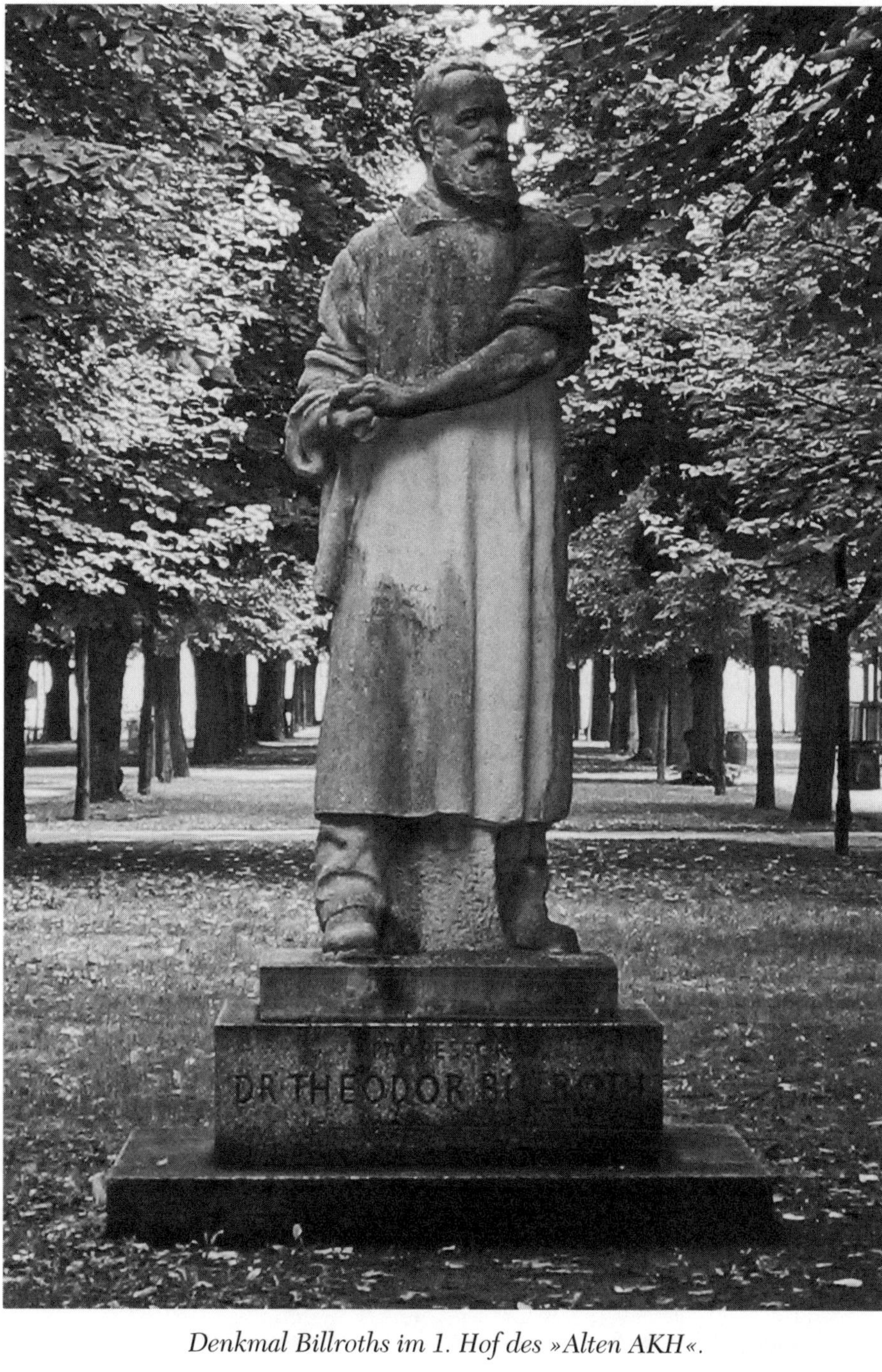

Denkmal Billroths im 1. Hof des »Alten AKH«.

Operationen am Magen und im Darmtrakt wurden Billroths Spezialität, in der Folge wurden zwei Formen der *Magenresektion Billroth I und Billroth II* nach ihm benannt. Er führte 1871 die erste *Ösophagektomie* (Entfernung kranker Teile der Speiseröhre) und 1873 die erste *Laryngektomie* (Entfernung des Kehlkopfs) durch.

Daneben schrieb er ein Lehrbuch über die Krankenpflege[67], die ihm am Herzen lag. Das von ihm im Jahre 1888 gegründete **Rudolfinerhaus**[68] (heute eine vielseitige und erstklassige Privatklinik, Billrothstraße 78) war der Heranbildung von geschulten, weltlichen Krankenpflegerinnen gewidmet, denn an solchen herrschte großer Mangel. Zusammen mit Franz Pitha veröffentlichte er 1882 das *Handbuch der allgemeinen und speziellen Chirurgie*, in dem er etliche Abschnitte selbst erarbeitet hatte. Die Liste der Veröffentlichungen ließe sich noch fortsetzen. Billroth förderte die Wiener Ärztegesellschaft und gab Anstoß zum Bau des im Alsergrund gelegenen Gebäudes, heute Billrothhaus genannt, in dem sie ihren Sitz hat. Er machte sich ferner um die *Wiener Freiwillige Rettungsgesellschaft* verdient.

Ein sonderbarer Zufall bewirkte, dass er nach seiner Ankunft in Wien einige Jahre lang ausgerechnet in dem Haus wohnte, das einst Frank gehört hatte (Alserstraße 20). Beethoven war dort ein- und ausgegangen. Der hochmusikalische Billroth war über diese Entdeckung entzückt und schrieb an seinen Freund Johannes Brahms: »*Das Interessanteste bleibt mir immer, daß Johann Peter Frank und Beethoven in meinem Haus verkehrten und daß sich ein solcher Verkehr – seien wir einmal arrogant! – fast hundert Jahre später in demselben Haus zwischen Dir und mir wiederholte!*« Der Chirurg nahm an den wöchentlichen Musikabenden mit Brahms als Pianist und Bratschist teil. Brahms widmete ihm die Streichquartette op. 51.

Um sich von einem Herzleiden zu erholen, begab sich Billroth 1894 voller Todesahnungen nach Abbazia, wo er am 6. Februar verstarb. Sein Grab befindet sich auf dem Wiener Zentralfriedhof. Das Rudolfinerhaus hat ein Gedenkzimmer eingerichtet, wo etliche Erinnerungsstücke an den großen Chirurgen zu sehen sind.

Hatten Rokitansky, Skoda und Hebra die *Wiener Medizinische Schule* zu einer der führenden in Europa gemacht, so war sie durch Billroth zum Mittelpunkt der Chirurgie geworden. In den anderen Fächern gab es ebenfalls etliche hervorragende Wissenschaftler, die für die zunehmende Bedeutung der einzelnen Fachgebiete sorgten. Ihnen allen gerecht zu werden, ist im Rahmen dieses Buches nicht möglich, daher seien hier nur einige erwähnt.

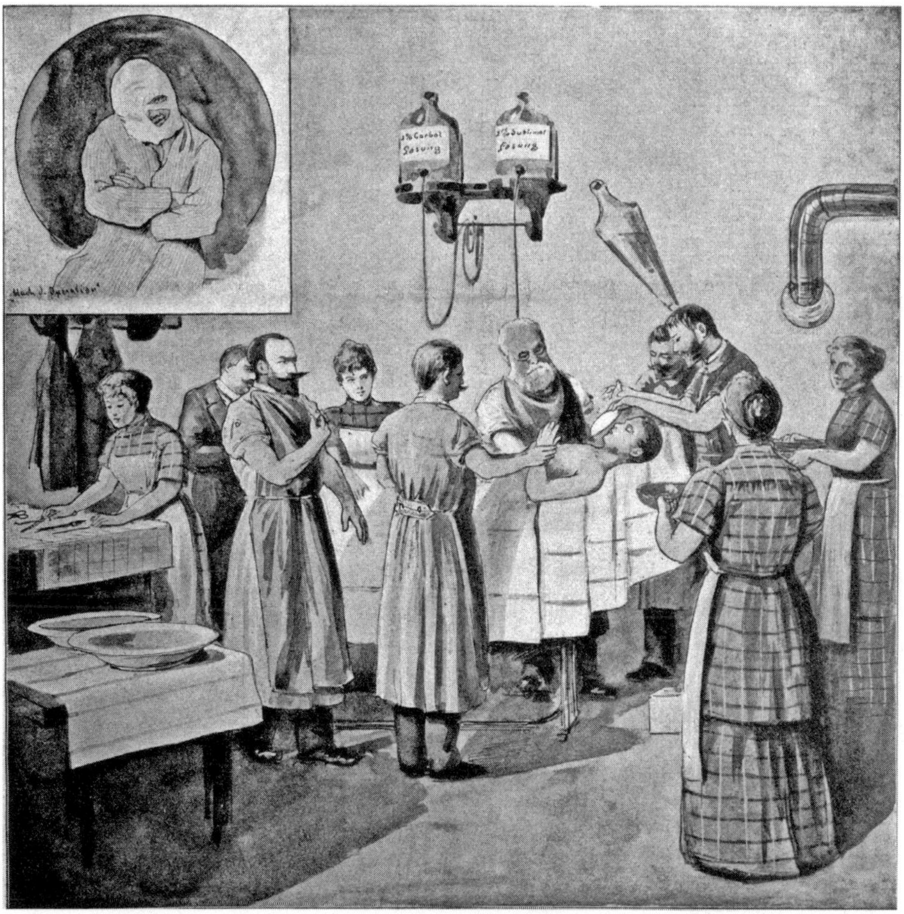

Eine Operation im Allgemeinen Krankenhaus um 1898.

Der aus Deutschland stammende Internist **Hermann Nothnagel** (1841–1905) erkannte als erster die Bedeutung des Blutdrucks für einzelne Krankheiten. Der ausgezeichnete Lehrer und Diagnostiker wurde 1882 nach Wien berufen. Von ihm stammt das Wort: *»Nur ein guter Mensch kann ein großer Arzt sein.«* **Emil Zuckerkandl** (1849–1910), Hyrtls Schüler und Freund, erlangte Bedeutung auf dem Gebiet der topografischen Anatomie, zu der er einen Atlas veröffentlichte. Er folgte 1882 einem Ruf nach Graz, kehrte aber 1888 nach Wien zurück. Sein Schüler und Nachfolger war Julius Tandler (siehe S. 258). Auf dem Gebiet der Bakteriologie machte sich der Wiener **Richard Paltauf** (1858–1924) verdient, der Pasteur in Paris aufsuchte, um die *Lyssa-Impfung* (Tollwut) zu studieren. Von ihren Vorteilen überzeugt gründete er eine Wutschutz-Impfanstalt. Als er Roux über die Diphtherieschutzimpfung sprechen gehört hatte, legte er den Grundstein zum *Serotherapeutischen Institut.* Es wurde später vom Staat übernommen und befand sich im Franz-Josefs-Spital, wo zur Gewinnung des Impfstoffs eine große Zahl Pferde eingestellt war.

Der Kinderarzt **Clemens Pirquet** (1874–1929) gründete mit seinem Schüler Bela Schick (1877–1967, später als »the Dean of American Pediatricians« bekannt) 1903 die Lehre von den *Allergien* und 1905 die von der *Serumkrankheit*. Begriffe wie *Allergie, Antigen* und *Antikörper* gehen auf ihn zurück. 1907 erfand er die *Tuberkulinprobe* zur Frühdiagnose der Tuberkulose, die erst gezielte Maßnahmen gegen diese Volksseuche ermöglichte. 1911 wurde er an die Wiener Universitäts-Kinderklinik berufen. Er erarbeitete ferner ein System zur Feststellung des Ernährungsbedarfs von Kindern, das *NEM-Ernährungssystem* (Nahrungs-Einheit-Milch, 1 Nem = 1 g Milch), das nach dem Ersten Weltkrieg bei der von ihm geleiteten amerikanischen Hilfsaktion für die unterernährten Kinder als Berechnungsgrundlage herangezogen wurde. Pirquet war ein hochangesehener Mann, niemand verstand das Motiv seines gemeinsam mit der Gattin gewählten Freitodes. Der Schwager Pirquets, **Anton Eiselsberg** (1860–1939), zählte zu den Begründern der *Neurochirurgie*.

Anton Weichselbaum (1845–1920) stammte aus Schiltern bei Langenlois, besuchte das Kremser Gymnasium und studierte dann am Josephinum. Er übernahm 1882 die neue Lehrkanzel für pathologische Histologie und Bakteriologie. Ihm gelang 1887 die Entdeckung des *Meningokokkus* (Erreger der Hirnhautentzündung). Einem seiner Assistenten, Karl Landsteiner (siehe S. 252), wurde später der Nobelpreis verliehen.

Der Gerichtsmediziner **Eduard Hofmann** (1837–1897) begann seine wissenschaftliche Laufbahn 1869 in Innsbruck, wo er in einem Kriminalfall sowohl das Vorliegen eines Verbrechens beweisen als auch gleich den Täter überführen konnte: Ein Franzose war mit seiner eben angetrauten Gattin auf der Stilfser-Joch-Straße von einem Unglück ereilt worden: Die Frau war abgestürzt. Hofmann bewies, dass es kein Unfall war; er fand in den Händen der Frau Haare und konnte nachweisen, dass diese von ihrem Mann stammten. 1875 wurde er nach Wien berufen.

Im Jahre 1881 hatte er eine traurige Aufgabe zu erfüllen: die Agnoszierung der Opfer des Ringtheaterbrandes. Es waren 448 Tote zu beklagen, die meisten davon junge Leute. Unter ihnen befand sich Ladislaus Vetsera, der Bruder der später in Mayerling mit Kronprinz Rudolf tot aufgefundenen Mary Vetsera. Alle Leichen wurden noch in der Katastrophennacht in den Hof des Allgemeinen Krankenhauses gebracht. In einer Kundmachung des Magistrats wurde die Bevölkerung aufgerufen, ihre vermissten Angehörigen darunter zu suchen. Totenscheine wurden nur bei eindeutiger Identifizierung ausgestellt, es waren etwa zweihundertfünfzig. Unter dem Eindruck der Katastrophe wurde von dem Arzt **Jaromir Mundy** (1823–1894) und seinen gräflichen Freunden Hans Wilczek und Eduard Lamezan-Salins die **Wiener Freiwillige Rettungsgesellschaft** gegründet.

Schon 1882 nahm die Gesellschaft unentgeltliche *Sanitätstransporte* mit gemieteten Fiakerpferden auf, ein Jahr später begann Mundys erste dreißigköpfige Mannschaft mit *Rettungs-Ausfahrten*, und zwar von der Station Ecke Fleischmarkt/Rotenturmstraße aus. Die Männer trugen karmesinrote Kappen und am Arm ein Emblem mit dem Kopf der Vin-

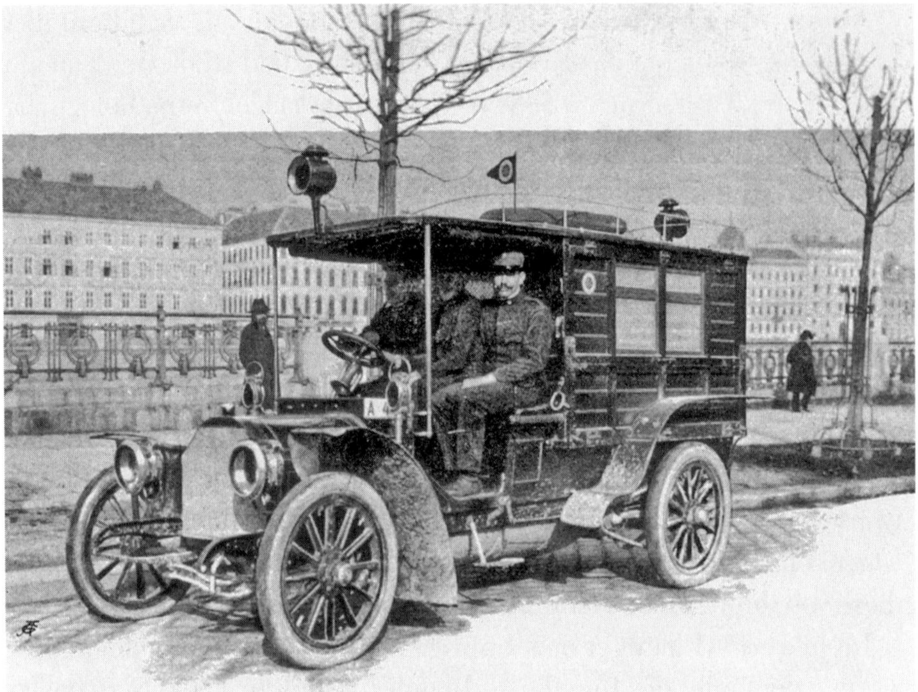

Ein Wiener Rettungsautomobil um 1900.

dobona, umgeben von Feuer und Wasser und dem Schriftzug *Wiener Freiwillige Rettungsgesellschaft*. 1897 wurde die neue Zentrale in der Radetzkystraße errichtet. Die Sanitätsstation Gilmgasse (17. Bezirk) entstand 1904 durch den Umbau eines nicht mehr benötigten Notspitals und beherbergte Pferdestallungen, Remisen und Unterkünfte für das Personal, ferner eine Desinfektionsanstalt. 1905 wurde eine weitere Station am Mariahilfer Gürtel errichtet und das erste Rettungsauto angekauft. Das Museum der Wiener Rettung befindet sich noch heute in der Gilmgasse.

Doch zurück zu Hofmann. Ihm wurden alle gerichtlichen und sanitätspolizeilichen Obduktionen übertragen, daher hatte er auch das gerichtliche Gutachten über den Tod des Kronprinzen Rudolf zu erstellen, das als Obduzent **Hans Kundrat** (1845–1893), ein ehemaliger Assistent Rokitanskys und nun Vorstand des pathologisch-anatomischen Instituts, und als Beauftragter des Hofes der k.k. Leibarzt und Leiter des St. Anna Kinderspitals **Hermann Widerhofer** (1832–1901) mit unterzeichneten. Es war ein letzter Liebesdienst, der dem unglücklichen Habsburger das kirchliche Begräbnis ermöglichte:

»*Gutachten.*

1. *Seine k.u.k. Hoheit, der durchlauchtigste Kronprinz, ist zunächst an Zertrümmerung des Schädels und der vorderen Hirnpartien verstorben.*
2. *Diese Zertrümmerung ist durch einen aus unmittelbarer Nähe gegen die rechte vordere Schläfengegend abgefeuerten Schuß veranlaßt worden.*
3. *Ein Schuß aus einem Revolver mittleren Kalibers war geeignet, die beschriebene Verletzung zu erzeugen.*
4. *Das Projektil wurde nicht vorgefunden, da es durch die über dem linken Ohr konstatierte Ausschußöffnung ausgetreten war.*
5. *Es unterliegt keinem Zweifel, daß seine k.u.k. Hoheit sich den Schuß selbst beigebracht hat und daß der Tod augenblicklich eingetreten ist.*
6. *Die vorzeitige Verwachsung der Pfeil- und Kranznaht, die auffällige Tiefe der Schädelgrube und der sogenannten fingerförmigen Eindrücke an der inneren Fläche der Schädelknochen, die deutliche Abflachung der Hirnwindungen und die Erweiterung der Hirnkammer sind pathologische Befunde, welche erfahrungsgemäß mit abnormen Geisteszuständen einherzugehen pflegen und daher zur Annahme berechtigen, daß die Tat in einem Zustand der Geistesverwirrung geschehen ist.*«

Das Wiener Institut wurde von Gerichtsmedizinern aus aller Welt besucht und Hofmanns *Lehrbuch für Gerichtliche Medizin*, das 1878 erschien, wurde in viele Sprachen übersetzt. Hofmann baute das gerichtsmedizinische Museum auf, das sich noch heute im Institut in der Sensengasse 2 befindet.

Die Zahnheilkunde

Auf Van Swietens Rat befahl Maria Theresia, dass sich zwei Wundärzte der Armee, Adam Anton Brunner und Joseph Georg Pasch, ausschließlich mit der Zahnheilkunde zu befassen hätten. Sie übernahmen die Errungenschaften des französischen Chirurgs Pierre Fauchard (1678–1761) zur Zahnerhaltung: Bekämpfung des Zahnsteins, Zahnfüllung mit Goldfolien, Mittel zur Schmerzbekämpfung und Blutstillung, Zahnersatz mittels Transplantationen und Prothesen. Brambilla brachte der Zahnheilkunde ebenfalls Interesse entgegen, er bemühte sich um die Zusammenstellung eines genormten zahnärztlichen Bestecks für die Truppenärzte. Einer der besten Zahnärzte seiner Zeit, der Belgier **Johann Jakob Serre** (1759–1830), praktizierte mehrere Jahre in Wien, wo er 1785 in der *Wiener Zeitung* seine *gesammelten Kenntnisse und Erfahrungen* anpries. Er erfand die nach ihm benannte Wurzelschraube. Josephine Serre trat nach seinem Tod in die Fußstapfen ihres Mannes, sie reiste als *approbirte Zahnärztin* durch die Lande und versuchte, vom berühmten Namen ihres Mannes zu profitieren. Den entscheidenden Anstoß zur Weiterentwicklung der Zahnheilkunde in Österreich gab aber erst **Georg Carabelli-Lunkaszprie** (1787–1842), Herausgeber des *Systematischen Handbuches der Zahnheilkunde*. Kaiser Franz II. erteilte ihm 1821 die Erlaubnis, an der Universität Wien außerordentliche Vorlesungen über *Zahnarzneykunde* zu halten, die allerdings nur theoretisch waren. Praktische Unterweisungen fanden in seinen privaten Arbeitsräumen statt.

Die Zahnheilkunde hatte noch immer einen schlechten Ruf, zu lange hatten die Leute vor den *Zahnbrechern* Angst gehabt. Als Carabelli den jungen **Moriz Heider** (1816–1866) als Assistenten gewinnen wollte, lehnte dieser zunächst ab: »*Ein honetter Mensch, der etwas gelernt hat, kann kein Zahnarzt werden.*« Später entschied er sich doch dafür. Ihm lag insbesondere die Erhaltung der Zähne am Herzen, wie dies bereits am ersten Institut für zahnärztliche Fachausbildung in Baltimore gelehrt wurde. Bereits 1845 brannte er mit einem elektrischen Glühapparat bloßliegende *Pulpen* aus. Gemeinsam mit dem Histologen Carl Wedl veröffentlichte er 1870 eine *Pathologie der Zähne*. 1861 gründete er den *Verein Österreichischer Zahnärzte* (heute Österreichische Gesellschaft für Zahn-, Mund- und Kieferheilkunde), um die Gründung einer Ausbildungsstätte für Zahnärzte zu erreichen.

Adolf Zsigmondy (1816–1880) war Chirurg und Primar im Wiener Allgemeinen Krankenhaus, seit 1868 übte er zusätzlich eine Dozentur für Zahnheilkunde aus und vertrat ebenfalls die neuen amerikanischen, konservativen (= Zahn erhaltenden) Methoden, weshalb er bald der Zahnarzt des vornehmen Wien wurde. Eine seiner Patientinnen war Kaiserin Elisabeth, die ständig unter Zahnproblemen litt. Leopold Schönbauer (siehe S. 277) überliefert in seinem *Medizinischen Wien* folgende Episode: Zsigmondy wurde in die Hofburg gerufen, erledigte seine Aufgabe mit großer Geschicklichkeit, stand dann nach getaner Arbeit vor der Kaiserin und streckte seine Hände vor sich hin. Auf die Frage, ob er etwas benötige, sagte er: »*Ja, a Lavoir, a Saf und was zum Abwischen!*« Ein Türsteher erschien und brachte Waschbecken und Seife. Das Handtuch fehlte. Zsigmondy verlangte mit jammernder Stimme: »*Was zum Abwischen!*« Die Kaiserin lieh ihm freundlich ihr Schnupftuch. Als Zsigmondy das nächste Mal zur Behandlung erschien, fand er einen vollständigen Waschapparat vor, die Kaiserin aber wünschte, er »*möge sich die Hände auch waschen, bevor er ihr in den Mund fahre*«.

Das heute noch gebräuchliche Zahnschema geht auf ihn und seinen Sohn, den bekannten Zahnmediziner Otto Zsigmondy, zurück, der wie sein später tödlich verunglückter Bruder Emil ein begeisterter Alpinist war. Einem weiteren Sohn Ottos, dem Chemiker Richard Adolf Zsigmondy, wurde 1925 der Nobelpreis für seine Leistungen auf dem Gebiet der Kolloidchemie verliehen. Der vierte der Brüder war der Mathematiker Karl Zsigmondy. Eine bemerkenswerte Anhäufung von Genies.

Eine zahnärztliche Ausbildungsstätte gab es erst ab 1890, als das *k.k. Zahnambulatorium* eröffnet wurde. Unter der Leitung von **Julius Scheff** (1846–1922) wurden in den ersten Jahren in jeweils zwei Semestern ungefähr zwanzig Mediziner unterrichtet. 1894 wurde das Ambulatorium in *k.k. Zahnärztliches Universitätsinstitut* umbenannt. Ab 1903 musste jeder Mediziner eine Vorlesung und ein Praktikum über Zahnheilkunde absolvieren. 1927 wurde das Institut ins ehemalige Garnisonsspital in der Währinger Straße verlegt. **Hans Pichler** (1877–1949), zuvor schon Chef der Kieferstation an der Ersten Chirurgischen Universitätsklinik, übernahm dessen Leitung. Damals erfolgte die grundlegende Regelung des Zahnmedizinstudiums und die Schaffung eines eigenen zahnmedizinischen Lehrgangs.

Die öffentlichen Krankenhäuser

Um 1700 gab es in der näheren Umgebung südlich und östlich Wiens praktisch keine größeren Einrichtungen zur Krankenpflege, daher brachten die Angehörigen ihre mittellosen Kranken in die Stadt und legten sie vor das Bürgerspital. Dieses eröffnete deshalb 1706 die Filiale in St. Marx, um den Zugang schon vor der Stadt aufzufangen. Etwas besser war die Situation im Norden und Westen Wiens, wo zumindest einige kleinere Spitäler zur Verfügung standen, so in Korneuburg und in **Klosterneuburg**. 1814 wurde in einem Teil des dort seit dem 13. Jahrhundert bestehenden Bürgerspitals ein *Dienstbotenspital* eingerichtet und 1856 mit einem Erlass der k.k. Niederösterreichischen Statthalterei zu einer *öffentlichen Krankenanstalt* erklärt.

Größere Spitalsgründungen in Form von *öffentlichen Krankenhäusern* erfolgten in den meisten Städten erst in der zweiten Hälfte des 19. Jahrhunderts, den unmittelbaren Anstoß dazu gaben die Choleraepidemien. Häufig wurden in schon bestehenden alten Bürgerspitälern für die Armen *Dienstbotenspitäler* eingerichtet, schließlich wurden sie in öffentliche (allgemeine) Krankenhäuser umgewandelt und modernisiert. In manchen Städten wurden ganz neue Spitäler errichtet. Im Jahre 1896 gab es in Niederösterreich bereits 27 öffentliche und 49 private Krankenanstalten.

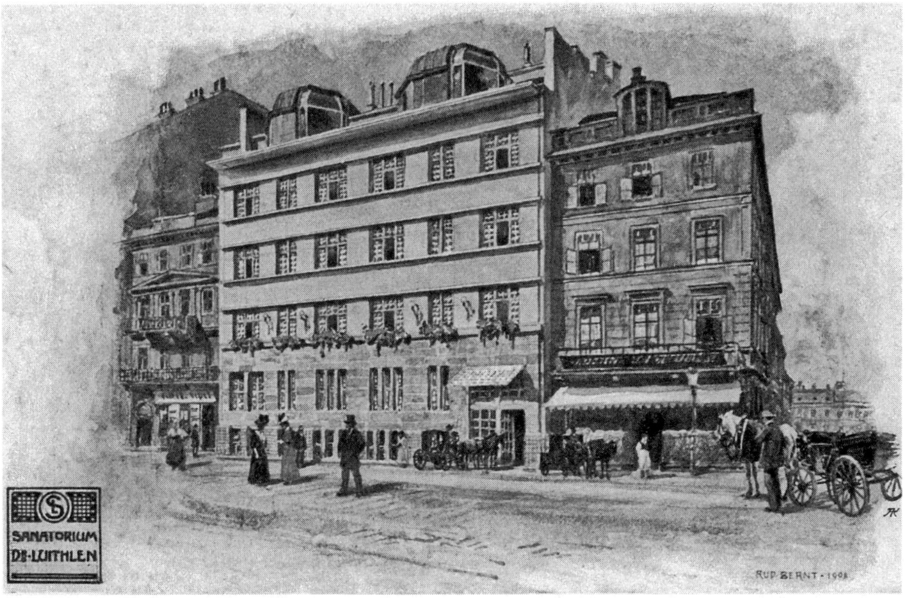

Nur für Wohlhabende bestimmt: Das von Robert Oerley 1907/08 erbaute Sanatorium Luithlen in der Auerspergstraße 9 zählte zu den renommiertesten Privatkrankenhäusern (zeitgenössische Ansichtskarte).

Die medizinische Versorgung war trotzdem noch schlecht: 1873 kam in den Bezirken Tulln und Wiener Neustadt ein Arzt bzw. Wundarzt auf tausend bis tausendfünfhundert Einwohner, in den Bezirken Zwettl, Amstetten und Mistelbach auf zwei- bis dreitausend Einwohner und im Bezirk Waidhofen an der Thaya auf über dreitausend Menschen. Bis 1896 stieg dann zwar die Zahl der Ärzte in Niederösterreich von 1800 auf 2700, die Zahl der Wundärzte fiel hingegen von 650 auf 250. (Zum Vergleich: Im Jahre 2001 standen je tausend Österreichern 3,2 niedergelassene Ärzte und Ärztinnen zur Verfügung.)

In **Wien** war die Situation wesentlich besser, 1896 kam ein Arzt auf 727 Einwohner, da waren natürlich die Spitalsärzte und Spezialisten alle mitgezählt. Im gesamten Stadtgebiet zählte man acht öffentliche und 27 private Krankenanstalten. Bedeutende Gründungen des 19. Jahrhunderts waren das *Spital der Barmherzigen Schwestern* in Mariahilf (1832), das

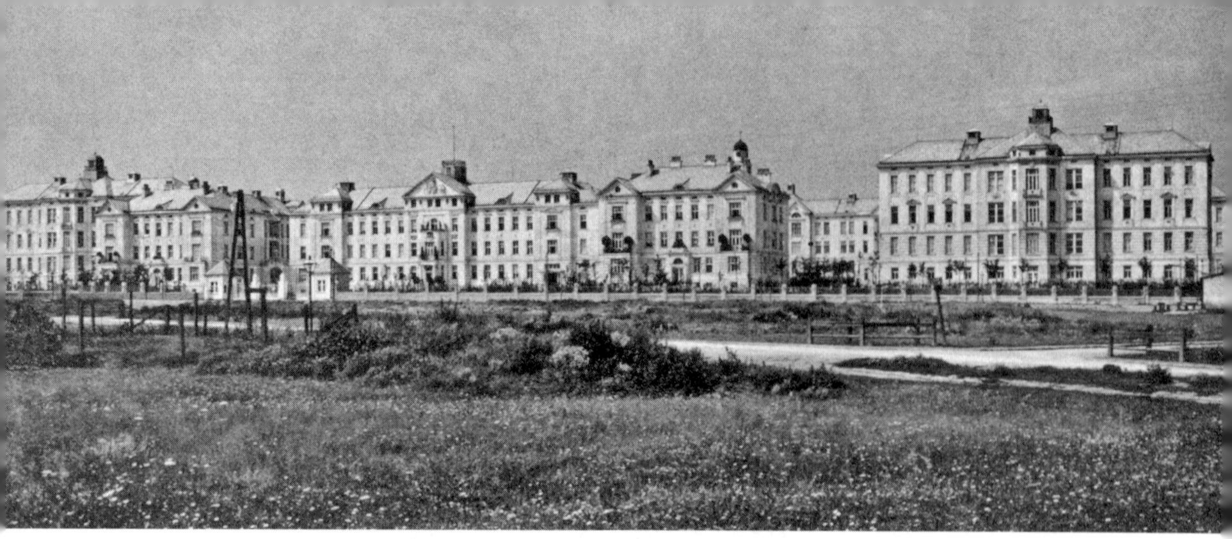

Das Kaiser-Jubiläums-Spital in Lainz um 1900.

schon erwähnte *St. Anna-Kinderspital* in der Kaiserstraße (1837), das *Wiedner Krankenhaus* (1841), die Krankenanstalt *Rudolfsstiftung* (1865) und schließlich das *Kaiser-Jubiläums-Spital* der Stadt Wien in Lainz (1913).

Die ruhigen Geisteskranken waren seit 1803 im ehemaligen *Lazarett am Bründlfeld* untergebracht, das durch Umbau 1853 zur ersten umfassenden *k.k. Irren-Anstalt* wurde und bis 1974 bestand.

Das Armenhaus von **Ybbs** wurde für die Pflege der ruhigen und unheilbaren Geisteskranken verwendet. Im Jahre 1864 wurde die Irrenpflege zur Landessache, Wien gehörte damals noch zu Niederösterreich. Der alte Narrenturm wurde aufgelassen, die Anstalt am Bründlfeld erweitert und das alte Klosterneuburger Spital erworben. 1885 erfolgte die Eröffnung einer Filiale in Kierling-Gugging. 1902 wurde die Heilanstalt von **Mauer-Öhling** bei Amstetten eröffnet, der die Ybbser Anstalt als Pflegestation angeschlossen wurde. Die 1907 eröffnete Anstalt **Am Steinhof**, vom Architekten Otto Wagner erbaut, war keine Irrenanstalt im alten Sinne mehr, sondern eine *Heil- und Pflegeanstalt für Geistes- und Nervenkranke* nach modernsten Gesichtspunkten: Sie umfasste vierunddreißig Krankenpavillons, verfügte über Parkanlagen, eine Kirche und ein eigenes Theater.

In **Graz** entwickelte sich aus dem alten *Armen- und Siechenhaus* das städtische Kranken- und Versorgungshaus (heute Geriatrisches Krankenhaus, Albert-Schweitzer-Gasse 36). 1788 gründete Kaiser Josef II. in der Grazer Paulustorgasse ein **Allgemeines Krankenhaus**, das über achtzig Betten verfügte. Angeschlossen waren ein Gebärhaus, ein Waisen- und Findelkinderinstitut, ein Tollhaus und ein Siechenhaus. Insgesamt waren 288 Betten vorhanden. Dort wurden – wie erwähnt – die Wundärzte praktisch ausgebildet. Von Anfang an herrschte Platznot, die trotz einiger Zubauten nicht gemildert werden konnte. 1890 wurden durch Landeshauptmann Gundacker Graf Wurmbrand-Stuppach die *Gräflich Schönbornschen Gründe* zur Errichtung eines neuen **Landeskrankenhauses** angekauft, das 1912 in Betrieb genommen werden konnte. Es galt als das modernste Krankenhaus Europas und verfügte über einzigartige technische Anlagen, die Gegenstand der Bewunderung vieler in- und ausländischer Besucher waren. Damals besaß es schon über 1640 Betten und beschäftigte 650 Mitarbeiter.

Am Ende des 19. Jahrhunderts setzten sich auch in **Salzburg** moderne Grundsätze durch. Nachdem das Irrenhaus von 1807 bis 1898 im Camerlohr-Hof in Mülln untergebracht war, wurde 1898 die *Landesheilanstalt für Geisteskranke* errichtet. 1895 wurden das *Erzherzogin-Marie-Valerie-Kinderspital*, die *Gebärklinik* und die *Augenklinik* eröffnet.

Für den Bau eines Krankenhauses in **Klagenfurt,** das 1784 eröffnet wurde, erlaubte Maria Theresia die Verwendung des »*Erlöses der überflüssigen Kanonen und Mörser und unbrauch-*

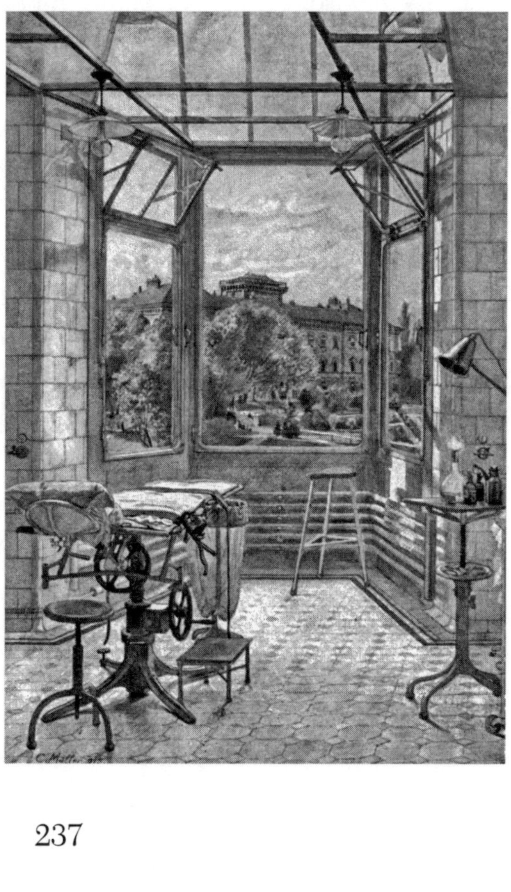

Operationssaal im Staatsbeamtenspital Goldenes Kreuz in Wien, Lazarettgasse 16, um 1910.

baren Feuergewehre«. Einen guten Namen machte sich dort der Primar der Augenabteilung **Othmar Purtscher** (1852–1927). Das neue Landeskrankenhaus wurde 1896 eröffnet.

Die Pflege

Im Soldbuch des *Wiener Bürgerspitals* für die Jahre 1704 bis 1708 sind ein *Siechknecht* und eine *Siechdirn* verzeichnet, 1711 bis 1712 ein *erster Kranckenwarter* und eine *erste Kranckenwarterin*, ähnliche Bezeichnungen finden sich auch andernorts. Abgesehen von den Barmherzigen Brüdern und den Elisabethinen, die ihre eigenen Krankenhäuser betrieben, lag die Krankenpflege in den Händen von (angelernten) Laien, nachdem die alten Spitalsorden ihre Tätigkeit beendet hatten. Im Jahr 1825 erfolgte in Zams in Tirol die erste österreichische Niederlassung einer Gemeinschaft aus der heute mit etwa 22 000 Mitgliedern weltweit größten Gruppe jener Ordensfrauen, die auf den heiligen Vinzenz von Paul zurückgehen und *Barmherzige Schwestern* oder *Graue Schwestern* genannt werden. Neu war, dass sie nicht nur eigene Krankenhäuser führten, sondern auch in anderen, schon bestehenden Anstalten die Krankenpflege übernahmen, zum Beispiel im Wiener *Kaiserin-Elisabeth-Spital*, wo sie bis 1973 tätig waren. Im 19. Jahrhundert setzten sie sich stark für die Homöopathie ein. Bis zum heutigen Tag betreiben sie drei Krankenhäuser in Wien, Linz und Ried im Innkreis, deren Spitalsträger die von ihnen ins Leben gerufene Vinzenz Gruppe ist.

Um 1836 versorgten fast fünfmal soviel weltliche Pflegerinnen und Pfleger als geistliche die Kranken. Im Wiener Allgemeinen Krankenhaus war bis 1899 überhaupt nur weltliches Pflegepersonal tätig. Statt das Pflegepersonal aber gut zu schulen, waren die Arbeitsbedingungen dermaßen schlecht, dass sich fast nur Frauen aus den untersten Kreisen dazu bereit fanden und der Beruf allgemein ein schlechtes Ansehen hatte. Die Ordensschwestern hingegen genossen wegen ihres geistlichen Standes hohes Ansehen. Ab der Mitte des 19. Jahrhunderts wurde daher die Ordenskrankenpflege durch die Behörden gefördert.

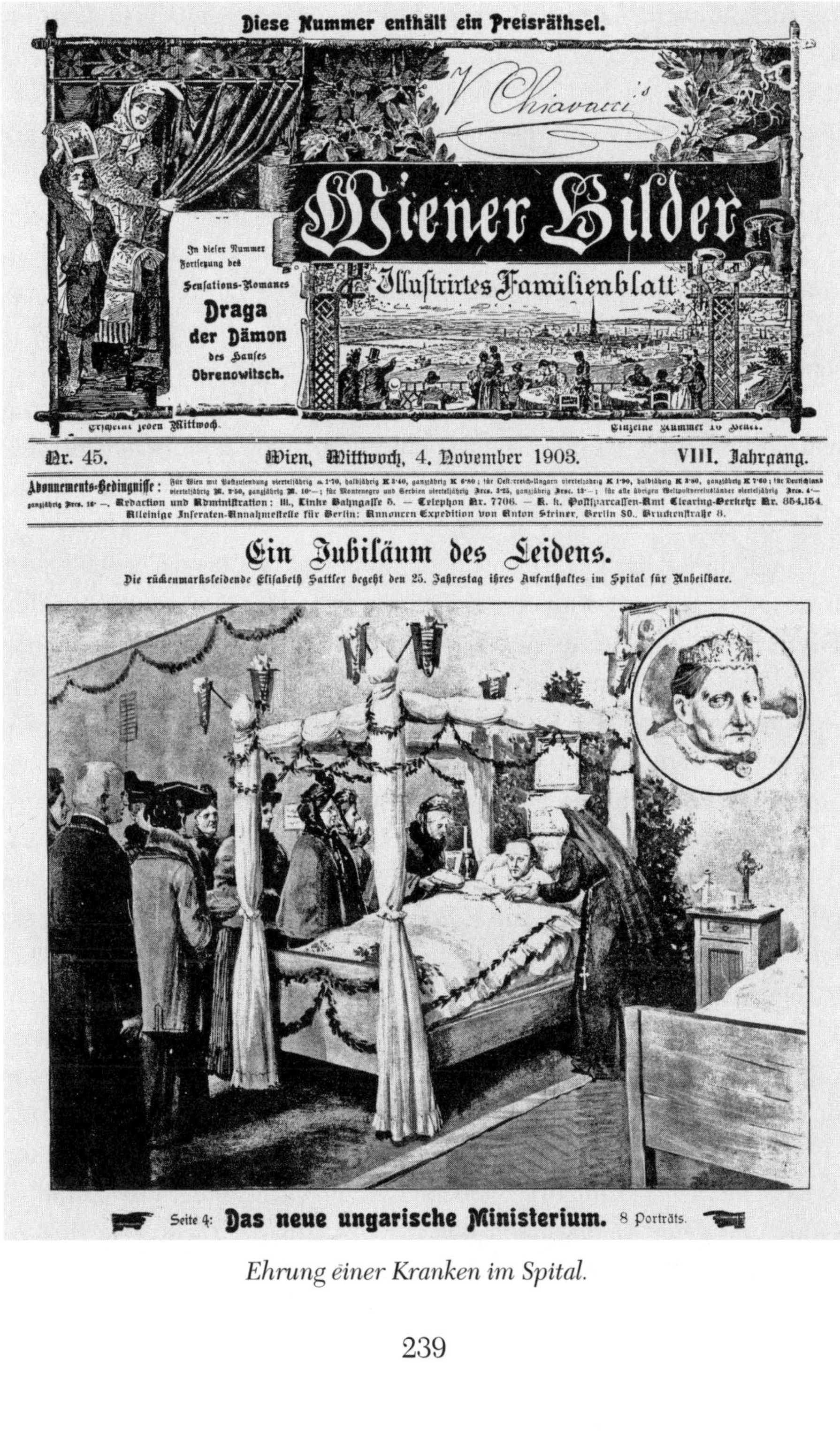

Diese Nummer enthält ein Preisräthsel.

V. Chiavacci's

Wiener Bilder

Illustrirtes Familienblatt

In dieser Nummer Fortsetzung des Sensations-Romanes **Draga der Dämon des Hauses Obrenowitsch.**

Erscheint jeden Mittwoch.

Einzelne Nummer 10 Heller.

Nr. 45. Wien, Mittwoch, 4. November 1903. VIII. Jahrgang.

Abonnements-Bedingnisse: Für Wien mit Postzusendung vierteljährig K 1·70, halbjährig K 3·40, ganzjährig K 6·80; für Oesterreich-Ungarn vierteljährig K 1·90, halbjährig K 3·80, ganzjährig K 7·60; für Deutschland vierteljährig M. 2·50, ganzjährig M. 10·—; für Montenegro und Serbien vierteljährig Frcs. 3·25, ganzjährig Frcs. 13·—; für alle übrigen Weltpostvereinsländer vierteljährig Frcs. 4·— ganzjährig Frcs. 16·—. Redaction und Administration: III., Linke Bahngasse 5. — Telephon Nr. 7706. — K. k. Postsparcassen-Amt Clearing-Verkehr Nr. 854.154. Alleinige Inseraten-Annahmestelle für Berlin: Annoncen-Expedition von Anton Striner, Berlin SO., Bruckenstraße 8.

Ein Jubiläum des Leidens.

Die rückenmarksleidende Elisabeth Sattler begeht den 25. Jahrestag ihres Aufenthaltes im Spital für Unheilbare.

Seite 4: **Das neue ungarische Ministerium.** 8 Porträts.

Ehrung einer Kranken im Spital.

»Auch Österreich ist eben daran, die Pflege seiner Kranken in die Hände frommer Schwestern zu legen«, schrieb die *Wiener Medizinische Wochenschrift* im Jahr 1856. Im letzten Viertel des 19. Jahrhunderts hatten sich nicht nur die bestehenden weiblichen Krankenpflegeorden stark ausgebreitet, sondern es waren auch weitere Gemeinschaften entstanden, die in Österreich ein Betätigungsfeld suchten. Sie arbeiteten an neu gegründeten Krankenhäusern ebenso wie sie an schon länger bestehenden die weltlichen Pflegerinnen ersetzten. Diese gab es daneben zwar weiterhin, sie wurden *Zivilwärterinnen* genannt, ihre Stellung unterschied sich aber nicht wesentlich von derjenigen der Dienstboten, obwohl sie neben Reinigungsarbeiten auch Pflegedienste zu verrichten hatten. Um 1905 waren in den Spitälern der *Cisleithanischen Reichshälfte* 3704 geistliche und 2765 weltliche Pflegerinnen und Pfleger tätig.

Unter diesen Orden ist an erster Stelle die 1866 von Abbé Viktor Braun, einem Priester aus Lothringen, gegründete **Kongregation der Dienerinnen des heiligsten Herzen Jesu** zu nennen. Die ersten dreizehn Schwestern kamen im Jahre 1873 nach Wien, um in der *Rudolfsstiftung* die Pflege der Kranken zu übernehmen. Weitere Schwestern wurden 1875 aus London ans *Kronprinz-Rudolf-Kinderspital* berufen, in der Folge übernahmen die Schwestern unter anderem die Krankenpflege im *St.-Anna-Kinderspital*, dem Gemeindespital von Bad Vöslau, dem *Kaiser-Franz-Josef-Spital* (wo sie die Pestkranken des Jahres 1898 pflegten), dem *Wiedner Krankenhaus* und dem *Preyer'schen Kinderspital*. Daneben machten sie sich um die Betreuung der Kinder in Kindergärten verdient, bis sie 1938 von der NSDAP daran gehindert wurden. In beiden Weltkriegen pflegten sie Verwundete in Spitälern und Lazaretten. Heute widmen sie sich vor allem ihrem *Herz-Jesu-Krankenhaus* in der Baumgasse, das vorbildlich modernisiert wurde.

Weitere Pflegeorden sind die *Schwestern Salvatorianerinnen*, die *Kreuzschwestern* (Klinikum Wels, Krankenhaus Sierning, Privatklinik in Graz), die *Franziskanerinnen von der christlichen Liebe* (Hartmann-Schwestern), die *Kongregation der Schwestern von der Unbefleckten*

Empfängnis in Vorau, um nur einige zu nennen, aber auch das *evangelische Diakoniewerk* soll nicht vergessen werden. Die Schwestern und Brüder pflegten ihre Schutzbefohlenen mit vollem Einsatz.

Die Orden verloren in der Zeit nach dem Zweiten Weltkrieg allmählich ihre Bedeutung in der Krankenpflege, als sich Nachwuchsprobleme immer stärker bemerkbar machten und sie sich daher aus vielen öffentlichen Krankenhäusern zurückziehen mussten. Inzwischen waren schon einige Generationen von gut ausgebildeten weltlichen Krankenschwestern herangewachsen, die ihre Pflichten übernahmen. Mit der 1882 durch Billroth erfolgten Gründung der *Krankenpflegeschule am Rudolfinerhaus* war – wie bereits erwähnt – die erste derartige Schule auf dem Gebiet des heutigen Österreichs entstanden. Die dort ausgebildeten Krankenschwestern erlangten sehr bald einen guten Ruf und wurden auch außerhalb des eigenen Krankenhauses oft in leitender Stellung eingesetzt. Doch erst im Jahre 1914 wurden die gesetzlichen Grundlagen zur Krankenpflegeausbildung geschaffen.

Es hat sich im Lauf der jüngsten Geschichte erwiesen, dass der aktive christliche Glaube Pflegepersonal und Ärzte vor menschenverachtenden Ideologien und Missbrauch ihrer Stellung zu schützen vermag. Manchen von ihnen wurde ihre Überzeugung zum Verhängnis. **Helene Kafka** (1894–1943) trat als Schwester Restituta im Alter von neunzehn Jahren in den Orden der Hartmannschwestern ein, der sie im Krankenhaus Mödling einsetzte. Dort brachte sie es bis zur leitenden Operationsschwester. Als die Nationalsozialisten die Macht übernahmen, begannen ihre Schwierigkeiten. Als sie sich weigerte, Kruzifixe aus den Krankenzimmern zu entfernen und regimekritische Texte von ihrer Hand auftauchten, wurde sie denunziert. Man verurteilte sie zum Tod, die Hinrichtung wurde im Wiener Landesgericht vollzogen. 1998 wurde sie auf dem Wiener Heldenplatz von Papst Johannes Paul II. selig gesprochen.

Eine neue Zeit

Fritz Pregl, Nobelpreisträger und Frauenfreund

Von 1891 bis 1899 war der bereits erwähnte **Fritz Pregl** (1869–1930) Assistent Alexander Rolletts (siehe S. 208f.) in Graz, bei dem er sich auch habilitierte. Nach Rolletts Tod wurde Pregl Extraordinarius für physiologische Chemie, ging aber bald nach Deutschland, um sich der Medizinischen Chemie zu widmen. Im Mittelpunkt seiner Forschungstätigkeit stand die *Elementaranalyse*. Durch einen neuen Apparat gelang ihm die Reduzierung der großen Substanzmengen, die zur Analyse benötigt wurden. Zum Bau seiner Apparate brauchte er keine Hilfe durch Handwerker, denn er hatte sich von je einem Tischler, Schlosser und Glasbläser die entsprechenden Fertigkeiten beibringen lassen. Im Oktober 1910 wurde Pregl ans Institut für medizinische Chemie nach Innsbruck berufen und entwickelte dort die *quantitative organische Mikroanalyse* in ihren Grundzügen. Die dazu benötigte hochempfindliche Waage konstruierte er selbst. Im Oktober 1913 kehrte er nach Graz zurück und übernahm die Lehrkanzel für angewandte medizinische Chemie. Im Jahre 1923 wurde ihm der Nobelpreis für Chemie für seine Methode der *Mikroanalyse* verliehen. 1930 leistete sich Pregl als einer der ersten Grazer ein eigenes Auto, mit dem er kurz darauf verunfallte und ein paar Tage später starb.

Pregl war ein überzeugter Anhänger des Frauenstudiums und ein Frauenfreund. So wie er dachten allerdings nicht alle seiner Kollegen. Der angesehene Chirurg **Eduard Albert** (1841–1900) war zwar ein Vorkämpfer der Antiseptik, ein hervorragender Diagnostiker und Lehrer, von Frauen in der Medizin hielt er aber nichts. Umgeben von einem Schwarm von Studenten begab er sich wieder einmal an die Betten der Kranken. Huldvoll fragte er eine alte Frau nach ihrer Herkunft und ihrem Leiden. Schwerhörig und von dem »Gott in Weiß« eingeschüchtert, antwortete sie ziemlich konfus. Daraufhin wandte sich Albert zu sei-

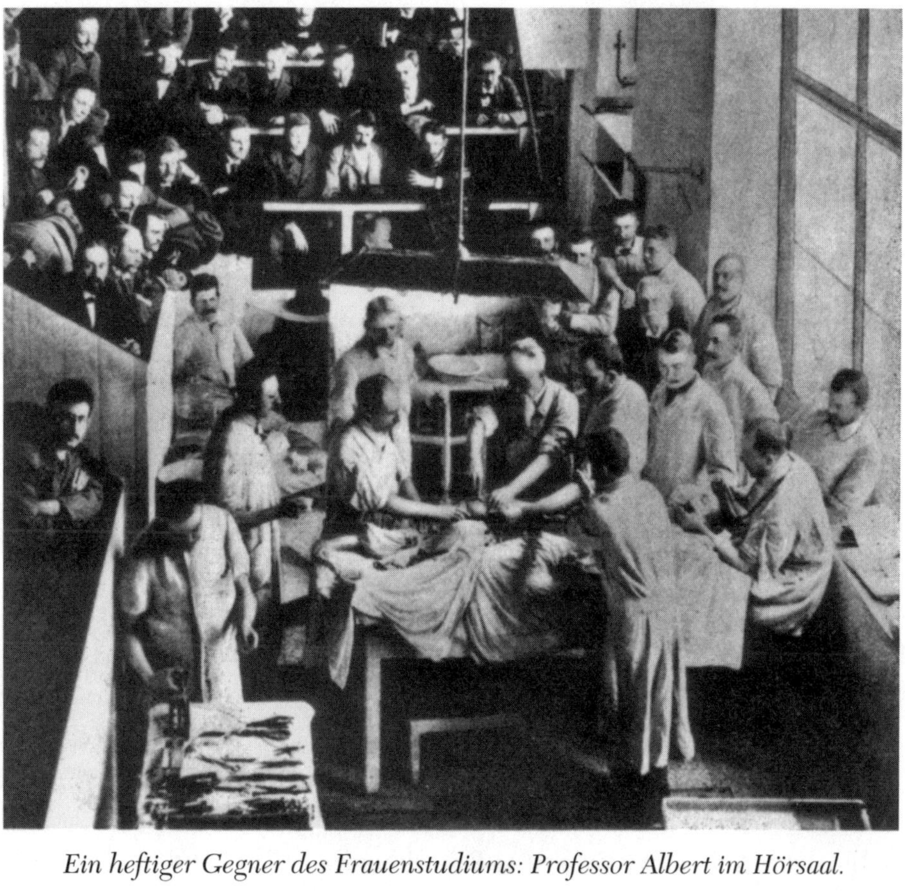

Ein heftiger Gegner des Frauenstudiums: Professor Albert im Hörsaal.

nen Schülern und sprach vernehmlich: »*Weiberlogik! Und das will Medizin studieren!*«

Die Kontroverse um das Frauenstudium wurde von Gegnern und Befürwortern äußerst heftig geführt. Albert vertrat den Standpunkt, dass Frauen als Ärztinnen völlig ungeeignet seien, in einer mehrseitigen Broschüre[69]. Wie viele Gegner des Frauenstudiums hielt er Seele und Körper der Frau für »zu zart« für die Härten des Ärztestandes. Er empfahl ihnen dagegen den Hebammen- und Pflegerinnenberuf, da war von »zu zart« auf einmal keine Rede mehr. Der Journalist Ernst Kronberg (1865–1942) verfasste als Gegenschrift *Die Frauen und die Medizin. Professor Albert zur Antwort.* Die medizinischen Fakultäten des ganzen Landes und die Wiener Gesellschaft waren in der Frage gespalten, überall wurde heftigst diskutiert. Eines der Argumente für das Frauenstudium war die Unterversorgung ländlicher Gebiete mit Medizinern. Emil Zuckerkandl (siehe S. 228) stand auf der Seite der Frauen. Ihm wurde gekontert, er als Anatom müsse besser als alle anderen wissen, dass die Gehirne der Frauen weniger entwickelt seien als die der Männer.

Die erste promovierte Medizinerin und praktische Ärztin im deutschen Sprachraum war die von ihrem Vater ausgebildete **Dorothea Erxleben** (1715–1762) in Halle, doch war sie ein privilegierter Einzelfall. Im ausgehenden 19. Jahrhundert gewährte man allmählich in Europa den Frauen den Zugang zu den Universitäten, in Zürich seit 1863[70]. Bald darauf studierten dort eine Russin und zwei Engländerinnen Medizin (die erste Promotion einer Frau erfolgte 1867 mit Nadejda Suslowa[71]), in den folgenden Jahren blieb die Zahl der Studentinnen aber noch gering. Zu ihnen zählten **Rosa Kerschbaumer** (geb. Raissa Slikova, in 1. Ehe Putjata, 1851–1923), und ihre ältere Schwester Jenja (Virginie) Slikova-Abeljanz[72], später Ärztin in Zürich, die Töchter des russischen Staatsrats und Gutsbesitzers Wassili Dimitriewitsch Schlikoff. Rosa promovierte 1876 in Bern. Anschließend erwarb sie ihre praktischen Kenntnisse an der Wiener Augenklinik bei **Ferdinand Arlt** (1812–1887) und vermählte sich in zweiter Ehe mit dessen Assistenten, dem aus Lauffen gebürtigen Augenarzt Friedrich Kerschbaumer (1847–1906). Das Paar gründete 1877 in Salzburg aus eigenen Mitteln eine private Augenheilanstalt, die bald zum Zentrum der Augenheilkunde wurde. Das St. Johanns Spital schickte ihr Patienten. Rosa Kerschbaumer behandelte Tausende erfolgreich als Operateurin (seit 1884 wurde in der Augenheilkunde Kokain als Lokalanästhetikum eingesetzt) und machte daneben durch wissenschaftliche Publikationen auf sich aufmerksam. Durch Majestätsgesuch erreichte sie nach der Trennung von ihrem Mann eine *allerhöchste kaiserliche Entschließung*, die ihr 1890 die Ausübung der Augenheilkunde und die Leitung ihrer Augenheilanstalt offiziell erlaubte und führte die ungefähr sechzig Betten umfassende Heilanstalt erfolgreich alleine weiter. 1896 verließ sie Österreich, um in Russland tätig zu sein, kehrte 1907 zurück und arbeitete bis 1911 in Wien. Schließlich ging sie in die USA, wo sie in Los Angeles bis zu ihrem Tod praktizierte.

Bald gab es in ganz Europa Ärztinnen, sogar in Preußen, wo genau wie im konservativen Österreich den Frauen der Zugang zum Studium verwehrt blieb. Zum Unterschied von Österreich herrschte dort aber Gewerbefreiheit, daher konnten die in Zürich promovierten Ärztinnen gegen einige Widerstände Praxen eröffnen, wie *Fräulein Doktor* Henriette Hirschfeld-Tiburtius (1834–1911).

In Zürich studierte auch eine Österreicherin, **Gabriele Possanner-Ehrenthal** (1860–1940) und erwarb dort 1894 das Doktorat. Das war für die Anhänger Alberts schon schlimm genug, aber es sollte noch schlimmer kommen: Die junge Doktorin wollte in Österreich praktizieren. Ein Auslandsstudium berechtigte nicht dazu, daher musste sie nostrifizieren. Bevor sie in Wien zu den Rigorosen zugelassen wurde, hatte sie erhebliche Widerstände zu überwinden. Endlich, nach drei Jahren harter Kämpfe, war es geschafft, sie wurde geprüft, promovierte im April 1897 ein zweites Mal und eröffnete ihre Praxis[73]. Sie war der Präzedenzfall, der viele Gegner des Frauenstudiums zum Verstummen brachte. Im Jahre 1900 wurde den Frauen endlich der Zugang zu den Medizinischen Fakultäten in Österreich gewährt, nachdem der Kaiser befohlen hatte, dass für die muslimischen Frauen Bosniens weibliche Ärzte auszubilden seien.

Dort wirkte bereits eine Ärztin, die ebenfalls in Zürich studiert hatte, **Gisela Kuhn** (geb. Rosenfeld, in 2. Ehe Januszewska, 1867–1943) aus Brünn, eine Schwester des Schriftstellers Alexander Roda Roda (eigentlich Alexander Friedrich Rosenfeld), und sie machte ihre Sache ausgezeichnet. 1899 wurde sie als Amtsärztin nach Banja Luka berufen. Nach ihrer (zweiten) Heirat musste sie aus bürokratischen Gründen den Dienst zurücklegen, praktizierte privat und wurde Leiterin eines von der Stadt Banja Luka errichteten Ambulatoriums für islamische Frauen. Sie bewährte sich als Epidemieärztin bei Blattern, Typhus, Flecktyphus, Syphilis und behandelte die bei islamischen Frauen grassierende Osteomalazie (Knochenerweichung). 1912 ging das Ehepaar nach Graz, wo sie nostrifizierte und 1915 promovierte. Nach dem Tod ihres Mannes meldete sie sich freiwillig 1916 zum Militärsanitätsdienst. Sie war die einzige dem Militärkommando zur Verfügung stehende Ärztin. Ausgezeichnet mit der Kriegsmedaille, dem Ehrenzeichen des Roten Kreuzes und dem Goldenen Verdienstkreuz eröffnete sie 1919 ihre eigene Praxis als praktische Ärztin in Graz, wo sie Not leidende Patienten finanziell unterstützte. Wie Gabriele Possanner wurde ihr der Titel Medizinalrat verliehen. Ihr grausames Ende erschüttert: 1940 musste die alte Dame wegen ihrer jüdischen Herkunft ihre Grazer Wohnung aufgeben und nach Wien übersiedeln, von wo sie 1943 in das Konzentrationslager Theresienstadt deportiert wurde. Vermutlich starb sie dort noch im selben Jahr.

Ebenso furchtbar erging es **Margarethe Hilferding** (geb. Hönigsberg, 1871–1942), die in Treblinka ermordet wurde. Sie studierte – zunächst noch als außerordentliche Hörerin – an der Wiener Medizinischen Fakultät und erwarb 1903 als erste Wiener Studentin das Doktorat. Verheiratet mit dem sozialdemokratischen Politiker Rudolf Hilfering arbeitete sie als Frauenärztin und engagierte sich für die Empfängnisverhütung. Sie war lange Zeit hindurch Schulärztin und Bezirksrätin in Favoriten und galt als anerkannte Individualpsychologin.

Dora Teleky-Brücke (1881–1963) konnte dem Naziterror entkommen und emigrierte 1938 mit ihrem Mann in die USA, wo sie lange Jah-

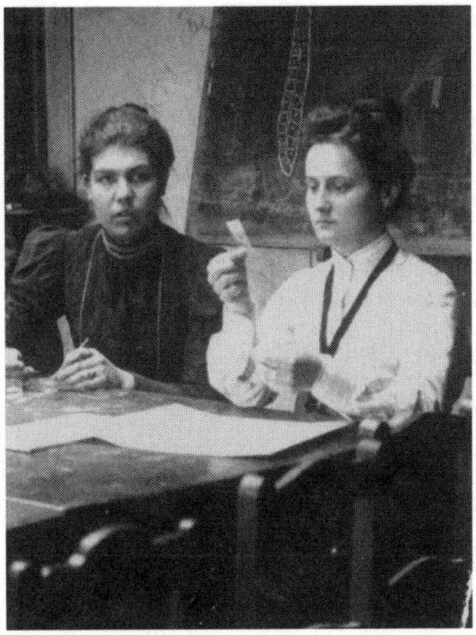

Pionierinnen in ihrer Zeit: die Medizinerinnen Maria Schuhmeister und Oktavia Aigner-Rollett.

re in Boston als Gynäkologin tätig war. Sie stammte aus einer Ärztefamilie und absolvierte ihre gynäkologische Ausbildung an der Zweiten Universitäts-Frauenklinik in Wien. Als erste Frau wurde sie ordentliches Mitglied der k.k. Gesellschaft der Ärzte in Wien. 1920 eröffnete sie ihre gynäkologische Praxis, widmete sich dann aber vor allem der Urologie. Sie war die erste Schulärztin von Wien: »*Bekanntlich wurde in den Wiener Fortbildungsschulen die Institution der Schulärzte eingeführt, und nun ist für die Lehrmädchen, welche die Fortbildungsschule besuchen, eine Schulärztin, Frau Dr. Dora Teleky, bestellt worden. Die genannte Dame hält an vier fachlichen Fortbildungsschulen für Lehrmädchen Vorträge über Gesundheitspflege und ihrer ärztlichen Aufsicht sind 800 Lehrmädchen anvertraut*«, berichtete 1910 die *Allgemeine Wiener Medizinische Zeitung*, für die sie selbst zahlreiche Beiträge verfasste.

Die erste Frau, die ihr Medizinstudium in Graz absolvierte, promovierte im Juli 1905 und hieß Maria Schuhmeister. Schon im Dezember desselben Jahres folgte die bereits erwähnte **Oktavia Aigner-Rollett** (1877–1959), die ihre geringe Körpergröße von 156 Zentimetern durch Zähigkeit und Fleiß wettmachte. Die angestrebte Erlangung eines zweiten Doktorats war ihr nicht möglich, weil der zuständige Professor 1907 die Annahme ihrer Dissertation im Fach Chemie ablehnte. Anfänglich suchten nur Frauen ihre Praxis in der Humboldtstraße 17 auf, das änderte sich in den Folgejahren. Zum Schutz ihrer empfindlichen Stirnhöhlen trug sie stets eine schwarze Kappe, aus Überzeugung lehnte sie Kalbfleisch und Pelzmäntel ab und war für ihren trockenen Humor bekannt. Ihr zu Ehren wurde die von allen drei Grazer Universitäten gemeinsam eingerichtete regelmäßige Gastprofessur für Frauen- und Geschlechterforschung Aigner-Rollett-Gastprofessur benannt, die nicht nur an Medizinerinnen vergeben wird. Ein interessantes Denkmal in zwei Teilen (je ein Teil vor der Vorklinik, Harrachgasse 21, und vor dem äußeren Paulustor) erinnert ebenfalls an sie.

Zu den Pionierinnen, die in die männlich dominierte Medizinwissenschaft eindringen konnten, zählte **Helene Wastl** (1896–1948). Sie begann ihr Studium im Wintersemester 1916/17 in Innsbruck, legte trotz finanzieller Probleme alle drei Rigorosen mit Auszeichnung ab und promovierte dort als zweite Inländerin im Jahre 1922. Sie war die erste österreichische Medizinerin, die sich habilitieren konnte, sie erhielt die Lehrbefugnis für Physiologie. Dann verließ sie Österreich, um in den USA als Universitätsprofessorin und Wissenschaftlerin tätig zu sein. In der NS-Zeit wurde ihr 1943 das Doktorat wegen Ausbürgerung aberkannt.

Auch **Helene Deutsch** (geb. Rosenbach, 1884–1982) emigrierte mit ihrer Familie in die USA, wo sie bis zu ihrem Tod als angesehene Psychoanalytikerin tätig war. Sie war Schülerin und Mitarbeiterin Sigmund Freuds gewesen, dessen Ansichten über die Frauen, sie seien »passiv, narzißtisch, masochistisch«, sie zwar nicht in Zweifel zog, jedoch positiv interpretierte und in zahlreichen Publikationen auf die psychischen Probleme der Frauen aufmerksam machte. Sie war seit 1912 mit dem Wiener Internisten Felix Deutsch verheiratet.

Anna Dengel (1892–1980) war eine der ersten Ärztinnen Tirols. Sie beendete ihr Studium 1919 und ging nach Rawalpindi in Indien, wo sie als Laienärztin tätig war und sich besonders in der Geburtshilfe engagierte. Als sie 1924 in Innsbruck auf Heimaturlaub war, beschloss sie, eine Ordensgemeinschaft mit missionsärztlicher Ausrichtung zu gründen. Heute zählt ihr Orden siebenhundert Mitglieder aus zweiundzwanzig Nationen, davon rund siebzig Ärztinnen.

Die Erkenntnis der Seele

Schon Gall hatte versucht, Geisteskrankheiten in bestimmten Gehirnregionen zu lokalisieren. **Theodor Meynert** (1833–1892) versuchte pathologische Veränderungen im Gehirn für psychische Erkrankungen verantwortlich zu machen und nach ihren Gesetzmäßigkeiten zu forschen, da er die Krankheiten des Geistes für Krankheiten des Gehirns hielt. Er war Prosektor der Irrenanstalt in Wien und erhielt 1870 den ersten Lehrstuhl für Psychiatrie. Seine Forschungsergebnisse über die Struktur der Großhirnrinde und der Leitungsbahnen sind bis heute gültig, sie stellten sich aber als ungeeignet zur befriedigenden Erklärung für die Ursachen der Geisteskrankheiten heraus. Die Hypnose als Therapie lehnte Meynert ab. Als Sigmund Freud, der in seinem Labor arbeitete, sich gegen ihn wandte, zog er sich die Ungnade der Fakultät zu.

Einen anderen Weg als Meynert ging **Richard Krafft-Ebing** (1840–1902), ein deutscher Nervenarzt, der 1873 nach Graz berufen und mit der Direktion der neuen Landesirrenanstalt *Feldhof* und dem Lehrstuhl für Psychiatrie an der Grazer Universität betraut wurde. Er trat zuerst durch Untersuchungen der Beziehungen zwischen Strafrecht und Psychiatrie hervor und suchte nach verbindlichen Richtlinien zur Strafbarkeit von Sexual- und Sittlichkeitsdelikten. In seinem berühmtesten Werk, der 1886 erstmals erschienenen und bis heute immer neu verlegten *Psychopathia Sexualis,* definiert er *Homosexualität* als angeborene Nervenkrankheit, die daher nicht strafbar sei. Er geht von Fallbeispielen aus, die er ausführlich schildert. Neben der ererbten kennt er noch die durch »Selbstschändung« oder Schläge durch den Erzieher auf den »Podex« verursachte Homosexualität, was sich heute stellenweise recht heiter liest. Er erfand die Ausdrücke *Sadismus*[74] und *Masochismus*[75] zur Beschreibung bestimmter Krankheitsbilder. Zur Therapie setzte er neben elektrischen Behandlungen die Hypnose ein. 1889 wurde Krafft-Ebing an die Erste Psychiatrische Klinik der niederösterreichischen Landesirrenanstalt und nach Meynerts Tod an die Psychiatrische Universitätsklinik berufen, schied aber durch seine Pensionierung bald wieder aus und verbrachte seinen – kurzen – Lebensabend in dem von ihm geschaffenen *Sanatorium Mariagrün* bei Graz.

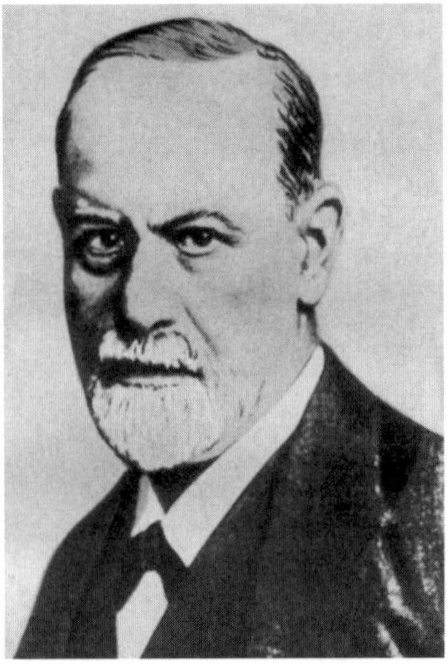

Der Begründer der Psychoanalyse Sigmund Freud.

Sigmund Freud (1856–1939) ging ebenso nicht von pathologischen Veränderungen der Gewebe als Krankheitsursachen aus. Er wurde zum gefeierten Begründer der *Psychoanalyse,* deren Bedeutung die Grenzen der Medizin sprengen und ihn zu einem der einflussreichsten Denker des 20. Jahrhunderts machen sollte.

Freud promovierte im Jahre 1881 und arbeitete anschließend unter Meynert. Ab 1884 begann er mit Kokain zu experimentieren, dessen Suchtgefahr er zu spät erkannte. Freud nahm Kokain nicht nur selbst ein, sondern empfahl es sogar als Stimulans, bis ihn der Tod eines Kollegen eines Besseren belehrte. 1885 lernte er in Paris beim berühmten Neurologen Jean-Martin Charcot (1825–1893) die Hypnose als Behandlungstechnik bei *Hysterie* kennen. 1886 eröffnete er seine erste Privatpraxis als Facharzt für Nervenleiden, bald danach reiste er nach Nancy, wo er sich von Hippolyte Bernheim (1837–1919) über dessen Experimente mit *posthypnotischer Suggestion* informieren ließ. Aus Bernheims Versuchsergebnissen folgerte Freud, dass es ein *Unterbewusstsein* geben müsse. 1891 schließlich zog Freud mit seiner Familie in die Berggasse 19, wo er bis zur Emigration lebte und arbeitete. 1895 veröffentlichte er mit **Josef Breuer** (1842–1925) *Die Studien über Hysterie*. In Zusammenhang mit Breuers Behandlung der Anna O. (Berta Pappenheim) fällt zum ersten Mal das Wort *Psychoanalyse*. In den nächsten Jahren publizierte Freud so wichtige Werke wie *Die Traumdeutung*, *Die drei Abhandlungen zur Sexualität* und *Witze und ihre Verbindung zum Unterbewussten*.

Freud blieb nicht unwidersprochen, wurde aber trotz der ablehnenden Haltung der Fakultät 1902 zum außerordentlichen Professor ernannt. Aus der im selben Jahr gegründeten *Psychologischen Mittwochs-Gesellschaft* in seiner Wohnung ging 1908 die *Wiener Psychoanalytische Vereinigung* hervor: Zu ihr gehörten zeitweise unter anderem Alfred Adler (1870-1937), Wilhelm Stekel (1868–1940), Paul Federn (1871–1950), der Schweizer Carl Gustav Jung (1875–1961), Otto Rank (1881–1939) und Sándor Ferenczi (1873–1933). Ebenfalls im Jahre 1908 fand der erste *Kongress für Psychoanalyse* in Salzburg statt. 1909 reiste Freud mit Jung und Ferenczi in die USA, wo der Erfolg der Psychoanalyse durchschlagend war.

Ab 1923 litt Freud an Krebs und unterzog sich mehreren Operationen. 1938 musste er nach London emigrieren. Dort starb er wenig später im Alter von 83 Jahren an einer erhöhten Dosis Morphium, mit der sein Hausarzt auf seine Bitte hin sein schreckliches Leiden verkürzte.

Alfred Adler brach im Jahr 1911 mit Freud. Er gilt als Begründer der *Individualpsychologie*. Ab 1920 baute er in Wien ein Netz von *Erziehungsberatungsstellen* auf und wurde 1924 Dozent am Pädagogischen Institut der Stadt Wien. 1934 übersiedelte er in die USA, wo er Dozent an der Columbia University und am Long Island Medical Center wurde.

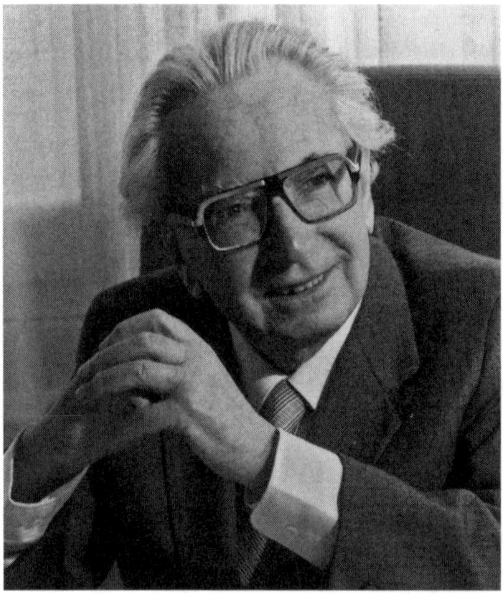

Viktor Frankl berührte unzählige Menschen mit seinem Buch »... trotzdem Ja zum Leben sagen«, der Verarbeitung seiner Erlebnisse im Konzentrationslager.

Ein weiterer Wiener Psychiater von Weltruf war **Viktor Emil Frankl** (1905–1997). Für die von ihm geschaffene (nach Freud und Adler) *Dritte Wiener Richtung* richtete die *International University* in Kalifornien eine Professur für *Logotherapie* (Existenzanalyse) ein. 1946 fasste er seine Erkenntnisse im Buch *Ärztliche Seelsorge* zusammen. Für sein Werk erhielt er zahlreiche Auszeichnungen, die Österreichische Akademie der Wissenschaften wählte ihn zu ihrem Ehrenmitglied.

Der Entdecker der Blutgruppen

Karl Landsteiner (1868–1943) stammte aus Baden bei Wien, sein Vater war ein bekannter Journalist. Nach seiner Promotion arbeitete er als Assistent bei Billroth (Chirurgie) und Gruber (Hygiene), wo er die Syphilis-Diagnostik verfeinerte und Grundlagenforschung zur Entwicklung eines Impfstoffes gegen Kinderlähmung betrieb. Zwischen 1898 und 1908 war er Assistent an der Pathologischen Anatomie, danach bis 1919 Vorstand des Wilhelminenspitals. Schon 1900 fiel ihm auf, dass das Blut zweier Menschen bei Kontakt oft verklumpte, dieser Effekt trat ebenso bei Kontakt von Blut mit Blutserum auf. In der Folge gelang es ihm, die drei Blutgruppenmerkmale (A, B und 0)[76] zu identifizieren. Er veröffentlichte sein System zum ersten Mal 1901 in der *Wiener Klinischen Wochenschrift* unter dem Titel: *Ueber Agglutinationserscheinungen nor-*

malen menschlichen Blutes. Seine Erkenntnisse ermöglichten endlich die Bluttransfusion, was vor allem bei Operationen oft entscheidend war, und konnten in der Gerichtsmedizin eingesetzt werden, sowohl für den Vaterschaftsnachweis als auch für die Untersuchung von Blutspuren. 1902 hielt er gemeinsam mit **Max Richter** (1867–1932) vom gerichtsmedizinischen Institut der Universität Wien in Karlsbad einen Vortrag *Über die Verwertbarkeit individueller Blutdifferenzen für die forensische Praxis*[77].

Nach dem Ersten Weltkrieg ging Landsteiner aus wirtschaftlichen Gründen mit seiner Familie nach Den Haag, von wo er 1922 an das *Rockefeller Institute for Medical Research* in New York berufen wurde. Für seine Entdeckung der Blutgruppen erhielt er 1930 den Nobelpreis. In New York entdeckte er 1940 zusammen mit den Amerikanern Alexander Solomon Wiener (1907–1976) den *Rhesusfaktor* im Blut der Rhesusaffen und Phillip Levine (1900–1987) drei weitere Blutgruppen (N, M und P). Außerdem beschäftigte er sich mit der Entstehung der *Paroxysmalen Kältehämoglobinurie* und entwickelte die *Donath-Landsteiner-Reaktion* als Test zur Diagnosesicherung.

Seine Frau Helene erkrankte im Alter an einem bösartigen Tumor der Schilddrüse, dies veranlasste ihn zu onkologischen Forschungen, weil er ihr helfen wollte. Während der Arbeiten hierzu erlitt er im Labor einen Herzinfarkt und starb zwei Tage später, einige Monate vor seiner Frau. Sein Bild zierte unseren letzten Eintausend-Schilling-Schein.

Die Idee der Bluttransfusion war übrigens nicht neu: Papst Innozenz VIII. ließ sich 1492 das Blut von drei zehnjährigen Knaben übertragen, was diese nicht überlebten und natürlich dem Sterbenden nichts nützte. Ab 1667 gab es immer wieder Versuche, Lämmerblut oder gelegentlich Ziegen- und Rinderblut auf Menschen zu übertragen, vor allem bei Kriegsverletzungen. 1818 führte ein Londoner Geburtshelfer Transfusionen von Mensch zu Mensch bei Frauen durch, die während der Geburt zu viel Blut verloren hatten und im Sterben lagen. Angeblich soll ein Drittel der Patientinnen überlebt haben. Die erste erfolgreiche Bluttransfusion auf Grund der Erkenntnisse Landsteiners erfolgte im Jahre 1907 am *Mount Sinai Hospital* in New York.

Preisgeld für die Nazis

Otto Loewi (1873–1961) stammte aus Frankfurt am Main. Nach einigen Jahren ärztlicher Tätigkeit in Marburg und Wien wurde er 1909 auf den Pharmakologischen Lehrstuhl der Universität Graz berufen. Bei seinen Experimenten entdeckte er eine von ihm anfangs als *Vagusstoff* bezeichnete Überträgersubstanz. Diese Substanz wurde von Sir Henry Dale (1875–1968) kurz darauf als *Azetylcholin* identifiziert. Für ihre Bahn brechenden Arbeiten bei der Entdeckung der *chemischen Übertragung von Nervenimpulsen* auf entsprechende Organe mittels *Transmittersubstanzen* erhielten beide im Jahr 1936 den Nobelpreis für Physiologie und Medizin. Zwei Jahre später wurde Loewi verhaftet. Die Nationalsozialisten legten ihm nahe, Österreich zu verlassen. Zuvor musste er noch das Nobelpreis-Geld an eine Bank überweisen lassen, die von den Nazis kontrolliert wurde. Unter Zurücklassung seines ganzen sonstigen Besitzes konnte er dann ausreisen. Er lebte bis 1940 in London und wurde später *Research Professor of Pharmacology* an der New York University.

Gefährliche Strahlung

Noch bevor der deutsche Physiker Wilhelm Conrad Röntgen (1845–1923) seine am 8. November 1895 gemachte Erfindung der X-Strahlen bekannt gegeben hatte, fanden in Wien schon die ersten Röntgenversuche durch eine Gruppe um den Physiker Franz Exner statt, dem Röntgen die Neuigkeit bereits mitgeteilt hatte. Der Arzt **Gustav Kaiser** (1871–1954) durfte die ersten Aufnahmen am Physikalischen Institut machen, am 28. Dezember 1895 gelangen ihm die ersten medizinischen Röntgenaufnahmen der Welt: von der Hand eines durch einen Schrotschuss verletzten Forsteleven und von der Doppelzehe am rechten Fuß eines Mädchens. Die Expositionszeiten betrugen eineinhalb bis zwei Stunden! Von den Gefahren, die mit den Strahlen verbunden waren, ahnte Kaiser nichts.

Am 5. Jänner 1896 verkündete die österreichische Tageszeitung *Die Presse* auf der Titelseite »*Eine sensationelle Entdeckung … .welche Professor Röntgen in Würzburg gemacht haben soll, große Sensation …* (Er) *nimmt eine Crookes'sche Röhre – eine sehr stark ausgepumpte Glasröhre, durch die ein Inductionsstrom geht – und photographirt mit Hilfe der Strahlen, welche diese Röhre nach außen hin aussendet, auf gewöhnlichen photographischen Platten. Diese Strahlen nun, von deren Existenz man bisher keine Ahnung hatte, sind für das Auge vollständig unsichtbar; sie durchdringen, im Gegensatz zu gewöhnlichen Lichtstrahlen, Holzstoffe, organische Stoffe und dergleichen undurchsichtige Körper. Metalle und Knochen hingegen halten die Strahlen auf … und auch durch Weichteile des menschlichen Körpers. Am überraschendsten ist nämlich die … gewonnene Abbildung von einer menschlichen Hand. Das Bild enthält die Knochen der Hand, um deren Finger die Ringe frei zu schweben scheinen. Die Weichtheile der Hand sind nicht sichtbar.*« Anschließend erging sich der Redakteur in Spekulationen über die Möglichkeiten, die diese Strahlen in der Medizin bieten könnten, seine Worte – damals als Utopie belächelt – wurden wahr.

Im Allgemeinen Krankenhaus gab es an der Zweiten Medizinischen Klinik bald eine Röntgenzentrale, deren Gründer und erster Leiter Gustav Kaiser wurde. Sie war die Geburtsstätte der *medizinischen Radiologie* in Österreich. 1899 zeigten sich an Kaisers Händen bereits die ersten Anzeichen einer Röntgenverbrennung, die allmählich zum Verlust aller Finger führte. In der *Poliklinik* gab es ebenfalls ein Röntgeninstitut, gegründet durch **Julius Schröder** (1866–1918), der an einem Röntgenkarzinom der Achseldrüsen starb. Damals schützten sich die Ärzte zwar schon durch mit Bleiplatten versehene Lederhandschuhe, doch reichte das nicht aus.

Auch der Radiologe **Guido Holzknecht** (1872–1931) starb als Opfer seiner Arbeit nach 64 schmerzhaften und verstümmelnden Operationen. Er hatte aus eigenen Mitteln an der Ersten Medizinischen Klinik einen Röntgenapparat angeschafft, mit dem er fieberhaft forschte. 1901 erschien sein erstes Buch: *Die röntgenologische Diagnostik der Erkrankungen der Brusteingeweide*, ein Standardwerk der radiologischen *Tho-*

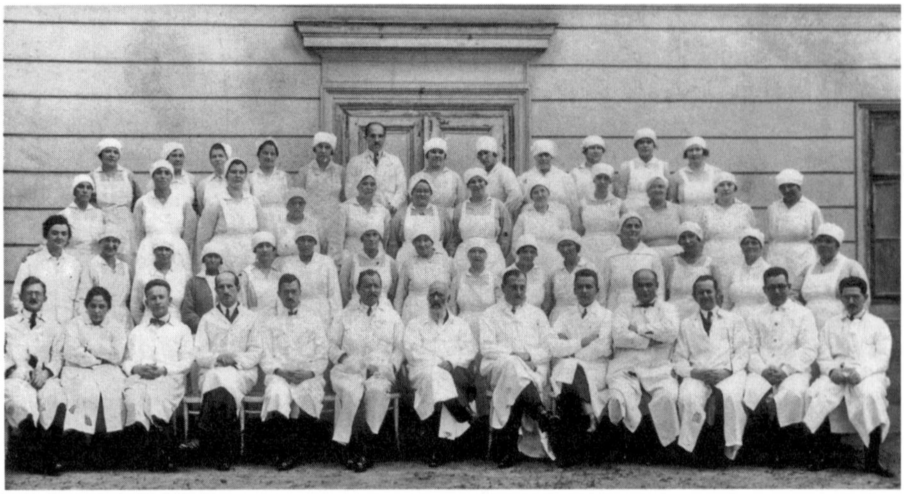

Ärztekollegium und Schwestern im Allgemeinen Krankenhaus um 1920.

raxdiagnostik. Ab 1902 arbeitete Holzknecht nach dem Abgang Kaisers in der Röntgenzentrale, 1904 wurde er zum Dozenten für medizinische Radiologie ernannt und 1905 zum Leiter der Zentrale bestellt. Aufgrund der zahlreichen wissenschaftlichen Publikationen erfreute sich diese bald eines international hervorragenden Rufes trotz ihrer räumlichen Beengtheit. Nach der Eröffnung der neuen Kliniken in der Lazarettgasse übersiedelte sie dorthin. Da man inzwischen die schädigende Wirkung der Strahlen erkannt hatte, konstruierte Holzknecht ein Gerät, mit dem man die abgegebene Strahlenmenge messen konnte, das *Chromoradiometer*. Mit dessen Hilfe gelang es, Anzahl und Schwere der Strahlenschäden wesentlich zu verringern. Holzknechts Denkmal steht im Arne-Carlsson-Park an der Währinger Straße.

Die Überlegung, dass die Schädlichkeit der Strahlen therapeutisch genützt werden könne, führte bald zur ersten Strahlenbehandlung der Welt. Mit seinem Beitrag in der *Wiener Medizinischen Wochenschrift, Ein mit Röntgenstrahlen behandelter Fall von Naevus pigmentosus piliferus* vom 6. März 1897, begründete **Leopold Freund** (1868–1943) die *Strahlentherapie* als neues wissenschaftliches Fachgebiet. Bei der Patientin handelte es sich um ein kleines Mädchen, das zwar gesund, am

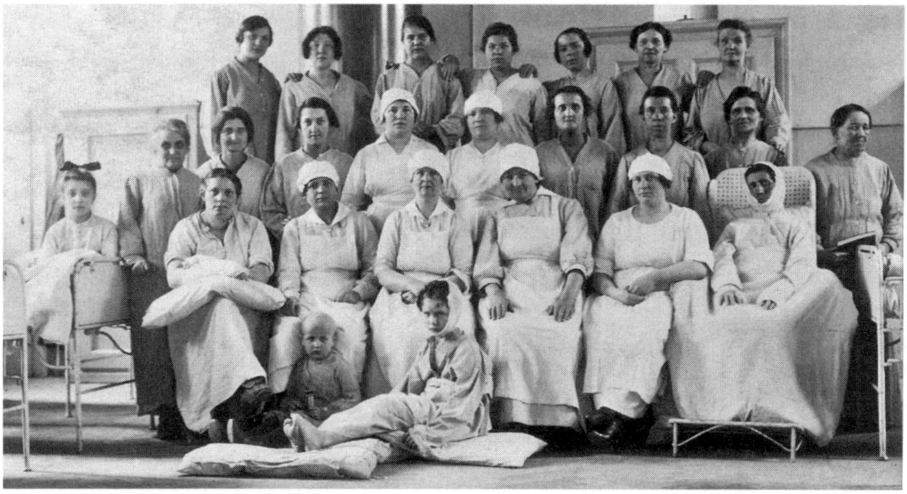

Schwestern und Pflegebefohlene im Allgemeinen Krankenhaus um 1920.

Rücken aber dicht behaart war. Nach zweistündigen Bestrahlungen einige Tage hindurch fielen dem Kind die Haare aus, dabei auftretende Strahlengeschwüre im Lendenbereich wurden chirurgisch korrigiert. Beim *Wiener Radiologenkongress* im Jahre 1973 wurde die inzwischen achtzigjährige Patientin übrigens der Fachwelt vorgestellt. Freund publizierte 1903 sein Lehrbuch *Grundriß der gesamten Radiotherapie für praktische Ärzte*. Im Jahre 1938 musste er seine Heimatstadt verlassen, er emigrierte nach Belgien, wo er fünf Jahre später verstarb.

Das rote Wien

Im Lauf des 19. Jahrhunderts veränderten sich die Lebensverhältnisse der Bevölkerung in den Wiener Vorstädten tief greifend. Die Bevölkerungszahl stieg – vor allem durch Zuwanderung – sprunghaft an. Man muss sich vor Augen halten: Als das Allgemeine Krankenhaus gegründet wurde, lebten im gesamten heutigen Stadtgebiet von Wien nicht viel mehr als 250000 Menschen. 1850 waren es 550000, 1900 aber bereits über 1750000 und 1910 über zwei Millionen. Diese Bevölkerungsexplosion brachte enorme Probleme mit sich, denen sich die Stadt erst stellen musste. Die Ursache vieler Erkrankungen lag in den sozialen Verhältnissen, wozu die entsetzliche Wohnungsnot gehörte, dessen war man sich sehr wohl bewusst. Schon zur Zeit der Monarchie wurde vieles verbessert, für gesundes Wasser und Kanalisation gesorgt, Spitäler gebaut. Auch die Sozialgesetzgebung setzte bereits Ende des 19. Jahrhunderts ein, nicht zuletzt dank der besonnenen Politik der Sozialdemokraten unter der Leitung des Mediziners Viktor Adler.

Mit dem Zusammenbruch der Monarchie lag nun diese volksreiche Stadt plötzlich in einem kleinen Land und hatte ihre Bedeutung als Mittelpunkt eines Großreiches eingebüßt. Das bedeutete unter anderem den Verlust vieler Arbeitsplätze und führte zur Verelendung weiter Kreise. Dass sich Wien 1921 von Niederösterreich trennte, hatte mehrere Gründe, einer davon waren die grundverschiedenen Interessen und Bedürfnisse von Großstadt und Bauernland. In Wien war im Jahre 1919 zum ersten Mal eine sozialdemokratische Regierung an die Macht gekommen. Damals war auch der Anatom und ehemalige Dekan der Medizinischen Fakultät, **Julius Tandler** (1869–1936), in den Gemeinderat gewählt worden.

Als Unterstaatssekretär und Leiter des Volksgesundheitsamtes schuf er 1920 das Krankenanstaltengesetz und sicherte damit denjenigen Krankenhäusern, die bis dahin durch wohltätige Fonds finanziert worden waren, die Kostenübernahme durch Bund, Länder und Gemeinden. Im November desselben Jahres wechselte er in die Wiener Landesregierung, wo er bis 1934 als Amtsführender Stadtrat für das Wohlfahrts- und Gesundheitswesen tätig war. Als er sein Amt antrat, war die Situation katastrophal. Ärzte und Medikamente fehlten, Seuchen – vor allem die Tuberkulose, die geradezu als *Wiener Krankheit* bezeichnet wurde – griffen um sich, die Säuglingssterblichkeit war enorm, die Menschen halb verhungert. Soziale Hilfe war noch eine Gnade, niemand hatte ein Recht darauf.

Tandler baute innerhalb kürzester Zeit soziale Einrichtungen auf, die in der ganzen Welt als vorbildlich galten. Sie waren für alle Bedürftigen da. Das Geld dafür trieb Finanzstadtrat Hugo Breitner auf. Der ehema-

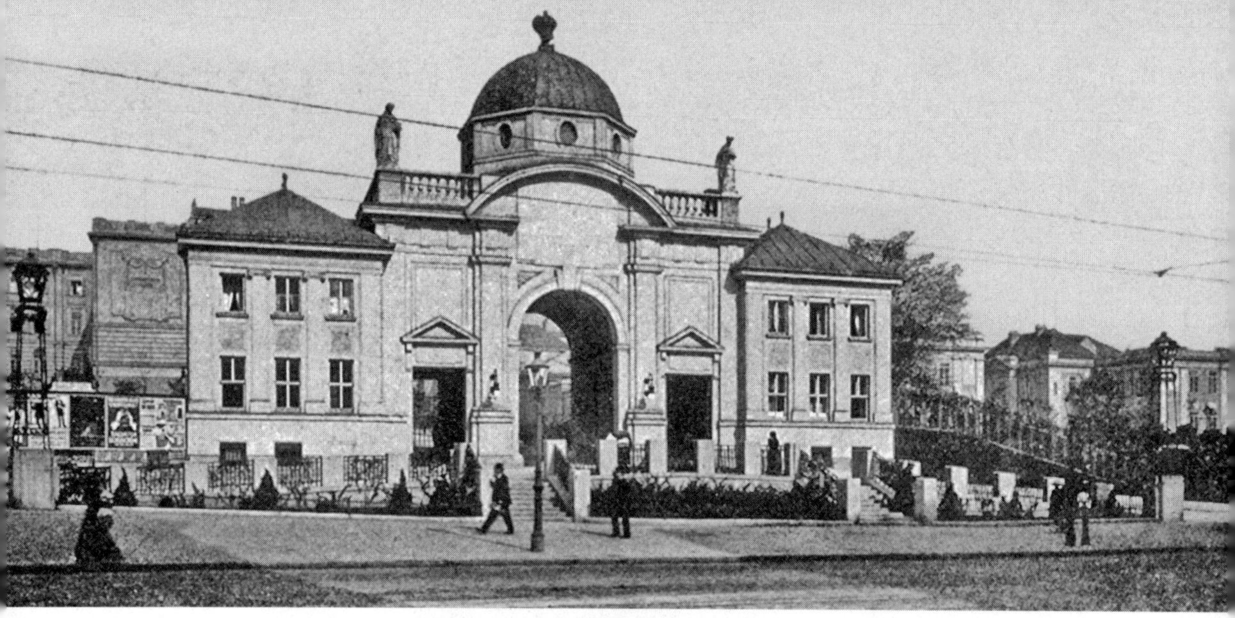

Eingang zu den k.k. Kliniken um 1910.

lige Länderbankchef führte sozial gestaffelte, progressive Steuern wie Luxus- und Wohnbausteuer ein. So entstanden neue Mutterberatungsstellen, Entbindungsheime, Kindergärten, Schulzahnkliniken, Parkanlagen, Volksbäder und vieles andere mehr. Zusammen mit Schönbauer gründete Tandler die erste Krebsberatungsstelle von Wien. Das Wäschepaket für Säuglinge gibt es schon seit 1927.

Der persönliche Lohn für die Mühe? 1933 nahm Tandler Urlaub und reiste nach China, wohin er als Wissenschaftler eingeladen war. Als er vom Ausbruch der Februarkämpfe erfuhr, kehrte er nach Wien zurück, wurde vorübergehend verhaftet und verlor seine Professur. Tief verletzt verließ er Österreich, wirkte einige Jahre in China und wurde dann nach Moskau berufen, um an der Reform des sowjetischen Gesundheitssystems mitzuarbeiten. Der Tod hinderte ihn daran. Heute tragen viele Einrichtungen in Wien seinen Namen.

Der Heilige von Kittsee

Ladislaus Batthyány-Strattmann (1870–1931), studierte in Wien Medizin. Bereits 1898 heiratete er Maria Theresia Coreth, die ihm im Laufe ihrer harmonischen Ehe dreizehn Kinder schenkte. Nach seinem

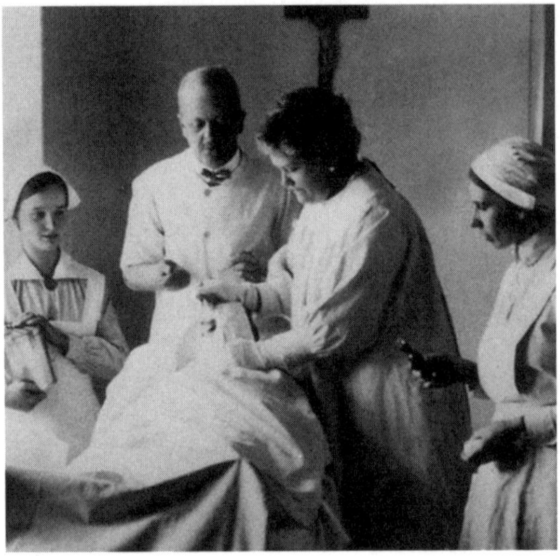

Ladislaus Batthyány-Strattmann – der Arzt der Armen.

Studienabschluss lebte das Paar im Schloss Kittsee, das er von seinem 1897 verstorbenen Vater geerbt hatte. 1902 errichtete er aus eigenen Mitteln in Kittsee ein Krankenhaus (Hauptplatz 3). Anfangs als praktischer Arzt tätig, spezialisierte er sich nebenbei als Chirurg und später in der Augenheilkunde. Er behandelte täglich achtzig bis hundert Patienten und führte jährlich mehrere hundert Operationen durch. Der viel beschäftigte Augenspezialist erhielt den Beinamen »Arzt der Armen«, da er mittellose Patienten unentgeltlich behandelte und ihnen häufig sogar Geld gab. Nach dem Ersten Weltkrieg übersiedelte die Familie nach Körmend in Ungarn, wo Batthyány ebenfalls ein Krankenhaus errichtete.

Er war ein überaus frommer Mann, der in jedem Kranken Christus sah und sich bei der täglichen Messfeier Kraft holte. Schon zu Lebzeiten wurde er wie ein Heiliger verehrt. Im Alter von sechzig Jahren erkrankte er an Krebs und starb vierzehn Monate später nach schwerem Leiden in Wien. Sein Leichnam wurde in der Familiengruft unter der Kirche von Güssing beigesetzt. Sein Krankenhaus wurde 1949 vom Land übernommen, es ist das kleinste Krankenhaus des Burgenlandes. Am 23. März 2003 wurde er wegen seines vorbildlichen Lebens und der wundersamen Heilung eines Krebskranken selig gesprochen.

Wunderdoktor Höllerhansl

Das Leben auf dem Land, Lebensweise und Probleme der Landbevölkerung unterschieden sich im 20. Jahrhundert ganz wesentlich vom Leben in den rasant gewachsenen Städten. Für die Bauern war es seit jeher selbstverständlich gewesen, mit den Wechselfällen des Lebens selbst zurecht zu kommen. Tat etwas weh, so wartete man zuerst einmal, ob es nicht von alleine verging, bevor man zu einem Hausmittel griff oder Hilfe in der Nachbarschaft suchte. Ein echter Arzt war eine »studierte« Respektsperson wie der Pfarrer, stand daher außerhalb der Dorfgemeinschaft und wurde nur in wirklichen Notfällen aufgesucht, denn seine Behandlung musste bezahlt werden, und Geld war knapp. Der Bauerndoktor war auf jeden Fall billiger. Verrenkungen konnte er oft schneller einrichten und seine Heilmittel halfen ebenfalls, nur vom Gesetz erlaubt war das nicht.

Der *Höllerhansl* machte sich nichts aus den vielen Anzeigen wegen Kurpfuscherei. Er war über die Grenzen seiner engsten Heimat Rachling in der Steiermark hinaus bekannt und hatte großen Zulauf. Sein richtiger Name lautete **Johann Reinbacher** (1866–1935). Er wurde in Dörfl geboren und zog 1870 mit seinen Eltern auf den *Höllerhof* nach Rainbach, wo er die Grundschule besuchte. Er muss begabt gewesen sein, denn er las leidenschaftlich viel, wenn er mit seinem Bruder das Vieh hütete. Er las alles, was ihm so in die Hände kam, und das waren in seiner bäuerlichen Umgebung Gebetbücher, Heiligengeschichten, Bauernkalender, Erbauungsliteratur, aber auch Arznei- und Kräuterbücher, die ihm vielleicht ein freundlicher Schullehrer geborgt hatte.

War es der Drang nach Wissen oder Frömmigkeit, der den Höllerhansl 1890 nach Graz ins Kloster der Karmeliter führte? Schon im Februar 1891 verließ er das Kloster wieder. Er baute eine Grotte und eine Kapelle, dann versuchte er sich als Gastwirt und Greisler (= Kleinwarenhändler). Im Jahre 1911 heiratete er die Witwe Cäcilia Bruchmann, die sich als ausgezeichnete Managerin des späteren Naturheilers herausstellen sollte. Im Ersten Weltkrieg wurde Reinbacher 1917 mit dem Eisernen Verdienstkreuz ausgezeichnet.

Ab 1920 ordinierte er als Naturheiler in Rachling. Jeder Patient musste ihm zur Diagnose ein Fläschchen Urin mitbringen, das »aus dem Spiegel lesen« machte ihn glaubwürdig, denn so war das bei jedem richtigen Doktor. Die Stainzerbahn transportierte damals vor allem Lasten von Stainz nach Preding und wieder zurück. Als aber der Ruf des Wunderdoktors durch ganz Österreich und noch viel weiter drang, beförderte sie bald jede Menge Leute mit Urin-»Flascherln« und bekam davon den Namen »Flascherlzug«. Von Stainz gingen die Leute zu Fuß weiter, um ihren Tee zu bekommen, die Bewegung tat ihnen gut.

Die Kräuter für seine Heilmittel bekam der Höllerhansl von der alten »Almlies«. Sie muss wie die Kräuterhexe aus dem Märchen ausgesehen haben: Über ihrem Kopftuch trug sie stets einen alten Hut, im Mundwinkel steckte eine Zigarre. Die Kinder liefen alle vor ihr davon. Aber offenbar verstand sie ihre Sache, denn der Höllerhansl hatte Erfolg. Der Tee wurde in großen Kesseln gekocht, abgeseiht und in einen Holzbottich geleert. Jeder Patient erhielt ihn in mitgebrachte Flaschen abgefüllt, und der Höllerhansl schüttete noch das jeweils passende Pflanzendestillat dazu, unschädlich und ohne Nebenwirkungen. Selbstverständlich wandte er noch andere Heilmethoden der Volksheilkunde an. Seine Ausstrahlung muss beeindruckend gewesen sein.

Als Touristenattraktion ist der Höllerhansl heute wieder lebendig: Man kann seinen Tee kaufen und seit 1971 fährt der Flascherlzug wieder. Gelegentlich ertönt das Höllerhansl-Lied:

Auf an Bergerl drobm, goar net weit von Stanz,
wohnt der Wunderdokta, der hoaßt Höllerhans.
Wanns enk intressiert, wia er die Leut kuriert,
schauts enk den Hansl an, wos der ols kann.

Jeden Tog in'd Fruah, keman von weit und breit
mit dem Flascherlzug old und junge Leut.
Trog'n in Säck und Tosch'n eahnri Brunzlflosch'n,
auf den Berg hinauf in vollem Lauf …

Ganz a junges Hascherl drängt sich auch heran,
bitt schön Höllerhans schau mei Bischerl an,
und er nimmts ind Hand, schwebatzts umranond,
sogt dann in sein Sinn, do liegt wos drin.

Host an schlechten Mogn, host a traurigs Gmüat
und dei Herzerl klopft, die hot a Bua angstopft.
Siagst dös kimmt von scherzen und hiaz host die Schmerzen,
dir tuat alles weh, i woas jo eh.

Wagner-Jauregg: Wo viel Licht ist ...

In der steirischen Heimat des Höllerhansls, aber auch in Salzburg und anderen Teilen Österreichs, war seinerzeit eine Krankheit weit verbreitet, deren Ursache man schon seit der Aufklärung heftig diskutierte, jedoch erst um 1900 erkannte: der *Kretinismus.* Als der aus Wels gebürtige **Julius Wagner-Jauregg** (1857–1940) 1889 Richard Krafft-Ebing (siehe S. 249f.) an der Neuropsychiatrischen Klinik in Graz nachfolgte, sah er sich dort mit dem Problem konfrontiert.

»*Was, er will mir drohen, er fex, O er fex! – dort ist die thür*«, so schrie Graf Arco laut Mozarts Brief an seinen Vater, als er ihn im Deutschordenshaus in Wien aus dem Dienst des Salzburger Erzbischofs Hieronymus Colloredo-Mannsfeld hinausbeförderte. Was das Wort Fex bedeutet, wissen nur wenige Nicht-Salzburger, der Ausdruck *Kretin* ist viel bekannter. Der Kretinismus ist eine schwere Krankheit, die heute fast völlig verschwunden ist – nicht zuletzt dank Julius Wagner-Jauregg.

Im Zeitalter der Aufklärung hatten erstmals zwei *der Arzneygelehrtheit Doctoren*, Joseph und Karl Wenzel, dieser Krankheit ihre Aufmerksamkeit geschenkt und berichteten: »*Schon in und um Salzburg herum trafen wir mehrere Cretinen an, die aber, der Zahl und dem Grade des Uebels nach, bey weitem nicht mit jenen in Verhältniß standen, die man in dem Thale bey Hallein ... und vorzüglich bey Golling bis Werfen sieht …«* Auf ihrer weiteren Reise fanden sie überall zahlreiche solche Menschen, die vom Volk Lappe, Teppeck, Trutsched und eben Fex[78] genannt wurden. Um 1800 gab es allein im Lungau 200 Fexen aller Grade. In der Steiermark und in Kärnten kamen ebenfalls viele *Kropfichte, mit und ohne Blödsinn* vor, die männlichen Trodeln, Dosten, Lümmel, die weiblichen Dosteln, Dosten, Doggen. Die Bezeichnung Kretin stammt aus dem Wallis und Piemont.

Kein Mensch dachte damals daran, harmlose Schwachsinnige abzuschieben oder einzuschließen, man lebte einfach mit ihnen. Auf dem Land waren sie Hirten, Handlanger, Knechte und Mägde. Wie ein Drittel aller übrigen schulpflichtigen Kinder besuchten sie keine Schule. Sie wurden ebenso mitversorgt wie Alte und Kranke. In der Stadt bettelten viele von ihnen oder unterhielten die Leute als Spaßmacher. Ihr Leben verlief sehr vielfältig, je nach der Form ihrer Krankheit. Viele hatten Spitznamen: Zinngießer Irgl, Zezi-Sigerl, Christlmayerfex, Azwanger Raimundl oder nach ihrem Aufenthaltsort Leprosenhausfex, Moosthadädl (aus dem Raum Leopoldskron-Moos), und so weiter.

Johann Wolfgang von Goethe überliefert in seinen Tagebüchern im Jahre 1810 die drei landesüblichen Gradeinteilungen der *Imbezillen*: *»Weltläufige, welche allenfalls umher nach der Residenz geben können, um irgendein Geschäft zu verrichten; Revierige, welche bloß in dem Revier des Dorfes können zu Hirten oder sonst gebraucht werden; Unrevierige, welche nicht aus dem Hause kommen und nicht die mindesten Fähigkeiten haben. Diese Menschen sind so häufig, daß gewisse Gewohnheitsrechte für sie hergebracht sind«*.

In die nun in der Wissenschaft ausbrechende Diskussion über diese Menschen brachte der schon erwähnte Salzburger Protomedicus Hartenkeil ein, dass man sie nicht aus ihrer Umgebung reißen, aber alles veranlassen müsse, um *»die Entstehung solcher unglücklichen Menschen«* zu verhindern. Die Geistlichkeit sollte daher Brautleute ermahnen, *»einander nicht im Rausche beyzuwohnen«*; die Männer sollten ihre Frauen in der Schwangerschaft nicht misshandeln, man sollte Schläge auf den Kopf der Kinder verbieten und bestrafen. Weniger positiv Gesinnte sprachen den Kretins das Menschsein ab und stellten sie auf eine Ebene mit Tieren, ja sogar Pflanzen. Die Kirche konterte, trotz der von Hartenkeil angeführten Missstände gäbe es: »… *auf dem flachen Lande der Kretinen so wenig, daß deren Zahl gar keine Aufmerksamkeit erregt und man beym Anblicke derselben kaum mehr denkt, als daß die Mutter Natur ihre Gesetze und Abweichungen habe, wie man denn auch nicht selten aus dem nämlichen gesunden Stamme schöne und häßliche, schwache und starke, witzige und dumme Sprößlinge hervorgehen sieht.*[79]« Die Kirche kam der Ursache schon näher, wenn sie die Krankheit auf »*rauhes Clima, Wasser, Luft und Lebensart*« zurückführte.

Denn wie wir heute wissen, war es vor allem der Jodmangel in bestimmten weit vom Meer entfernten Gebieten, der zum Kretinismus führte, da die fötale und kindliche Schilddrüse ohne Jod das für die Entwicklung nötige Hormon *Thyroxin* nicht erzeugen kann. Dadurch verlangsamt sich der gesamte Stoffwechsel, es kommt zur Entwicklungsverzögerung des Zentralnervensystems, Missbildungen des Skeletts wie verkürzte Extremitäten, Minder- und Zwergwuchs, Sprachstörungen, Schwerhörigkeit bis zur Taubheit. Diese Kinder haben oft eine dicke Zunge und trockene Haut und sind körperlich und geistig schwer behindert. Die Verabreichung von Thyroxin ersetzt zwar die fehlenden Schilddrüsenhormone, kann jedoch die pränatalen Entwicklungsschäden nicht rückgängig machen. Kretinismus kann auch durch genetisch bedingten Enzymausfall entstehen, daher wird es immer wieder solche Fälle geben – allerdings unabhängig vom Jodgehalt des Bodens und des Wassers. In den vom Kretinismus betroffenen Gebieten war übrigens fast die gesamte Bevölkerung von der Kropfbildung (Struma diffusa) betroffen, einem Versuch des Körpers, die Produktion der wichtigen jodhaltigen Schilddrüsenhormone durch Gewebsvermehrung zu steigern. In den Industrieländern wird zur Prophylaxe heute jodiertes Salz auf den Markt gebracht, Tierfutter und viele Lebensmittel sind mit Jod angereichert, was natürlich ebenfalls wieder Gegner auf den Plan ruft. Jodiertes Salz wurde in Österreich erst 1923 eingeführt, obwohl Wagner-Jauregg diese einfache Vorbeugungsmaßnahme schon viel früher empfohlen hatte.

Wagner-Jauregg wies auf den Zusammenhang zwischen Jodmangel und Kropfbildung hin, eine damals ziemlich neue Erkenntnis französischer Ärzte, und empfahl gleich ihnen den Zusatz von Jod zu Trinkwasser und Kochsalz. Ferner widmete er sich eingehend der Behandlung von Kretinismus und *Myxödem* und setzte *Schilddrüsenextrakt* ein, das eines der ersten Hormonpräparate war. Berta Szeps-Zuckerkandl, die Gattin des Anatomen Emil Zuckerkandl (siehe S. 228), die er einmal zu seinen Patienten mitnahm, bewunderte ihn zutiefst dafür, dass er deren Lebensqualität dadurch deutlich hatte verbessern können.

Wagner-Jauregg forschte sein Leben lang an den Ursachen für geistige Störungen und suchte nach wirkungsvollen Behandlungsmethoden. Im Jahre 1887 erschien seine erste Arbeit über die Wirkung fieberhafter Erkrankungen auf Psychosen[80], in der er eine Infektionstherapie mit *Malaria* empfahl. 1917 griff er als Direktor der Niederösterreichischen Landesheil- und Pflegeanstalt für Nerven- und Geisteskranke diese Idee wieder auf und impfte neun Patienten, die an *Progressiver Paralyse* erkrankt waren, mit dem Blut eines Malariakranken. Dieser Versuch erwies sich als weit wirkungsvoller als alle bisherigen Therapien, und so arbeitete er eine mit Salvarsan kombinierte Behandlungsweise aus, für deren Entdeckung ihm 1927 der Nobelpreis für Medizin verliehen wurde. Übrigens wurde schon Jahrhunderte vorher festgestellt, dass Syphilitiker, die an Malaria erkrankt waren und diese überlebten, nachher von ihrer Geschlechtskrankheit geheilt waren[81]. Offenbar wird bei der Malaria zusätzlich zur Hyperthermie das Immunsystem durch die Plasmodien stimuliert. Das Prinzip der Hyperthermie wurde übrigens schon lange vorher in der Volksmedizin verwendet, indem der Kranke zur Erhitzung bis zum Hals in Pferdedung eingegraben wurde. Durch den Einsatz der modernen Antibiotika wurde die etwas riskante Malariatherapie Wagner-Jaureggs überflüssig und ist heute nur mehr von historischem Interesse.

Vor einigen Jahren forderten Vertreter einer politischen Partei die Umbenennung aller nach Wagner-Jauregg benannten Einrichtungen und Verkehrsflächen samt der Aberkennung des Ehrengrabes auf dem Wiener Zentralfriedhof. Man warf ihm die Verbreitung von nationalsozialistischem Gedankengut und die Vertretung rassenhygienischer Lehren vor. Das Land Oberösterreich gab daraufhin eine umfangreiche Untersuchung durch eine Historikerkommission in Auftrag, die zu dem Schluss kam, dass er keine »historisch belastete Person«, »kein Protagonist der Rassenhygiene« und kein »Verfechter der Euthanasie« gewesen sei, wohl aber dem nationalsozialistischen Lager sehr nahe stand.

Wagner-Jauregg war auch sonst nicht unumstritten: Schon um 1919 wurde ihm die zu häufige Anwendung der Elektroschock-Therapie als unnötige Folter der Kranken vorgeworfen. Überdies war er zu Gefälligkeitsattesten bereit: So erklärte er auf Betreiben der bekannten Schauspielerin Helene Odilon, der Ehefrau des Stars der Wiener Operette Alexander Girardi (1850–1918), den großen Schauspieler für geisteskrank und gemeingefährlich, ohne ihn je untersucht zu haben. Er tat dies einzig und allein aufgrund der Schilderung eines dubiosen Theaterarztes, was Karl Kraus in der von ihm herausgegebenen Zeitschrift *Fackel* heftig kritisierte. Girardi sollte in die Heilanstalt des Dr. Svetlin[82] in der Leonhardgasse gebracht werden, konnte entkommen und wandte sich – erfolgreich – an Katharina Schratt um Hilfe, die sofort zum Kaiser eilte. Girardi war nicht verrückt, aber er nahm aus Verzweiflung über seine Frau Drogen: »*Jetzt fragen mich alle, ob ich verrückt bin. Damals hätten sie mich fragen sollen, als ich die Helen geheiratet hab.*« Die Ehe wurde geschieden und eine Gesetzesreform erschwerte in Hinkunft die gewaltsame Einweisung und Anhaltung von Geisteskranken.

Die Jahre des Grauens und ihre Überwindung

Von der Zwangssterilisation zum Mord

Hatten vor der Aufklärung die »von Gott geschaffenen« Behinderten ihren Platz unter den Menschen gehabt und waren nur bei Gefährlichkeit sicher verwahrt worden, so waren sie durch das säkularisierte Denken des 19. Jahrhunderts zu einer Randgruppe gemacht worden, die in eigenen Anstalten vom Staat zu versorgen war. Im Zeitalter der Industrialisierung waren diese Menschen unbrauchbar für die neue Form der Arbeit, daher forderten gewisse Kreise die Verhinderung ihrer Fortpflanzung. Auf der anderen Seite wurde der Ruf nach Förderung der Fortpflanzung von geistig und körperlich »hervorragenden Individuen« erhoben, der in der Rassenlehre des Nationalsozialismus seinen Höhepunkt erreichte. Dieser richtete sich zuerst einmal gegen »minderwertige Rassen«, dann aber gegen »Minderwertige« des eigenen Volkes. Am 14. Juli 1933 wurde in Deutschland das Gesetz zur Verhütung erbkranken Nachwuchses erlassen. Der Begriff Erbkrankheit, streng genommen ausschließlich durch ererbte Gene verursacht, wurde bald inflationär und falsch verwendet, unter anderem für Trisomie oder gar für »Krankheiten« wie kriminelle Neigung oder asoziales Verhalten.

Dieses Denken war im ausgehenden 19. und im 20. Jahrhundert in vielen anderen Ländern wie den USA, England und Frankreich ebenfalls vorhanden, und noch 1995 bis 1998 wurden in Peru Zwangssterilisationen an Indiofrauen durchgeführt. Während in demokratischen Staaten eugenische Maßnahmen immer auch in Frage gestellt und oft von der öffentlichen Meinung missbilligt wurden und werden, funktionierte die-

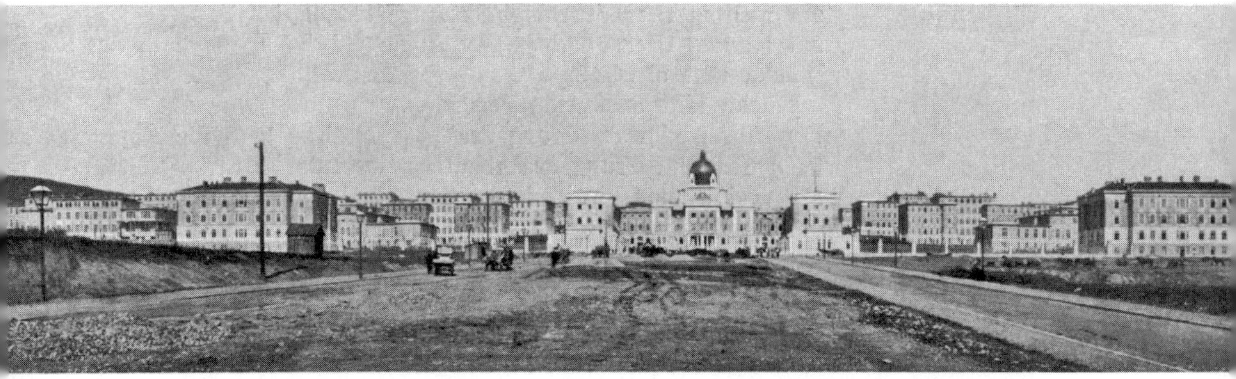

Die Niederösterreichische Landes-, Heil- und Pflegeanstalt für Geistes- und Nervenkranke »Am Steinhof« zur Zeit der Eröffnung.

ser Mechanismus im totalitären NS-Staat nicht. So konnte in Deutschland die Vernichtung »unwerten Lebens« als logische Konsequenz eugenischer Gesellschaftspolitik in die Tat umgesetzt werden. Als »Erbkrankheit« im Sinne des Gesetzes von 1933 galten: angeborener Schwachsinn, Schizophrenie, manisch-depressives Irresein, erbliche Fallsucht, erblicher Veitstanz, erbliche Blindheit, erbliche Taubheit, schwere erbliche körperliche Missbildung sowie schwerer Alkoholismus. Amtsärzte und Anstaltsleiter hatten die Betroffenen zu melden und Erbgesundheitsgerichte verfügten deren Sterilisierung. Das Gesetz galt ab 1. Jänner 1940 auch in Österreich, seine Einführung wurde von vielen Ärzten, unter ihnen Wagner-Jauregg, begrüßt: *»Die Ausmerzung der schlimmsten Erbgefügsänderungen, wie sie die menschlichen Erbkrankheiten und Erbübel darstellen, ist durch die deutschen Rassenschutzgesetze angebahnt«*, schrieb er in seinem posthum veröffentlichten Büchlein *Über die menschliche Lebensdauer*. Man schätzt, dass fünf- bis zehntausend Menschen in der Folge unfruchtbar gemacht wurden. Abtreibungen wurden bis zum sechsten Monat vorgenommen.

Als mit Kriegsausbruch Lazarettraum und medizinisches Personal für die verwundeten Heeresangehörigen benötigt wurde, führte dieses Denken zu seiner extremsten Form: der *Euthanasie* der »Minderwertigen«. Man fing mit den Kindern in der Grazer Klinik Feldhof und der Wiener

Heilpädagogischen Klinik am Spiegelgrund in Steinhof an, wo mindestens 772 Kinder (etliche davon durch medizinische Experimente) umkamen. 1940 wurde dann mit der Euthanasie Erwachsener begonnen (Aktion T4, nach der Tiergartenstraße 4 in Berlin benannt, wo alle Fäden der Aktion zusammenliefen).

In Salzburg leistete eine tapfere Frau den Maßnahmen mutig, aber vergeblich, Widerstand: **Anna Berta Königsegg-Aulendorf** (1883–1948), eine in Salzburg tätige deutsche Vinzentinerin, hatte sich bei der Pflege von geistig Behinderten in Schloss Schernberg große Verdienste erworben. Sie wies ihre Untergebenen an, bei Zwangssterilisationen nicht mitzuwirken und protestierte schriftlich am 23. August 1940 beim Reichsverteidigungskommissar im Wehrkreis XVIII gegen den Abtransport ihrer Schützlinge: » … *Wenn Sie uns zusagen, unsere Pfleglinge in Schernberg zu belassen, so sind wir bereit, bis zum Ende des Krieges und der Rückkehr zu Friedensverhältnissen auf den staatlichen Beitrag zur Erhaltung der Kranken* (die Kopfquote des Gaufürsorgeverbandes) *zu verzichten und einzig auf Kongregationskosten die Anstalt in jetzigem Zustand weiter zu erhalten. Das dadurch dem Gau eingesparte Geld kann dann leicht verwendet werden, um die notwendigen, jederzeit verfügbaren Betten zu beschaffen. Sollte aber aus irgendeinem Grund der Vorschlag nicht angenommen werden, so bitte ich Sie, nicht auf unsere Mithilfe beim Abholen und Transport der Kranken zu rechnen.*« Der Vorschlag wurde natürlich nicht angenommen, die mutige Schwester wurde verhaftet. Ihre Schützlinge wurden nach Hartheim abtransportiert, nur einige wenige konnten sich rechtzeitig verstecken. Die Vinzentinerin musste nach ihrer Haft Salzburg verlassen und das Vermögen der Kongregation wurde zur Strafe konfisziert. Dass sie nicht hingerichtet wurde, ist der Tatsache zu verdanken, dass sie eine Gräfin war und Kirche und einflussreiche Persönlichkeiten hinter sich hatte. Nach Kriegsende kam sie nach Salzburg zurück, um beim Wiederaufbau zu helfen.

Das soeben erwähnte **Schloss Hartheim** bei Eferding war eine der sechs Tötungsanstalten des Dritten Reiches, wo man neben zwanzig-

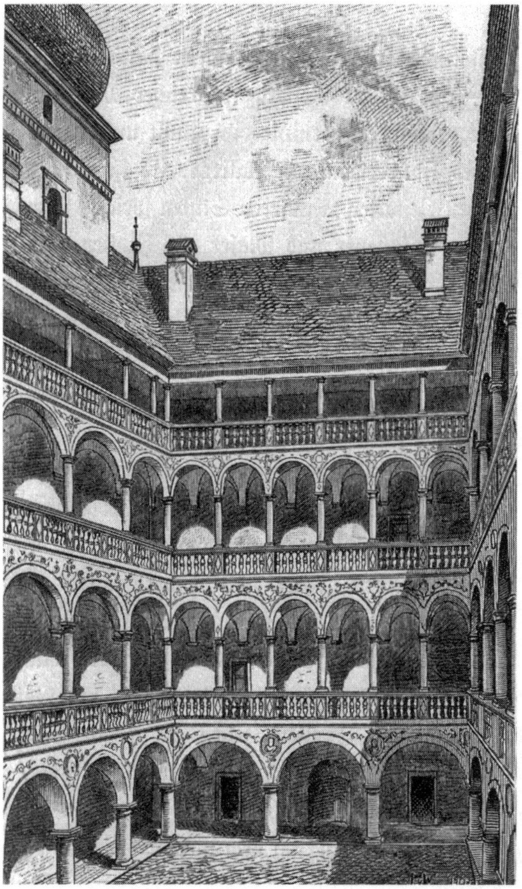

Vom Renaissanceschloss zum Ort des Grauens: Innenhof von Schloss Hartheim um 1880.

tausend Behinderten auch zehntausend KZ-Häftlinge mit *Kohlenmonoxydgas* ermordete. In den psychiatrischen Anstalten wurden ebenfalls Tausende Kranke getötet, und zwar sowohl durch medizinische Handlungen als auch durch Unterlassung jeder Pflege: Man ließ sie einfach verhungern (»wilde Euthanasie«, auch Aktion Brandt genannt, nach Karl Brandt, Begleitarzt Hitlers). Gott und das sechste Gebot waren ebenso vergessen wie der Eid des Hippokrates, wenn Ärzte das Gas aufdrehten oder tödliche Spritzen gaben. Wer waren diese Ärzte? Darüber fehlen die Quellen, so wurden in Steinhof vor Kriegsende unzählige Akten verbrannt, darunter fast alle Personalakten. Zeitzeugen des Grauens haben sich keine gefunden.

Die Gehirne der in der Heilpädagogischen Klinik am Spiegelgrund in Steinhof getöteten Kinder wurden noch lange für die wissenschaftliche Forschung aufbewahrt. Sie wurden am 28. April 2002 in einem Ehrengrab auf dem Zentralfriedhof beigesetzt. Auf dem Gelände der ehemaligen Heil- und Pflegeanstalt am Steinhof erinnert ein Mahnmal aus 772 Licht-Stelen an sie.

Im Zeichen des Hakenkreuzes

Das Jahr 1938 brachte die tiefste Zäsur im medizinischen Bereich, die es je gegeben hatte. Einerseits büßte Österreich durch Vertreibung und Ermordung unzählige Ärzte und damit riesiges medizinisches Know-How ein: In Wien waren mehr als fünfundsechzig Prozent der Ärztinnen und Ärzte aufgrund der Nürnberger Rassengesetze mit 1. Oktober 1938 von der Berufsausübung ausgeschlossen und mehr als drei Viertel (153 von 197) aller Lehrenden an der medizinischen Fakultät wegen jüdischer Abstammung oder klerikal-ständestaatlicher Gesinnung entlassen worden. Andererseits gelangte nationalsozialistisches Gedankengut in die Medizin. Auf die Ärzteschaft wurde – sofern sie sich nicht den neuen Herren freudig anschloss – ideologischer Druck ausgeübt und die Studentenschaft in unvorstellbarem Ausmaß mit den neuen Lehrmeinungen indoktriniert. Überall im öffentlichen Gesundheitswesen machten sich nationalsozialistische Ärzte breit. An den Medizinischen Fakultäten wurden die verwaisten Lehrkanzeln mit Nationalsozialisten oder deren Sympathisanten besetzt. Es wurden Lehrkanzeln für Erb- und Rassenkunde errichtet und Lehrpläne und -inhalte vor allem in den Fächern Psychiatrie und Anthropologie geändert.

Als einer der neuen »Gelehrten« ist **Eduard Pernkopf** (1888–1955) zu erwähnen, dessen bis heute immer wieder verlegter *Atlas der topographischen und angewandten Anatomie des Menschen* am ihm zur Verfügung gestellten umfangreichen »Sektionsmaterial«, den Leichen der im Wiener Landesgericht hingerichteten Widerstandskämpfer, erarbeitet wurde. 1920 war Pernkopf Assistent des Anatomen Ferdinand Hochstetter (1861–1954), 1928 wurde er Professor der Anatomie. Gleich nach dem Anschluss wurde er zum Direktor des Anatomischen Instituts ernannt und war von 1943 bis April 1945 Rektor. Obwohl er nach Kriegsende entlassen wurde, blieb er bis 1949 Mitglied der Akademie der Wissenschaften. Es ist eine unbestrittene Tatsache, dass viele Mediziner – selbst wenn sie nicht persönlich in Verbrechen verwickelt waren – den Nationalsozialisten für ihre Ideologie Argumente lieferten, diese vertraten oder Nutznießer des Systems waren. Sogar der spätere Nobelpreisträger Konrad Lorenz (siehe S. 278f.) verwendete das NS-Vokabular und schrieb 1940 Sätze wie diesen: »*Sollte sich dagegen herausstellen, dass unter den Bedingungen der Domestikation keine Häufung von Mutationen stattfindet …, so müsste die Rassenpflege auf eine noch schärfere Ausmerzung ethisch Minderwertiger bedacht sein, als sie es heute schon ist.*«

Unfassbar aber waren die Verbrechen der Mediziner, die sich an der Tötungsmaschinerie und den medizinischen Experimenten des Dritten Reiches aktiv beteiligten[83]. Im Nürnberger Ärzteprozess wurden zwei österreichische Ärzte, die Internisten **Hans Eppinger** (1879–1946) und sein Mitarbeiter **Wilhelm Beiglböck** (1905–1963), wegen krimineller, menschenverachtender Versuche angeklagt. Sie hatten 1944 im Konzentrationslager Dachau an »Meerwasserversuchen« im Auftrag der Marine gearbeitet: Dabei wurde den Probanden aus den Volksgruppen der Roma, Sinti und Jenischen sämtliches Süßwasser vorenthalten, sie bekamen nur Meerwasser zu trinken. Die meisten von ihnen starben innerhalb kürzester Zeit. Eppinger beging 1946 Selbstmord. Beiglböck wurde zu 15 Jahren Haft verurteilt, von denen er nur acht tatsächlich absitzen musste. Nach seiner Haftentlassung im Jahre 1955 wurde er Primar am Krankenhaus der deutschen Stadt Buxtehude.

Vom Umgang mit der Vergangenheit

Bei der »Entnazifizierung« drückte man in Österreich oft nicht nur eines, sondern beide Augen zu und zog die wenigsten dieser Verbrecher zur Verantwortung. Von Volksgerichtshöfen wurden zwei der allerschlimmsten zum Tod verurteilt und hingerichtet, ihre Mitschuldigen kamen mit geringeren Strafen davon, viele wurden vorzeitig bedingt aus der Haft entlassen, viele mangels an Beweisen freigesprochen. Etliche machten später unbeschadet Karriere.

Der erste Prozess, der wegen der Ermordung geistig und körperlich behinderter Menschen geführt wurde, fand 1946 in Klagenfurt statt.

Franz Niedermoser (1901–1946), der leitende Arzt der Landes-Irrenanstalt und des angrenzenden Landes-Siechenhauses, wurde wegen vorsätzlicher Ermordung von mindestens vierhundert Patientinnen und Patienten zum Tod verurteilt und hingerichtet. Drei Mitangeklagte des Pflegepersonals wurden ebenfalls zum Tode verurteilt, zwei Frauen und ein Mann: Dieser beging Selbstmord, eine der Frauen starb 1951 im Gefängnis, und die zu lebenslanger Haft begnadigte Oberpflegerin Ottilie Schellander wurde 1955 bedingt entlassen.

Der aus Leipzig stammende Primararzt **Ernst Illing** (1904–1947), Gauhauptstellenleiter im Stabe des Rassenpolitischen Amtes und Direktor der Wiener Heilpädagogischen Klinik am Spiegelgrund, wurde wegen Verabreichung tödlicher Arzneien, Lumbalpunktionen und Veranlassung der Verabreichung tödlicher Arzneien in Speisen oder mittels Injektionen in circa zweihundert Fällen zum Tod verurteilt und hingerichtet; seine Mitarbeiterin, die Ärztin Marianne Türck, wurde zu zehn Jahren Haft verurteilt.

Ein weiterer Stationsarzt vom Spiegelgrund, **Heinrich Gross** (1915–2005), kam erst 1950 vor Gericht. Er wurde zwar zu zwei Jahren Haft verurteilt, berief allerdings dagegen, und 1951 wurde das Verfahren eingestellt. Bald danach begann er mit der wissenschaftlichen Auswertung der Gehirne der Kinder vom Spiegelgrund und publizierte zahlreiche Arbeiten. 1968 richtete man ihm für seine weiteren Hirnforschungen das *Ludwig Boltzmann-Institut zur Erforschung der Mißbildungen des Nervensystems* ein. Er wurde mit dem Theodor-Körner-Preis ausgezeichnet und bekam das Ehrenkreuz für Wissenschaft und Kunst erster Klasse. Er war einer der bekanntesten Psychiater Österreichs, bis ihn langsam, Stück für Stück, die Vergangenheit einholte, nicht zuletzt durch die Bestellung als Gutachter im Fall Zawrel, bei welchem es sich um einen Überlebenden vom Spiegelgrund handelte. Als man Gross dann – sehr spät, aber doch noch – im Jahre 2000 vor Gericht stellen wollte, war er bereits dement und daher verhandlungsunfähig. Nur das Ehrenkreuz nahm man ihm wieder ab. Ähnlich gelagert war der Fall eines anderen Psychiaters: **Hans Bertha** (1901–1964), 1940 Euthanasie-Gutachter und

1944 Direktor der Heil- und Pflegeanstalt Steinhof, konnte seine akademische Karriere ebenfalls nach 1945 fortsetzen und wurde Professor und schließlich Leiter der Psychiatrie in Graz.

Das zur NS-Zeit an den Universitäten vorgetragene Gedankengut war noch lange nach Kriegsende bei Österreichs Medizinern tief verankert, und nicht nur bei diesen. Die Entnazifizierung fand zwar statt, doch hatten beide Großparteien Rücksichten zu nehmen. Der damals recht zögerliche Umgang mit der Verarbeitung und die Tatsache, dass die vertriebenen jüdischen Mediziner (und natürlich alle Vertriebenen) nicht ernsthaft zurückberufen wurden, ist der Öffentlichkeit erst in den letzten Jahren zu Bewusstsein gekommen. Das war vor allem auf mangelndes Interesse der Ministerialbürokratie an Berufungen und Rückberufungen aus dem Ausland zurückzuführen, wie schon die Rektorenkonferenz 1949 feststellen musste. Unser Land wurde für etliche Jahre zur geistigen Provinz. Forschung und Fortschritt geschahen wieder einmal – anderswo.

Unter den wenigen Rückkehrern sind zwei Ärzte namentlich zu erwähnen: **Erwin Stransky** (1877–1962), der 1945 den Neuaufbau der Nervenklinik am Rosenhügel übernahm und erfolgreich durchführte. Seine Untersuchungen befassten sich vor allem mit manisch-depressiven Krankheitsbildern, angewandter Psychopathologie und psychischer Hygiene. Er war Ehrenmitglied der *American Psychiatric Association.* Der andere Remigrant war **Hans Hoff** (1897–1969), ab 1950 Vorstand der Universitätsklinik für Psychiatrie und Neurologie. Bekannt sind seine Einrichtungen zur Heilung der Alkoholiker, seine Fürsorgeschulung für »Irrenpflegerinnen« und seine weit reichende Vortragstätigkeit.

Die Entnazifizierungsgesetze

Als belastet eingestufte Personen wurden durch die Entnazifizierungsgesetze von der Ausübung der ärztlichen, tierärztlichen und pharmazeutischen Berufe bis zum 30. April 1955 ausgeschlossen. Minderbelastete Personen, die in der ursprünglich vom österreichischen Nationalrat beschlossenen, aber vom Alliierten Kontrollrat beeinspruchten Gesetzesfassung des Jahres 1946 von Beschränkungen nicht betroffen gewesen wären, wurden mit Berufsverbot bis zum 30. April 1950 belegt. Damit war mehr als 2000 Ärzten, 221 Zahnärzten, 535 Pharmazeuten und fast 400 Tierärzten die berufliche Betätigung bis auf weiteres untersagt, was die medizinische Versorgung der Bevölkerung schwer getroffen hätte. Es gab jedoch einen bereits im Gesetz vorgesehenen Ausweg: Die Legalisierung der Tätigkeit von minder belasteten Personen durch »besonders zu diesem Zweck gebildeten Kommissionen«. Diese verbanden die Wiederzulassung mit Auflagen, etwa bezüglich der Institution oder des Ortes der Betätigung, doch konnten auf diese Art fast alle Minderbelasteten wieder ihren Beruf ausüben. Sogar **Max Tobis**, der nach 1938 in verschiedenen medizinischen Organisationen führend tätig war und 1941 als Kommissar an der Verfolgung der letzten jüdischen Ärzte und Ärztinnen Wiens mitgewirkt hatte, konnte ungehindert weiter praktizieren. Der Schwiegersohn des damaligen Vizekanzlers Adolf Schärf, **Paul Kyrle**, ehemaliger NS-Parteigenosse und SS-Oberscharführer, wurde von der Sonderkommission freigesprochen und war bereits 1950 Chef der chirurgischen Abteilung der Rudolfsstiftung. Der ehemalige SS-Offizier und Gauärzteführer Wiens, **Otto Planner-Plann**, wurde 1955 in den Vorstand der Wiener Ärztekammer und der ehemalige Gauärzteführer Kärntens, **Oscar Kauffmann**, 1954 sogar zum Ärztekammerpräsidenten Kärntens gewählt.

Die verwaisten Lehrkanzeln

Nach Kriegsende waren drei Viertel der als Beamte im Gesundheitswesen tätigen und der an den Hochschulen lehrenden Mediziner entlassen worden, so reduzierte sich beispielsweise in Wien der 1945 erreichte Stand von ungefähr zweihundert Professoren und Dozenten auf etwa fünfzig Personen. An der Medizinischen Fakultät hätte *»eine sofortige Entlassung aller NSDAP-Mitglieder und -Anwärter den Zusammenbruch des Klinikbetriebs bedeutet«*, schreibt Ingrid Arias im Beitrag über die

Medizinische Fakultät im neu erschienenen Buch *Zukunft mit Altlasten*[84]. Das Verbotsgesetz von 1945 enthielt den Paragraphen 27[85], aufgrund dessen es möglich war, durch Gnadenakt ehemalige Nationalsozialisten von der Registrierungspflicht und den Sühnefolgen zu befreien. Dies kam dem Chirurgen Leopold Schönbauer (siehe S. 280) zugute, der daher in seinem Amt verblieb.

Um die personelle Leere an den Fakultäten zu füllen, wurden zuerst viele der im Jahre 1938 entlassenen oder pensionierten alten Ordinarien, die nicht hatten emigrieren müssen und meist katholisch-konservativ waren, wieder eingestellt. Bei neuen Lehrkanzelinhabern blieben Unauffälligkeit während der NS-Zeit und das passende Parteibuch nach Kriegsende noch lange die Kriterien für ihre Berufung, obwohl sie – abgesehen von einigen Ausnahmen – durch die langjährige Indoktrination bewusst oder unbewusst tief im NS-Gedankengut verwurzelt waren und jeder Auseinandersetzung mit diesem aus dem Weg gingen. Das *Nationalsozialistengesetz* von 1947 und die *Minderbelastetenamnestie* von 1948 führten zur Rückkehr vieler der 1945 entlassenen Universitätslehrer, darunter auch solcher, die während der NS-Zeit eine aktive Rolle gespielt hatten.

Wie problematisch das geistige Klima an österreichischen Hochschulen war, zeigte noch 1965 der *Fall Borodajkewycz*, an dessen Aufdeckung der spätere Finanzminister Ferdinand Lacina und der derzeitige Bundespräsident Heinz Fischer maßgeblichen Anteil hatten. Der an der Hochschule für Welthandel lehrende Professor Taras Borodajkewycz war während der Vorlesungen wiederholt durch antisemitische Äußerungen und das Bekenntnis zu seiner NS-Vergangenheit aufgefallen. Erst durch Druck der Öffentlichkeit wurde er seiner Funktion enthoben.

Der Vater der Graugänse

»Die Problematik im Fall von Lorenz besteht nicht allein darin, dass seine Verdienste um die Wissenschaft und den Umweltschutz ebenso unbestreitbar sind wie seine nationalsozialistische Parteigängerschaft. Sie

besteht vor allem darin, dass sich das eine nicht so einfach vom anderen trennen lässt«, stellen die Autoren Föger und Taschwer, die sich eingehend mit der Persönlichkeit von **Konrad Lorenz** (1903–1989) und dessen Leben auseinandersetzten, in ihrem 2001 erschienenen Buch[86] fest.

Sein deutschnationaler Vater **Adolf Lorenz** (1854–1946) war von 1889 bis 1924 Direktor der Orthopädischen Universitätsklinik in Wien. Weltruhm erlangte er durch die *unblutige Einrichtung der angeborenen Hüftverrenkung* (Hüftgelenksluxation) bei Wickelkindern durch Spreizpolster und -windel und seine ebenfalls unblutige Behandlung des Klumpfußes. Er war dreimal für den Nobelpreis nominiert. Seine interessante ehemalige Ordination in der Wiener Rathausstraße 21 wurde später von seinem Sohn Albert weitergeführt und kann heute noch besichtigt werden.

Konrad Lorenz hatte als Kind bereits dem Verhalten von Tieren seine Aufmerksamkeit geschenkt, studierte aber auf Befehl des Vaters Humanmedizin und wandte sich erst dann der Zoologie zu. Nach seiner Promotion im Jahre 1928 war er bis 1935 Assistent bei Ferdinand Hochstetter (1861–1954) am Zweiten Anatomischen Institut der Universität Wien, der ein Magnet für deutsch-nationale und völkisch gesinnte Studenten war. 1933 promovierte er im Fach Zoologie und 1937 wurde ihm die Lehrbefugnis für *Zoologie mit besonderer Berücksichtigung der vergleichenden Anatomie und Tierpsychologie* an der Universität Wien erteilt. Damals forschte er bereits mehrere Monate lang in Altenberg zusammen mit Nicolaas Tinbergen am Verhalten der Graugänse. Schon 1938 wurde Lorenz Mitglied der NSDAP. Im Jahre 1940 wurde er als Professor und Leiter des Instituts für vergleichende Psychologie (Kant-Lehrstuhl) nach Königsberg berufen, 1941 wurde er zur Armee eingezogen. Nach kurzer Grundausbildung kam er 1942 als Heerespsychiater in ein Lazarett in Posen. Welche Aufgaben er dort zu erfüllen hatte, ist weitgehend ungeklärt. Belegt ist seine Mitarbeit an einer rassenkundlichen Studie an Posener deutsch-polnischen Mischlingen und Polen. 1944 geriet Lorenz in sowjetische Kriegsgefangenschaft.

Als er drei Jahre nach Kriegsende aus russischer Gefangenschaft heimkehrte, wurde im November 1948 eine Kommission eingesetzt, die sich

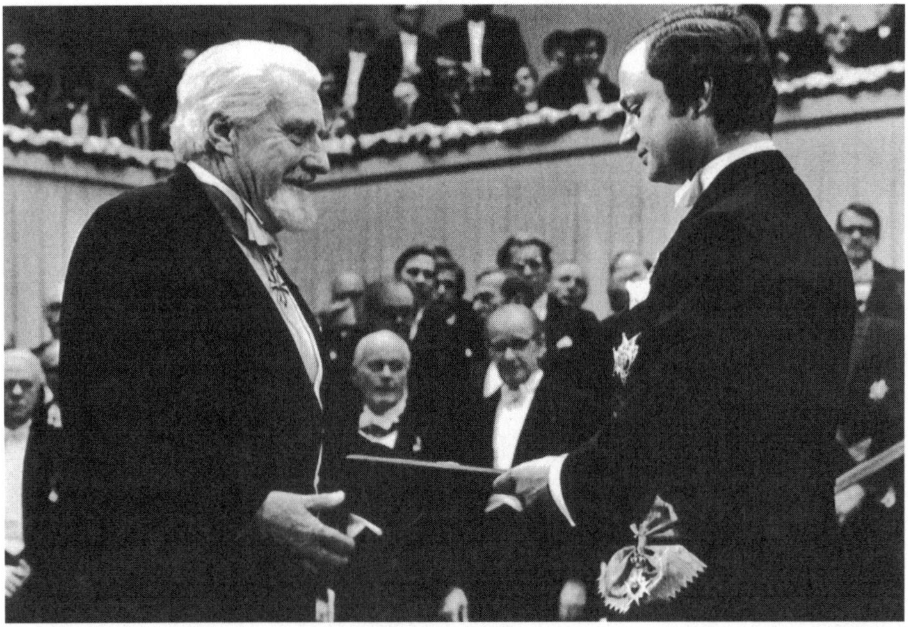

König Karl Gustav von Schweden überreicht dem österreichischen Forscher Konrad Lorenz den Nobelpreis für Medizin 1973.

für die Wiedererteilung seiner Lehrbefugnis aussprach. Seine Berufung an die Universität Graz wurde jedoch vom Unterrichtsminister Felix Hurdes verhindert. 1949 gründete Lorenz auf seinem Gut in Altenberg eine Station für *vergleichende Verhaltensforschung*. Sein weiterer Weg führte ihn nach Deutschland, zuerst als Gastprofessor nach Münster und München, dann ans Max-Planck-Institut für Verhaltensphysiologie in Seewiesen bei Starnberg, dessen Direktor er lange Jahre war. 1973 erhielt er gemeinsam mit Karl Frisch und Nicolaas Tinbergen den Nobelpreis *»für ihre Entdeckungen zur Organisation und Auslösung von individuellen und sozialen Verhaltensmustern«*. Im selben Jahr wurde er Leiter der Abteilung für Tiersoziologie am Institut für vergleichende Verhaltensforschung der Österreichischen Akademie der Wissenschaften, das 1945 von Otto König am Wilhelminenberg gegründet worden war. Nach Lorenz' Tod wurde dem Namen des Instituts der seine vorangestellt.

Der Retter des Allgemeinen Krankenhauses

Zu den 1945 von der Entlassung nicht betroffenen Lehrkanzelinhabern zählte der Chirurg **Leopold Schönbauer** (1888–1963). Das Karzinom und seine Genese beschäftigten ihn schon seit der Zeit, als ihm von Julius Tandler (siehe S. 258f.) Aufbau und Leitung des bald weithin bekannten *Strahlentherapeutischen Instituts* im Lainzer Krankenhaus anvertraut worden war. 1939 wurde er an die Erste Chirurgische Universitätsklinik als deren Leiter berufen und war in dieser Position bis zu seiner Emeritierung im Jahre 1961 tätig.

Schönbauer beschäftigte sich daneben mit der *Medizinischen Geschichte Wiens* und verlegte sein umfangreiches und heute noch wichtiges Werk im Jahre 1944 (!). Es mag ihn beim Schreiben der Gedanke beflügelt haben, seinen Kollegen und Studenten Stoff zum Nachdenken über Fragen der ärztlichen Ethik zusätzlich zur Geschichte zu liefern. Ohne Färbung durch nationalsozialistisches Vokabular bezog er die Leistungen jüdischer Ärzte ebenso in seine mit dem Anschluss endende Darstellung ein wie seine eigene Sympathie für die Habsburger. Das Vorwort schloss mit einem Ausspruch Kronprinz Rudolfs von 1887: »*Das kostbarste Kapital des Staates und der Gesellschaft ist der Mensch.*« Die NS-Zensur las es entweder gar nicht oder las über solche Passagen hinweg. Schönbauer erhob seine Stimme aber niemals laut gegen die Menschenversuche der SS-Ärzte in den Konzentrationslagern, von denen er und der Schöpfer der modernen Unfallchirurgie, der spätere Leiter des Unfallkrankenhauses in Wien-Meidling **Lorenz Böhler** (1885–1973), spätestens im Mai 1943 anlässlich einer Ärztetagung in Berlin erfahren hatten.

Im April 1945 wählte ihn die Belegschaft des Wiener Allgemeinen Krankenhauses zum Direktor. »*Schönbauer war eine starke, durch Unerschrockenheit ausgezeichnete Persönlichkeit, die besonders in kritischen Situationen zur Geltung kam*«, wie Professor Fuchsig, sein Nachfolger als Leiter der Universitätsklinik, im Nachruf auf ihn ausführte. Am 8. April 1945 hatte die *Rote Armee* bereits in voller Breite den Gürtel erreicht, als eine Wehrmachtseinheit das Allgemeine Krankenhaus als Stützpunkt benutzen wollte. Schönbauer konnte an der Spitze seiner Ärzte und Schwestern die Soldaten unter Hinweis auf die vielen Verwundeten im Haus davon abhalten. Wenige Stunden später trat er mit ebenso großer Entschiedenheit den Russen entgegen, als sie in das Krankenhaus eindrangen.

In seinen letzten Lebensjahren war Schönbauer als ÖVP-Abgeordneter zum Nationalrat politisch tätig und noch an den Planungen für den Neubau des Allgemeinen Krankenhauses beteiligt.

Der Arzt der Könige

Zu den wenigen Österreichern unter den international angesehenen Ärzten unmittelbar nach dem Zweiten Weltkrieg zählten der Wiener Chirurg **Fritz Demmer** (1884–1967), der die vereinfachte Asepsis der Hände mit desinfizierten Gummihandschuhen einführte, der Pathologe **Hermann Chiari** (1897–1969), der Orthopäde **Hans Spitzy** (1872–1956) und der Remigrant **Max Neuburger** (1868–1955). Alle aber überstrahlte an Ruhm der aus Linz stammende **Karl Fellinger** (1904–2000), der seine Ausbildung in Wien absolviert hatte: Im Jahr 1937 habilitierte er über das *thyreotrope Hormon bei Hyperthyreosen* und wurde anschließend zum Primararzt der Medizinischen und der Stoffwechselabteilung des Krankenhauses Lainz ernannt. 1938 wurde er von den Nazis als politisch unzuverlässig seines Amtes enthoben und diente ab 1940 als Militärarzt an der Ostfront. Nach Kriegsende übernahm er zunächst die Leitung der Wiener Poliklinik, bis er im Juni 1946 zum Vorstand der Zweiten Medizinischen Universitätsklinik berufen wurde, die er unter unsäglich schwierigen Bedingungen reorganisierte.

»Langsam fanden sich die Mitarbeiter – die meisten ebenfalls Heimkehrer aus dem Militärdienst – wieder ein, aber der Sachmangel lastete weiter auf uns: Improvisieren war die Parole. Zeitweise mußten wir etwa wegen der häufigen Stromausfälle unsere Spritzen und Nadeln in einem

Aluminiumtopf auf einem Kanonöfchen sterilisieren; mit Medikamenten mußten wir sehr sparsam sein, einige wichtige wie zum Beispiel Insulin hielt ich unter Verschluß und gab sie nur in dringenden Fällen heraus. Diese prekäre Situation besserte sich später durch einen Glücksfall. Ich wurde nämlich zur Frau eines Obersten der französischen Besatzungsarmee gerufen und behandelte sie erfolgreich an der Poliklinik. Durch diese Patientin kam ich mit dem Oberstkommandierenden der Franzosen, General Bethouart, in Kontakt, in dessen Haus ich oft eingeladen war, und auf Umwegen kamen wir so zu den ersten Penicillinpäckchen, und zu manchem anderen Medikament.«

Unter Fellingers Leitung fand die Wiener medizinische Schule endlich wieder Anschluss an die internationale Forschung, zuerst auf dem Gebiet der Inneren Medizin, das in den fünfziger Jahren weltweit noch am Anfang stand. Fellinger und seine Schüler spezialisierten sich auf *Rheumatologie*, *Nuklearmedizin* und *Elektronenmikroskopie*. Sein Labor für klinische Elektronenmikroskopie war eine wissenschaftliche Sensation. Fellinger leitete die Klinik bis 1975 und gehörte zu den begehrtesten Spezialisten der Welt, prominente Patienten blieben nicht aus. Zu diesen zählten der saudiarabische König Abd al-Aziz ibn Saud, der persische Schah Mohammad Reza Pahlavi, der afghanische König Zahir Schah, König Hassan II. von Marokko, der pakistanische Präsident Zia-ul-Haq, der ökumenische Patriarch Athenagoras I. von Konstantinopel und der Präsident von Sierra Leone, Siaka Stevens. Er behandelte aber auch ganz »gewöhnliche« Leute, und manche davon kostenlos.

Der breiten Öffentlichkeit wurde er als »Fernsehprofessor« bekannt, der in der ORF-Serie *Der gläserne Mensch* den Zusehern spannendes medizinisches Wissen vermittelte. 1964 wurde er zum Rektor der Universität gewählt. Er war vier Jahre lang Präsident des Obersten Sanitätsrats und galt als Doyen der Internisten Österreichs. Nach seiner Emeritierung wurde er 1975 zum Vizepräsidenten, später zum Präsidenten des *Rudolfiner-Verein-Rotes Kreuz* gewählt und stand bis 1994 der von Theodor Billroth gegründeten Krankenanstalt *Rudolfinerhaus* und der

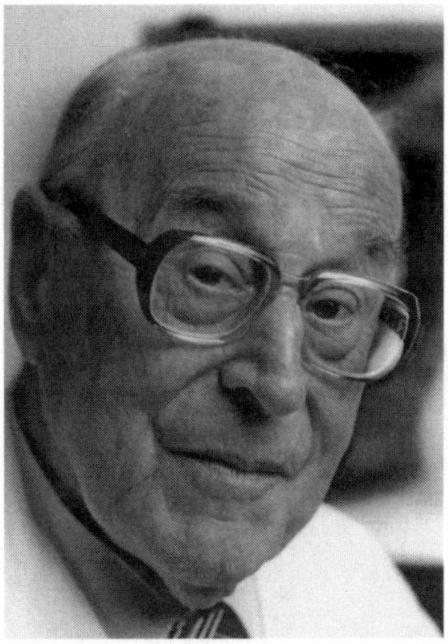

Unter Karl Fellinger erntete die österreichische Medizin wieder internationale Anerkennung.

angeschlossenen Krankenpflegeschule vor. Das kleine Museum und ein Denkmal erinnern dort an ihn. Neben zahlreichen wissenschaftlichen Publikationen verfasste er ein zweibändiges Lehrbuch der Inneren Medizin und die Autobiografie *Arzt zwischen den Zeiten*. Nach seinem Tod wurde im Jahr 2002 auf Initiative seiner Witwe der gemeinnützige Verein *Fellinger-Krebsforschung* mit Sitz im Rudolfinerhaus gegründet, der Krebsforschungsprojekte unterstützt.

Fellingers Nachfolger bei den illustren Patienten wurde der bekannte Gastroenterologe und Hepatologe **Anton Neumayr** (geb. 1920) aus Hallein, der auch als am Mozarteum ausgebildeter Pianist bekannt wurde. In seinen hochinteressanten Büchern setzt er sich mit den Krankengeschichten berühmter Musiker (*Musik und Medizin*, 3 Bände) und Diktatoren auseinander. Sein bisher letztes Werk trägt den Titel *Vom historischen Jesus zum päpstlichen Absolutismus*.

Als Vertreter der nun wieder zu Ansehen gekommenen Wiener Schule machten in der breiten Öffentlichkeit und der Fachwelt unter anderem der »Fernsehdoktor« **Karl Hermann Spitzy** (geb. 1915, Fachgebiet Chemotherapie), der Gerichtsmedizinier **Wilhelm Holczabek** (1918–2001) und der Psychiater **Erwin Ringel** (1921–1994) auf sich aufmerksam. Letzterer widmete sich der *Selbstmordforschung* (besser

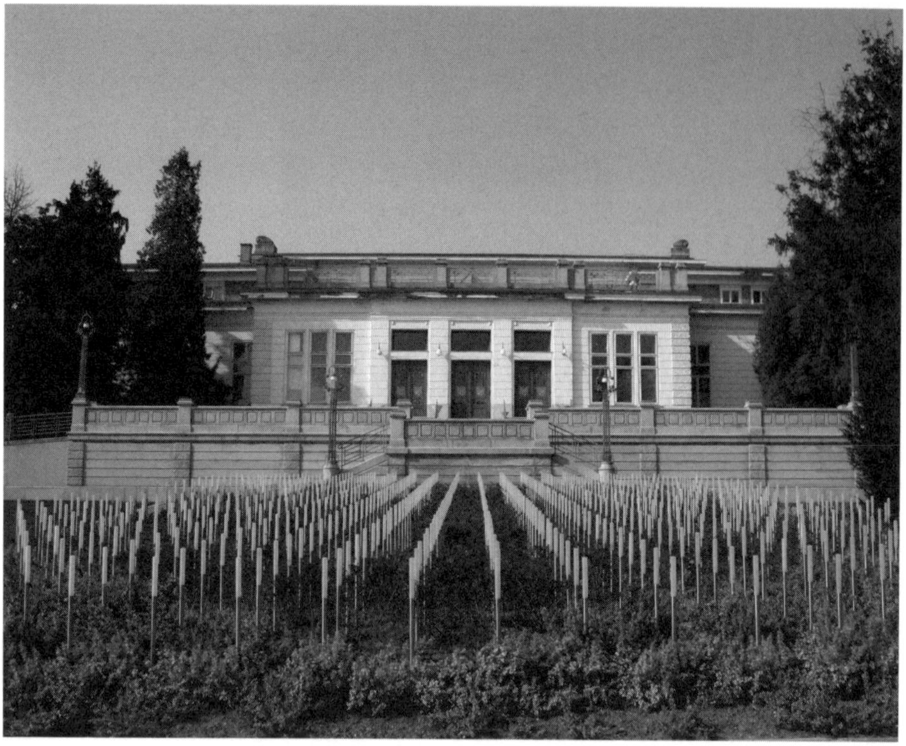

Mahnmal für die am Spiegelgrund ermordeten Kinder.

Selbsttötungsforschung) und baute 1948 das weltweit erste *Selbstmordverhütungszentrum* in Wien auf. Von 1953 bis 1964 leitete er unter dem Remigranten Hans Hoff (siehe S. 275) die Frauenabteilung an der Psychiatrischen Universitätsklinik in Wien und gründete hier die erste psychosomatische Station in Österreich. 1984 brachte ihm sein Buch *Die Österreichische Seele* großen Erfolg, aber auch zahlreiche Anfeindungen, die damals erhaltenen Beinamen reichen von »Seelendoktor der Nation« bis zu »Nestbeschmutzer«.

Hanno Millesi (geb. 1927) war einer der ersten, der mikrovaskuläre Methoden in der Plastischen Chirurgie anwendete. Er führte 1974 an der Abteilung für Plastische und Wiederherstellende Chirurgie der Zweiten Chirurgischen Universitätsklinik einen Replantationsdienst ein, der der erste seiner Art in Europa war. Er ist heute als ärztlicher Direktor der

Wiener Privatklinik (ehemaliges Sanatorium Löw) tätig. Der aus Bludenz stammende Gynäkologe **Hugo Husslein** (1908–1985) trat gegen die *Fristenlösung* ein. Er führte Schwangerenberatungsstellen ein und gründete die Gesellschaft zur Familienplanung. Der Kinderarzt **Andreas Rett** (1924–1997) entdeckte das nach ihm benannte *Rett-Syndrom*, eine Hirnstoffwechselerkrankung, die nur bei Mädchen auftritt. Der aus Stockerau gebürtige Kardiologe **Fritz Kaindl** (geb. 1922) wurde zum Lehrer zahlreicher berühmter Herzspezialisten.

Internationalen Ruhm als Pionier der Weltraummedizin erlangte der »Weltraum-Doktor« **Herbert Pichler** (geb. 1921). 1947 entdeckte er in Zürich die *Penicillin-Allergie* und bewahrte dadurch viele Menschen vor schweren Schäden. Als Facharzt für Hals-, Nasen- und Ohrenkrankheiten setzte er Arbeiten des ersten österreichischen Nobelpreisträgers für Medizin **Robert Barany** (1876–1936) über den Gleichgewichtsapparat im Ohr fort und beschäftige sich mit dem neuen Aspekt der medizinischen Auswirkungen der Raumfahrt auf den Menschen. Für sein neues Forschungsgebiet wurde der Name *Extraterrestrische* (außerirdische) *Vestibularforschung* gewählt. Ab 1963 kam es zu einer Zusammenarbeit mit der Gruppe um Wernher von Braun in Huntsville (Alabama, USA). Pichler gestaltete ferner im österreichischen Fernsehen eine eigene Serie mit dem Titel *Der Mensch im Weltraum*. Zusammen mit einem Fernsehteam kommentierte er im Juli 1969 stundenlang die erste Mondlandung, bald folgte sein Buch zu diesem Thema. Pichler gründete 1974 das *Österreichische Institut für Flugmedizin und Weltraumbiologie* und leitete auch weiterhin seine schon 1950 gegründete Firma *Sigmapharm*, deren Schwerpunkt auf der Produktion von sterilen und nichtsterilen flüssigen Arzneimittelzubereitungen liegt.

Die immer stärker werdende Spezialisierung und die globale Vernetzung erlauben es heute zahlreichen österreichischen Forschern, international anerkannte Leistungen zu vollbringen, wie zum Beispiel die Entwicklung der biologischen Verankerung von Hüftgelenksimplantaten als revolutionäre Alternative zur herkömmlichen Fixierung mittels Knochenzement durch den Orthopäden **Karl Zweymüller** (geb. 1941).

Wo stehen wir heute?

Der Begriff *epidemiologische Transition* steht für einen langfristigen Wandel der Todesursachen. Im 20. Jahrhundert gingen bei uns die Infektionskrankheiten zurück, vor allem nach dem Zweiten Weltkrieg. Derzeit spielen sie dank Impfungen und Antibiotika keine große Rolle mehr, an ihre Stelle sind dafür chronische Leiden getreten, die wir – da wir viel älter werden als unsere Vorfahren – im wahrsten Sinn des Wortes erleben, bis wir schließlich daran sterben. An erster Stelle stehen Herz- und Kreislauferkrankungen, gefolgt von bösartigen Krebsgeschwüren (alljährlich zwanzigtausend Krebstote und fünfunddreißigtausend Neuerkrankungen in Österreich!), Diabetes, begünstigt oder gar verursacht durch unseren eigenen Lebensstil. Hier setzen die Vorsorgeuntersuchungen an, denn durch Frühdiagnose kann manches Übel rechtzeitig behandelt werden. Die rasante technische Entwicklung brachte eine Unzahl neuer diagnostischer und therapeutischer Möglichkeiten, von denen in den Nachkriegsjahren niemand auch nur hätte träumen können. Sie werden ständig verfeinert und für den Patienten immer weniger belastend, wie zum Beispiel die *Telemetrische Kapselendoskopie*, bei der eine Kapsel geschluckt wird, die dann einige Stunden lang Bilder von der Darmpassage sendet. Die *Kernspin-Tomographie* (Magnet-Resonanz-Tomographie) ermöglicht praktisch nebenwirkungsfrei Bilder aus dem Körperinneren zu machen.

Die medizinischen Probleme der Frauen haben sich vollkommen geändert, seit man die Fortpflanzung in den Griff bekommen hat, wozu Österreicher ihren Beitrag geleistet haben. Der Kärntner **Hermann Knaus** (1892–1970), ab 1950 Leiter der gynäkologischen Abteilung des

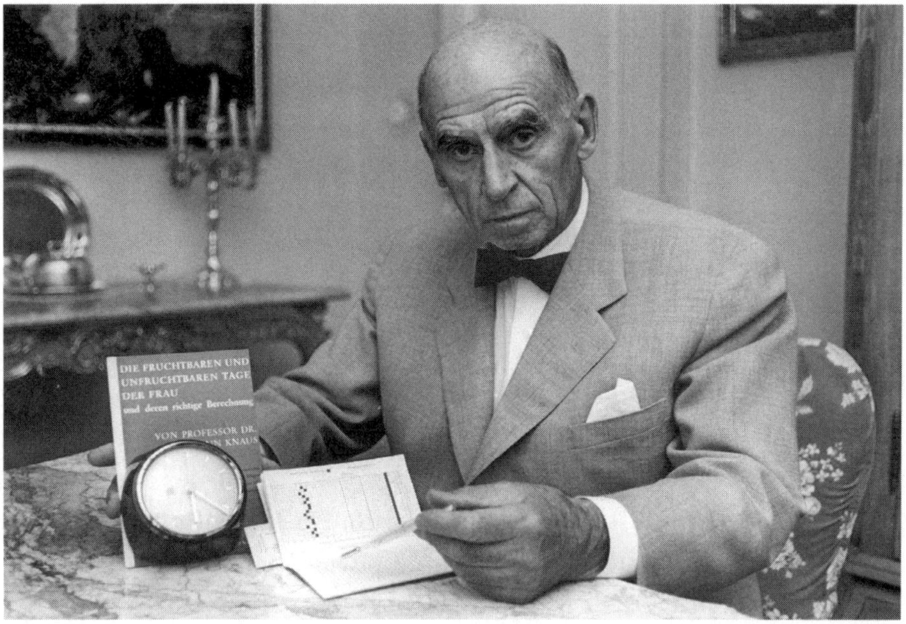

Der Erfinder der natürlichen Empfängnisverhütung war ein Österreicher: Hermann Knaus.

Lainzer Krankenhauses in Wien, stellte zusammen mit dem Japaner Kyusaku Ogino eine Theorie über die Perioden der Fruchtbarkeit der Frau und über die Empfängnisverhütung auf. Die von ihnen ausgearbeitete *Kalendermethode* wird von der katholischen Kirche akzeptiert, im Gegensatz zur »Pille«, die einen verlässlicheren Empfängnisschutz bietet. Ihr Erfinder, der Chemiker **Carl Djerassi**, wurde 1923 in Wien als Sohn eines österreichisch-bulgarischen Ärzteehepaars geboren und musste wie viele Menschen jüdischer Abstammung in die USA emigrieren. Djerassi gelang es dort Anfang der fünfziger Jahre, das Schwangerschaftshormon *Gestagen* künstlich herzustellen. Gemeinsam mit den Pharmakologen Gregory Pincus und John Rock entwickelte er damit im Oktober 1951 die erste Pille zur Empfängnisverhütung, die aber erst 1960 von der *US-Arzneimittelbehörde FDA* (Food and Drug Administration) für diese Indikation freigegeben wurde. Die Konzentration der verwendeten Hormonpräparate war damals noch zweihundertfach höher als bei modernen Präparaten. Djerassi trug unter anderem auch wesentlich zur Synthetisierung von Cortison bei.

Todesfälle im Kindbett kommen bei uns fast nicht mehr vor, die Kindersterblichkeit betrug im Jahre 2001 4,8 (auf 1000 Lebendgeburten). Dafür gehen manche Frauen neue Risiken in Form von vermeidbaren *kosmetischen Operationen* ein. Fruchtbarkeitskliniken helfen in vielen Fällen dort, wo ein Kinderwunsch auf natürlichem Weg nicht erfüllbar ist. Den Frauen werden mehrere Eizellen entnommen und befruchtet, dann setzt man ihnen drei bis vier wieder ein, die restlichen tiefgefrorenen Embryonen müssen nach spätestens einem Jahr vernichtet werden. Eine öffentliche Diskussion, ob dies sinnvoll ist, findet bei uns nicht statt. Sie könnten auch anders verwendet werden, man könnte sie kinderlosen, infertilen Frauen mit Adoptionswunsch zum Austragen freigeben, oder aber – man könnte sie umprogrammieren und aus ihnen bestimmte Gewebsarten bilden, als Ersatzorgane für kranke Menschen.

Anti-Aging ist zum Thema geworden, die moderne *Geriatrie* soll nicht nur die Leiden der immer älter werdenden Menschen behandeln, sondern ihnen möglichst lang ihre Vitalität erhalten. Nicht nur das, die ersten Schritte zur Umkehrung des Alterungsprozesses wurden in der Forschung bereits getan.

Die Schnittstellen zwischen Ingenieurwissenschaften, Biowissenschaften und Medizin sind vielseitig und bieten ein enorm breites Betätigungsfeld von der Bioinformatik über die Medizin- bis hin zur Krankenhaustechnik. Die Technische Universität Graz verfügt zu diesem Zweck über ein eigenes Zentrum für *Biomedical Engineering* und bietet seit dem Wintersemester 2006 das gleichnamige Studium an. Die Meldung ging um die Welt, als es einem interdisziplinären Forscherteam um den Techniker **Gert Pfurtscheller** gelang, einem querschnittgelähmten Mann mittels *Brain-Computer-Interface-Technologie* selbstständiges Essen und Trinken zu ermöglichen.

Das von Fellinger seinerzeit verwendete Schlagwort *gläserner Mensch* hat heute eine neue Bedeutung gewonnen: Nicht nur der Körperbau des Menschen, sondern seine *Erbinformationen* sind durchschaubar geworden sind. Rechner liefern Daten zur Individualität des Menschen, sie teilen Menschen auf Grund einer *Aminosäure* oder einer Base im *Genom* in Klassen ein. Für jeden Wissenschaftler stellt sich die Frage der Ethik, und für uns alle ist zu hoffen, dass der Fortschritt nur zu unserem Besten dient.

In Österreich hat der promovierte Theologe und Mediziner **Johannes Huber**, Professor für Endokrinologie und Reproduktionsmedizin an der Universitätsfrauenklinik in Wien, die nötige Diskussion durch sein Buch *Geheimakte Leben. Wie die Biomedizin unser Leben und unsere Weltsicht verändert* ab dem Jahr 2000 wesentlich angeregt und vertieft. Er versucht die Erkenntnisse und Anwendungsmöglichkeiten der modernen Biomedizin mit philosophischen und theologischen Einsichten zu verbinden, um so interdisziplinär zu einer ethischen Bewältigung der anstehenden Aufgaben und Probleme zu gelangen.

Heiler in unserer Zeit

Die rasante Entwicklung der Medizin ist nicht mehr überschaubar, nicht ganz zu Unrecht ist sie vielen von uns unheimlich. Wir misstrauen gefühlsmäßig den modernen Diagnosegeräten, die nicht mit uns sprechen und denen wir uns ausgeliefert fühlen, und so gut die modernen Arzneimittel sind: Gegen alles helfen sie nicht und Nebenwirkungen haben sie ebenfalls. Der *mündige Patient* sucht sich zu informieren und scheut auch neue Wege nicht.

Seit einiger Zeit öffnet sich die Medizin nicht nur der Technik, sondern auch der Volksmedizin, in der es noch einige Schätze zu heben gibt, und zur Homöopathie. Etliche Ärzte folgen bereits dem Trend der Zeit und etablieren sich als *Alternativmediziner* – gegen gutes Geld, was selbstverständlich ist. Da solche Ärzte zugleich Schulmediziner sind und genau wissen, wann sie ihre Patienten an Fachärzte abgeben müssen, ist der Kranke bei ihnen recht gut aufgehoben.

Viele suchen aber Heiler auf. Wer kein Mediziner ist und trotzdem gewerbsmäßig und ohne ärztliche Aufsicht Kranke behandelt, riskiert in

Österreich eine Anzeige als Kurpfuscher, gebetsheilende Priester ausgenommen. Ein Graubereich bleibt: Unter Geistheilung oder spiritueller Heilung versteht man laut Obrecht den *Heilungsversuch mit Hilfe externer, metaphysischer Wesen und Kräfte*. Die *Wender* haben im alpinen Raum eine lange Tradition, Obrecht stellt in seinem Buch einen solchen vor. Der sympathische alte Bauer betet, pendelt, verkauft aber keine Heilmittel. Er gibt urige und kluge Tipps: Sauerkraut am Morgen senkt den Blutdruck, etwas Sekt hebt ihn. (Stimmt doch, oder etwa nicht?) Die Fähigkeit zum Heilen ist in seiner Familie erblich. Es ist sein Glaube, durch den er Menschen tatsächlich helfen kann. Zweifelsohne ist er ein guter Menschenkenner und begabter Diagnostiker, so einer, wie es der Höllerhansl gewesen sein muss, ein Vertreter der traditionellen mitteleuropäischen Heilkunst. Schaden stiftet er keinen.

Im Grunde hat jeder von uns »heilerische Kräfte«, wenn er sich auf sie besinnt, Körper und Geist ins Gleichgewicht bringt und dem Nächsten mit Anteilnahme und Zuneigung begegnet. Es waren aber nicht solche Kräfte, denen es zu verdanken ist, dass sich unsere durchschnittliche Lebenserwartung in den letzten hundertzwanzig Jahren mehr als verdoppelt hat (2001: Frauen 81,5, Männer 74,6 Jahre). Das ist alleine das Verdienst der Schulmedizin.

Das Wunder von Innsbruck

Zu deren Höhepunkten zählen die Leistungen an der Medizinischen Universität Innsbruck. Mit **Burghard Breitner** (1884–1956) erlebte dort die Chirurgie ihre ersten Sternstunden, aber es war der aus Vorarlberg stammende Pharmakologe und Toxikologe **Heribert Konzett** (1912–2004), welcher die Modernisierung einleitete und das Tor zur internationalen Welt der Wissenschaft öffnete. Zum Pionier der biomedizinischen Forschung wurde **Herbert Braunsteiner** (1923–2006), **Wolfgang Göttinger** (1940–2006) führte in der Augenheilkunde neue Operationstechniken ein.

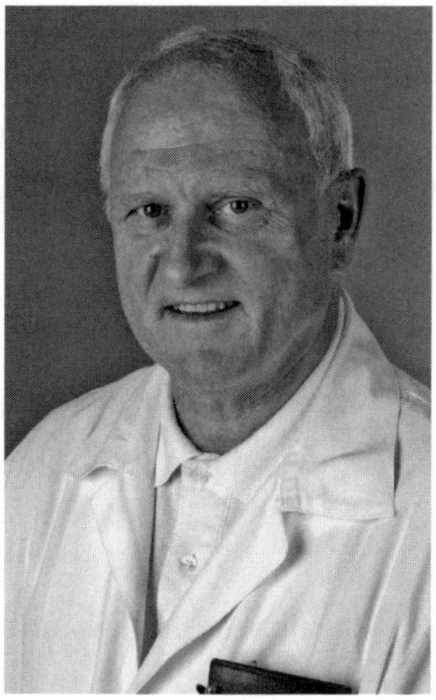

Dank Chirurgen wie Raimund Margreiter zählen Österreichs Ärzte heute zur Weltspitze.

Spektakulär aber sind die Leistungen der Universitätsklinik für Chirurgie. Bereits **Paul Wilflingseder** (1916–1993), dessen Schule weit über die Grenzen Österreichs hinaus bekannt wurde, zeichnete sich bei Herzoperationen aus. Sein Nachfolger **Franz Gschnitzer** widmete sich mit viel Erfolg der *Transplantationschirurgie*: So führte er 1983 gemeinsam mit **Raimund Margreiter** (geb. 1941) die erste Herzverpflanzung Österreichs durch. Heute sind Herz- und Lungentransplantationen zur Routine geworden. Als Margreiter damit unter schwierigen Umständen begann, musste er sich die erforderlichen Kenntnisse erst mühsam selbst erwerben.

Die dazu nötige Härte und Zähigkeit hatte er schon im Sport bewiesen: Er nahm 1978 an der erfolgreichen österreichischen Mount Everest-Expedition teil und befuhr alleine tausend Kilometer des Amazonas. Immer wieder stand Margreiter vor neuen chirurgischen Herausforderungen und sammelte neue Erfahrungen, bis er zu den besten Transplantationschirurgen der Welt gehörte. 1989 gelang ihm die erste *Multiviszeraltransplantation* der Welt.

Für besonderes Aufsehen aber sorgte die Doppelhandtransplantation bei Theo Kelz. Der Polizist hatte beide Hände verloren, als er ein als

Bombe verdächtigtes Rohr bei der Untersuchung drehte. Das Objekt war vom »Briefbombenattentäter« Franz Fuchs gelegt worden. Die Kelz nach dem Unfall angepassten Prothesen waren zwar nach den neuesten Erkenntnissen angefertigt, konnten ihm aber nicht annähernd zu dem Leben verhelfen, das er vor dem Unfall geführt hatte. In seiner Verzweiflung wandte er sich 1994 an den Professor, der ihm erst sechs Jahre später, als er auf die Erfahrungswerte eines französischen Kollegen zurückgreifen konnte, in achtzehnstündiger Arbeit zwei Spenderhände annähte. Kelz ist glücklich und dankbar, die Hände funktionieren – außer im feinmotorischen Bereich – gut. Er war inzwischen schon wieder mit dem Motorrad unterwegs, und zwar bis ans Nordkap und in Südamerika. Ansonsten versieht er seinen Dienst in der Einsatzleitstelle der Bundespolizeidirektion Klagenfurt. Selbst wenn es bei Transplantationen noch nicht gelungen ist, die körpereigene Abwehr auf das Fremdeiweiß ohne Nebenwirkungen zu verhindern, erscheint der Fall wie ein Wunder – gleich dem, das Petrus de Voragine in der *Legenda aurea* von den Schutzheiligen der Ärzte Cosmas und Damian erzählt:

»Der Papst Felix[87]*, der der achte war vor Sanct Gregorio, baute in der Ehre der Heiligen Cosmas und Damianus zu Rom eine gar edle Kirche. In dieser Kirche diente ein Mann den heiligen Märtyrern, dem hatte der Krebs ein ganzes Bein gefressen. Und siehe, als er schlief, erschienen einst Sanct Cosmas und Damianus ihrem Diener und trugen Salben und ärztlich Werkzeug mit sich. Sprach der Eine zum Andern: Wo sollen wir frisch Fleisch hernehmen, das Loch zu füllen, da wir das faule Fleisch müssen ausschneiden? Sprach der Andere: Auf dem Friedhof zu Sanct Peter ist heute ein Mohr begraben, der ist noch frisch: von dem hole, was wir für diesen brauchen. – Also lief der Eine wol bald zu dem Friedhof und brachte des Mohren Bein; darnach schnitten sie dem Kranken den Schenkel ab und setzten des Mohren Schenkel an die Stelle, und salbten die Wunde mit Sorgfalt; das Bein des Kranken aber taten sie an des Mohren Leib. Als der Mann erwachte und keinen Schmerz empfand, griff er mit der Hand an die Hüfte und fand sie ohne Fehl. Da zündete er ein Licht an und sah, dass nichts Böses mehr an dem Beine war; und hub an zu zwei-*

feln, ob er es selber wäre oder ein anderer. Aber da er wieder zu sich kam, da sprang er in Freuden aus seinem Bett und erzählte den Menschen, was er im Traum hatte gesehen, und wie er wäre geheilt worden. Die sandten eilends zu dem Grab des Mohren und fanden den Schenkel des Mohren abgeschnitten, und den des Geheilten in sein Grab gelegt.«

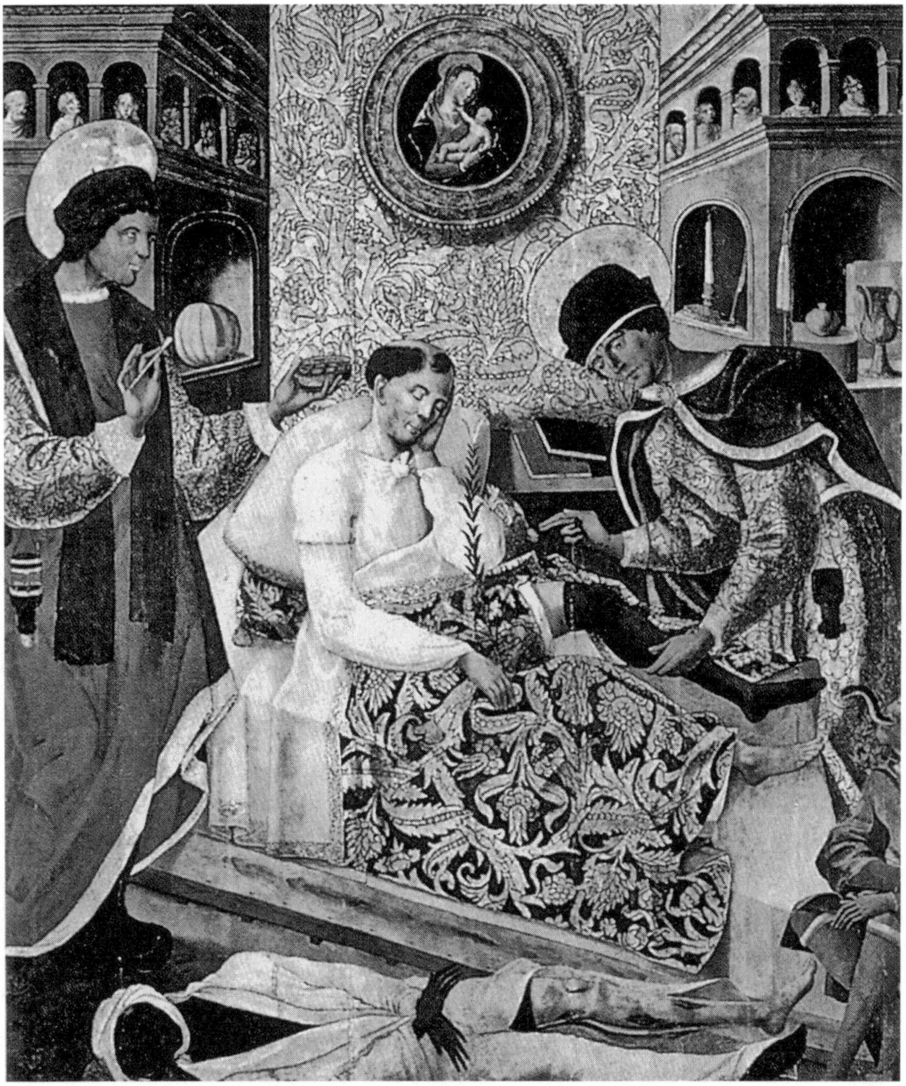

Anmerkungen

1 Heute befindet er sich im Südtiroler Archäologiemuseum in Bozen.
2 Vitruv, 1. Jahrhundert v. Chr.
3 Von Galen überliefert.
4 Österreichische Nationalbibliothek, Codex medicus graecus 1.
5 Die erste und berühmteste Druckausgabe seiner Schriften, *Galeni Omnia Quae Extant Opera*, wurde 1490 in Venedig hergestellt, die Klosterbibliothek des Stiftes Admont verfügt über eines der seltenen Exemplare.
6 Paracelsus nannte sich deshalb so, weil er einige Theorien des Celsus verwarf.
7 »*Fuge, fuge cito, longe, tarde!*« Zitat aus *Abhandlung über Arzt und Heilmittel, namentlich über Geistliche, die Heiltätigkeit ausüben wollen* von Johannes Capistranus.
8 Der Begriff geht auf die niederländischen Wörter kwakken (= wie eine Ente schnattern, prahlen) und zalver (= Salbenverkäufer, salben) zurück.
9 Seine Furcht war nicht unbegründet, denn er wurde tatsächlich ermordet, und zwar auf Anstiften und unter Mitwirkung seines Neffen Johann (Parricida).
10 Von latein. Bursa = Tasche, Beutel, Börse.
11 Das heute an der Stelle stehende schöne Jugendstilgebäude befindet sich im Besitz der Ärztekammer für Wien und ist als deren Sitz für die Ärzteschaft von Bedeutung.
12 Von frz. bas-chevalier (= niederer Ritter), später von Humanisten umgedeutet in »mit Lorbeer« von latein. Laurea = Lorbeer.
13 Durch eine der Geburt nachfolgende Eheschließung der Eltern oder durch fürstlichen Gnadenakt.
14 lat. materia peccans = die krankmachende Substanz, bezeichnet einen Grund, der die Ursache einer Krankheit oder Störung sein soll.
15 Musartige Arzneiform durch Verrühren von pulvrigen Arzneimitteln mit Fruchtmus, Honig oder Sirup zum inneren Gebrauch.
16 Als Breiumschlag angewendete weiche Paste aus Pflanzenpulvern bzw. Samen oder anderen Arzneistoffen.
17 Der Vorläufer unseres *Aspirins*. Das Wort bildete man aus *A* (für Acetylsalicylsäure), *spiraea* und *in* als geläufige Endung für Medikamente. *Spirea* (Echter Mädesüß) ist eine *salicylathaltige* Staude, 1899 wurde *Aspirin* von der Firma Bayer zum Patent angemeldet, in etwa gleichzeitig mit *Heroin*.
18 Der englische Nervenarzt Henry Head (1861–1940) beschrieb die Zusammenhänge von organischen Erkrankungen und Schmerzen, die in bestimmten Hautgebieten auftreten. Head zu Ehren nennt man diese Zonen die Headschen Zonen.
19 Drogen sind rohe oder teilweise zubereitete Produkte hauptsächlich pflanz-

lichen, aber auch tierischen oder mineralischen Ursprungs, also natürliche Rohstoffe, deren Inhaltsstoffe zur Arzneimittelherstellung verwendet werden. Die Lehre von den Drogen wird Drogenkunde bzw. Pharmakognosie genannt. Der pharmazeutische Begriff ist nicht zu verwechseln mit dem umgangssprachlich verwendeten Wort Droge für Rauschmittel.

20 Die Angaben folgen Czeikes *Historischem Lexikon*, Abweichungen finden sich in der Literatur.

21 Interessierte können den gesamten »Dioskurides« online in deutscher Übersetzung von Prof. Dr. J. Berendes (1902) lesen: http://aat.heilpflanzen-welt.de/natur-pur/dioskurides/index.htm.

22 Terra sigillata (gesiegelte Erde) war fetter Ton von den griechischen Inseln Lemnos, Melos und Samos, der Kieselerde, Aluminiumoxid, Kalk, Magnesia und etwas Eisenoxid enthielt. Er wurde zu größeren tablettenähnlichen Tafeln gepresst und mit einem Herkunftsstempel gesiegelt.

23 Aus: *Ein Koch- und Artzney-Buch*, Graz 1686, S. 156, abgedruckt bei J. Schleich, Kräuterweiber und Bauerndoktoren. Äußerst lesenswert!

24 Tractatus III, Philosophiae *Von dem Fleisch und Mumia*, in Schriften IX. Hgg. V. Brisgoius, Basel 1591, S. 399 ff.

25 Nachzulesen in allen grausigen Einzelheiten bei Johann Schleich, *Kräuterweiber und Bauerndoktoren*.

26 Die Denkwürdigkeiten der Helene Kottanerin. Hrsg. v. Karl Mollay. Übersetzung Anna Ehrlich.

27 Den ersten erfolgreichen Kaiserschnitt, bei dem Mutter und Kind überlebten, führte im Jahre 1500 ein Schweizer Schweinekastrator namens Jacob Nufer in Siegershausen im Kanton Thurgau an seiner eigenen Frau und im eigenen Haus durch. Er nähte die Gebärmutter zu und achtete während der Operation auf Reinlichkeit.

28 Als Scharlatan wird eine Person bezeichnet, welche vorgibt, besonderes Wissen, magische Fähigkeiten oder übernatürliche Gaben zu besitzen, was allerdings nicht den Tatsachen entspricht. Die Herkunft des Begriffs ist auf eine Verschmelzung des Ortsnamens Cerretano und dem italienischen Wort für »schwätzen« = ciarlare zurückzuführen.

29 Leonharti Rauwolfen Aigentliche beschreibung der Raiß/ so er vor diser zeit gegen Auffgang in die Morgenländer/ fürnemlich Syriam, Iudæam, Arabiam, Mesopotamiam, Babyloniam, Assyriam, Armeniam etc. nicht ohne geringe mühe vnnd grosse gefahr selbs volbracht. Lauingen: Leonhart Reinmichel 1582.

30 *Die Chirurgie* von Heinrich von Mondeville. Hg. v. J. L. Pagel. S. 422.

31 Sie wurde an seinen Resten im Dom von Cosenza durch den Pathologen Gino Fornaciari nachgewiesen (Universität Pisa).

32 Das Wort pestis bedeutet Seuche.

33 Das Pestbakterium wurde 1894 durch S. Kitasato, einem Schüler von Robert Koch und A. Yersin, entdeckt.

34 Nach neuerer Berechnung des norwegischen Historikers Ole Benedictow sollen es sogar fünfzig Millionen gewesen sein.

35 P. Mathias Fuhrmann: *Alt und neues Wien*. II. Theil, S. 722. Chron. Mellicense col. 273.

36 Druck: Johann Winterburger, Wien 1498.

37 Ergotamin ist ein Hauptalkaloid des Mutterkornpilzes und hochwirksames Arzneimittel, das z. B. bei Migräne eingesetzt wird. Es ist der Grundstoff zur Synthese von LSD (LysergSäure Diathylamid), das 1938 von Albert Hofmann entdeckt wurde.

38 Dort verabreichte man Gladiatorenblut.

39 Das Asyl für arme Durchreisende, Bett-

ler und obdachlose Kinder bestand von 1418 bis 1529, neben zwei allgemeinen Pilgerzimmern verfügte es über je eines für Priester und Schüler, ein Krankenzimmer, Küche, Speisekammer und drei Räume für das Personal.

40 1614 stellte Papst Paul V. (Camillo Borghese) ein liturgisches Handbuch für die römisch-katholische Kirche zusammen, das *Rituale Romanum*, in dem sich auch genaue Angaben zum Ritus des Exorzismus finden. 1989 begann der Vatikan mit der Überarbeitung des Werkes, wozu er zehn Jahre benötigte: Erst 1999 erschien das 84-seitige Handbuch zur Teufelsaustreibung *De Exorcismis et Supplicationibus Quibusdam*, das allerdings nicht für die Öffentlichkeit gedacht ist.

41 Seine Schwester Elisabeth (1554–1592), Witwe König Karls IX. von Frankreich, gründete das Clarissenkloster »St. Maria Königin der Engel« (Wien, Dorotheergasse), wo sie starb.

42 Maria Wittmer-Butsch und Constanze Rendtel, *Miracula*, S. 221.

43 Wittmer-Butsch nennt als Quelle des Zitats Huyskens, Quellenstudien, S. 192, lib. I, nr. 40.

44 Commentarii in libros sex Pedacii Dioscoridis de medica materia. Adiectis quam plurimis plantarum & animalium imaginibus, eodem authore. Venedig 1554.

45 Sprinz = Habicht.

46 Rain bedeutet Grenzpfad = limes, daher Collimitius.

47 Libellus consolatorius contra opiniones de diluvio et aliis horrendis periculis anni 1523, Sengrenius, Wien 1523.

48 Dr. Oskar Reinhart Sammlung, Winterthur, Schweiz.

49 Privatsammlung Familie Wilczek, Schloss Seebarn, NÖ. Johannes Cuspinian erhielt 1520 die von Strigel anlässlich der Doppelhochzeit von 1515 gemalte Tafel mit der Darstellung der kaiserlichen Familie und ließ sie vom Maler zu einer Darstellung der heiligen Sippe erweitern, wobei auf einer Tafel seine eigene Familie dargestellt ist. Wollte er sich damit als mit den Habsburgern verwandt und gleichrangig erklären?

50 Dies warf man ihm 1534 in Sterzing vor.

51 Der *Bezold-Abszess* ist eine seltene Komplikation und Folge einer akuten Mittelohrentzündung und wurde nach dem deutschen Ohrenarzt Friedrich Bezold (1842–1908) benannt.

52 http://sunny.biblio.etc.tu-bs.de:8080/FAM?PPN=492088861

53 Steirisches Volkskundemuseum Graz, Inv. Nr. 20.946.

54 *Sagen aus Innsbruck's Umgebung, mit besonderer Berücksichtigung des Zillerthales.* Gesammelt und hrsg. von Adolf Ferdinand Dörler, Nr. 105.

55 H. Guarinoni, *Triumpf Cron, Marter und Grabschrift deß Vnschuldigen Kindts Andreae von Rinn.*

56 Näheres über den Orden im Internet: www.barmherzige-brueder.at.

57 Näheres über den Orden im Internet: www.elisabethinen.at.

58 UAW Cod.Med. 3.2, Titulus XXI – De obstetricibus.

59 Anishaltiger Salmiakgeist. Johann Rudolph Glauber (1604–1670) verdiente sich mit den von ihm hergestellten Salzen, darunter Ammoniumsulfat, als erster Chemiker seinen Lebensunterhalt alleine durch die Chemie.

60 Als »krampflösendes Pulver« kommen verschiedene Substanzen in Betracht, am ehesten jedoch Opium wegen seiner schmerzstillenden Wirkung. Es wurde bis Ende des 19. Jahrhunderts in breitem Rahmen als Heilmittel verwendet.

61 *Des Freiherrn Gerhards van Swieten Erläuterungen der Boerhaavischen Lehrsätze von Erkenntniß und Heilung der Krankheiten.*

62 Robert Koch konnte 1883 zusammen

mit Fischer und Gaffky in Ägypten den Erreger aus dem Darm von verstorbenen Patienten in Reinkultur anzüchten.

63 Heute trägt die Trinkwasserchlorierung zur Sicherheit bei.

64 Die topografische Anatomie (topos = Ort) beschreibt die einzelnen Strukturen des Körpers nach ihren räumlichen Lagebeziehungen zueinander.

65 Heute im Besitz des Mozarteums in Salzburg. Auch eine vor kurzem vorgenommene Untersuchung brachte keine Bestätigung der Echtheit.

66 *Untersuchungen über die Vegetationsformen von Coccobacteria septica und den Antheil welchen sie an der Entstehung und Verbreitung der accidentellen Wundkrankheiten haben u.s.w.*, Berlin 1874.

67 *Die Krankenpflege im Hause und im Hospitale, ein Handbuch für Familien und Krankenpflegerinnen*, Wien 1881.

68 Billroth konnte den Kronprinzen Rudolf als Protektor gewinnen, was den Namen erklärt.

69 E. Albert, *Die Frauen und das Studium der Medicin*.

70 Bereits ab dem Wintersemester 1843/1844 nahm man in Zürich vereinzelt Hörerinnen auf.

71 Züricher Matrikelnummer 3221.

72 Züricher Matrikelnummern 4383 und 2141.

73 1928 wurde ihr als erster Frau der Titel Medizinalrat verliehen.

74 Benannt nach Donatien Alphonse François Marquis de Sade (1740–1814), dessen Romane pornographische Inhalte mit Gewaltphantasien mischen.

75 1886 erstmals verwendet, bezieht er sich auf den Schriftsteller Leopold von Sacher-Masoch (1836–1895), der in mehreren Werken Schmerz- und Unterwerfungsverhalten des Mannes in Beziehungen zu Frauen schildert.

76 Das Blutgruppenmerkmal AB wurde 1902 vom Wiener Internisten Alfred von Decastello-Rechtwehr (1872–1960) und dessen Mitarbeiter Adriano Sturli (1873–1964) entdeckt. Die 1910 von Dungern und Hirszfeld vorgeschlagene AB00-Nomenklatur wurde übrigens erst 1928 international übernommen.

77 Dieser Vortrag wurde 1903 in der *Zeitschrift für Medizinalbeamte* abgedruckt.

78 Der Ausdruck kommt vielleicht von *vexieren* (vertauschen, verzerren) und steckt auch in dem Wort »Wechselbalg«, oder von einem als Gegenstück zu *Pontifex* gebildeten Wort »Narrenfex«.

79 Bericht der Stadtkapläne Kaspar Gmachl, Aloys Werndle und Joseph Harl vom 8. Juni 1804.

80 Jb. Psychiatr. 1887, Bd. 7, S. 94.

81 Bekanntestes Beispiel: Cesare Borgia.

82 1897 verbrachte Hugo Wolf dort vier Monate.

83 Alexander Mitscherlich; Fred Mielke: *Medizin ohne Menschlichkeit*:: Dokumente des Nürnberger Ärzteprozesses.

84 Margarete Grandner/Gernot Heiss/Oliver Rathkolb (Hg.): *Zukunft mit Altlasten – Die Universität Wien 1945 bis 1955*.

85 »Ausnahmen von der Behandlung nach den Bestimmungen der Artikel II, III und IV sind im Einzelfalle zulässig, wenn der betreffende seine Zugehörigkeit zur NSDAP oder einem ihrer Wehrverbände (SS, SA, NSKK, NSFK) niemals mißbraucht hat und aus seinem Verhalten noch vor der Befreiung Österreichs auf eine positive Einstellung zur unabhängigen Republik Österreich mit Sicherheit geschlossen werden kann; darüber entscheidet die Provisorische Staatsregierung.«

86 Benedikt Föger, Klaus Taschwer: *Die andere Seite des Spiegels. Konrad Lorenz und der Nationalsozialismus.*

87 Gemeint ist Felix III. (526–530).

Literatur

Angetter D.; Seidl J.; *Glücklich, wer den Grund der Dinge zu erkennen vermag; Österreichische Mediziner, Naturwissenschafter und Techniker im 19. und 20. Jahrhundert*, Frankfurt a. M., Wien 2003

Angetter, Daniela; *Die österreichischen Medizinnobelpreisträger*, Schriftenreihe Öst. Biograph-Lexikon 8/2003

Bolognese-Leuchtenmüller; B., Horn S.; *Töchter des Hippokrates*, Wien 2000

Breitner, Burghard; *Geschichte der Medizin in Österreich*, Wien 1951

Czeike, Felix; *Historisches Lexikon Wien*, 5 Bde., Wien 1992–1997

Danninger, Gabriele; *»... daß sie auch vor den Krancken=Betten müssen das Maul halten ...«*, Wien 1998

Die österreichisch-ungarische Monarchie in Wort und Bild. Wien und Niederösterreich, Wien 1886

Dietz Johann. Meister Johann Dietz, des Grossen Kurfürsten Feldscher und Königlicher Hofarbeiter. Nach der alten Handschrift zum ersten Male in Druck gegeben v. Ernst Consentius. Ebenhausen b. Mchn., Langewiesche-Brandt (1915)

Döring-Williams, M.; Esser, G; *Die Spitalskirche(n) in Oberwölz, Steiermark;* Öst. Zeitschrift Kunst und Denkmalpflege, 57 (2004), 1; S. 13–24

Fellinger, Karl; *Arzt zwischen den Zeiten*, Wien-Hamburg 1984

Fenzl, Fritz; *Wunderheilungen*, München 2003

Fischer, Isidor; *Biographisches Lexikon der hervorragenden Ärzte der letzten fünfzig Jahre.* 2 Bde., Berlin/Wien, 1932/33

Flügge, Sibylla; *Hebammen und heilkundige Frauen*, Frankfurt 1998

Föger, B.; Taschwer K.; *Die andere Seite des Spiegels. Konrad Lorenz und der Nationalsozialismus,* Wien 2001

Freud, Sigmund; *Der Witz*, Frankfurt/M. 1992

Gabriel, Heinz E.; Neugebauer, Wolfgang; *Von der Zwangssterilisierung zur Ermordung. Zur Geschichte der NS-Euthanasie in Wien 2*, Wien 2002

Gabriel, Heinz E.; Neugebauer Wolfgang; *Vorreiter der Vernichtung?* Wien 2005

Gabriel, Heinz E.; Neugebauer Wolfgang; *Zur Geschichte der NS-Euthanasie in Wien 1*, Wien 2000

Geschichte der Medizin, Bertelsmann Lexikothek, Bertelsmann Lexikon Verlag Gütersloh/München 2000

Glaser, Hugo; *Wiens grosse Ärzte*, Wien 1947

Grabner, Elfriede; *Grundzüge einer ostalpinen Volksmedizin*, Wien 1985

Grandner, M.; Heiss, G.; Rathkolb, O.; *Zukunft mit Altlasten – Die Universität Wien 1945 bis 1955*, Wien 2006

Gschwantler, Kurt; *Römische medizinische Instrumente in der Antikensammlung des Wiener KHM*, Österr. Ärztezeitung 19, 20 (1974), 161 Abb. 2, 5.

Guarinoni, Hippolyt; *Älteste Schilderung eines Ausfluges in den deutschen Hoch-*

alpen, in: Der Alpenfreund, Monatshefte, 6. Band, Gera 1873, S. 184–187
Guglia, Eugen; *Geschichte der Stadt Wien*, Wien 1892
Günther, J.; *Aus dem Oberinnthal'schen Bauernleben. Zur Gesch. des Aberglaubens u. der Bauernmedicin*, in: Der Alpenfreund, Monatshefte, 6. Band, Gera 1873
Hanauer, J.; *Der Teufelsbanner und Wunderheiler Johann Joseph Gaßner (1727–1779)*, in: Beitr. zur Gesch. des Bistums Regensburg 19 (1985) 303–545
Hödl, Günther; *Habsburg und Österreich 1273–1493*, Wien Köln Graz 1988
Hörmann, Ludwig von; *Tiroler Volksleben*, Stuttgart 1909
Horn, Sonia; *»... denn mit meiner Hebammerey ich viel mehr gewinnen khann ...« – Wiener Hebammen 1700–1750.* Dipl. Arbeit, Wien 1995
Horn, Sonia; *Die Wiener medizinische Fakultät und nicht-akademische Heilkundige in Spätmittelalter und Früher Neuzeit.* Diss., Wien 2001
Kali, Chemie; *Medizin in Malerei und Graphik*, Hannover o. J.
Kisch, Wilhelm; *Die alten Straßen und Plätze von Wiens Vorstädten*, Wien 1895
Kisch, Wilhelm; *Die alten Straßen und Plätze Wiens und ihre historisch interessanten Häuser*, Wien 1883
Koch, Matthias; *Wien und die Wiener*, Karlsruhe 1844
Kofler, Christian; *Die Geschichte des alten Innsbrucker Stadtspitals*, in: Zeit – Raum – Innsbruck, Schriftenreihe Innsbrucker Stadtarchiv, Bd. 1, Innsbruck 2001
Königer, Ernst; *Aus der Geschichte der Heilkunst*, München 1966
Krauss, Samuel; *Geschichte der jüdischen Ärzte vom frühesten Mittelalter bis zur Gleichberechtigung*, Wien-Leipzig 1930
Kritscher, Herbert; Szilvassy Johann; *Abschließende Ergebnisse der forensisch-anthropologischen Untersuchungen der Skelettreste des Paracelsus.* Salzburger Vorträge 1996. Salzburger Beitr. z. Paracelsusforschung, Folge 30, 1997
Kühnel, Harry; *Mittelalterliche Heilkunde in Wien* (= Studien zur Geschichte der Universität Wien 5, Wien 1965), S. 82f.
Kühnel, Harry; *Die Leibärzte der Habsburger bis zum Tode Kaiser Friedrichs III.*, in: Mitt. öst. Staatsarchivs, 11. Bd., Wien 1958, S. 1–36
Lachs, Minna; *Warum schaust du zurück. Erinnerungen 1907–1941*, Wien/München/Zürich 1986
Lesky, Erna; *Meilensteine der Wiener Medizin*, Wien 1981
Mitscherlich, Alexander; Mielke, Fred; *Medizin ohne Menschlichkeit: Dokumente des Nürnberger Ärzteprozesses*, Heidelberg 1960
Obrecht, Andreas; *Die Welt der Geistheiler*, Wien-Köln-Weimar 1999
Opll, Ferdinand; *Leben im mittelalterlichen Wien*, Wien-Köln-Weimar 1998
Österreich zur Zeit Kaiser Josefs II., Katalog des NÖ Landesmuseums, Neue Folge Nr. 95, 1980
Petermann, Reinhard; *Wien im Zeitalter Kaiser Franz Josephs*, Wien 1913
Pisa, Karl; *Paracelsus in Österreich*, St. Pölten-Wien 1991
Pohl-Resl Brigitte; *Rechnen mit der Ewigkeit. Das Wiener Bürgerspital im Mittelalter* (Wien-München 1996). Mitt. Inst. Öst. Geschichtsforschung Bd. 33
Regal, Wolfgang; Nanut, Michael; *Medizin im historischen Wien*, Wien-New York 2005
Regal, Wolfgang; Nanut, Michael; *div. Beiträge zur Medizingeschichte, in: Ärztewoche*, Wien, Jge. 2002–2007
Roth, Gerhard; *Eine Reise in das Innere von Wien*, Frankfurt 1993
Schmitten, Inghwio aus der; *Schwachsinnig in Salzburg. Zur Geschichte einer Aussonderung*. Salzburg 1985
Schnürer, Franz; *Habsburger Anekdoten*, Stuttgart 1906

Schramm, Petra; *Die Quacksalber*, Taunusstein 1985

Stadtchronik Wien, Wien-München, 1986

Teufl, Ehrenfried; *Das Bürgerspital*. In: Hans Hakala/Walter Pongratz, Zwettl-NÖ I. Die Kuenringerstadt (1980), S. 476–496

Toellner, Richard; *Illustrierte Geschichte der Medizin*, 6 Bde., Vaduz 1992

Uitz, Erika; *Die Frau im Mittelalter*, Wien 2003

Vancsa, Max; *Geschichte Nieder- und Oberösterreichs*, 2 Bde., Stuttgart und Gotha 1927

Weinpolter, Herta; *Zur Geschichte der Wiener Hofapotheke*, Diss., Wien 1949

Wendt, Christoph; *Heilende Höllenglut …: Das Karlbad in Kärnten ist Österreichs letztes altes Bauernbad*. In: Frankfurter Rundschau, 9. April 2005

Wenzel, Joseph und Karl; *Ueber den Cretinismus*. Wien 1802

Wittmer-Butsch, Maria; Rendtel, Constanze; *Miracula, Wunderheilungen im Mittelalter*, Köln Weimar Wien 2003

Wyklicky, Helmut; *Das Josephinum*, Wien München 1985

Zillner, F. V.; *Salzburger Sagen*. In: Mitteilungen der Gesellschaft für Salzburger Landeskunde, II. Band, Salzburg 1862

Personenregister

Anm.: Bei nicht näher bezeichneten Personen handelt es sich meist um Ärzte und Wundärzte.